U0249238

把全世界的"宁波帮"都动员
起来建设宁波

邓小平

宁波帮系列丛书

甬 商 办 医

宁波帮与近代宁波慈善医院史料集

宁波市政协文史委员会 编

执 编 孙善根

宁波出版社

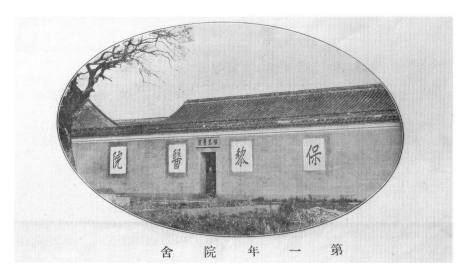

成立之初的保黎医院院舍

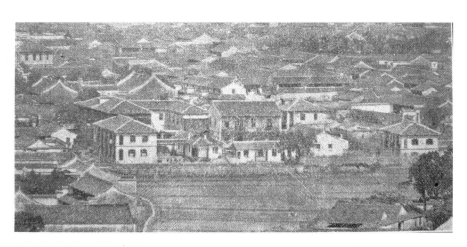

民国初保黎医院鸟瞰

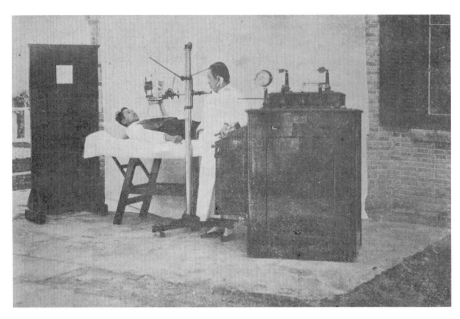

民国初保黎医院使用 X 光诊病场景

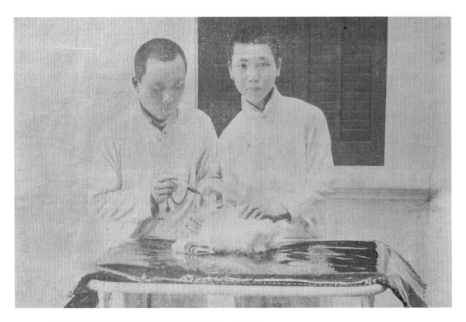

1920 年保黎医院动物接种（试验）场景

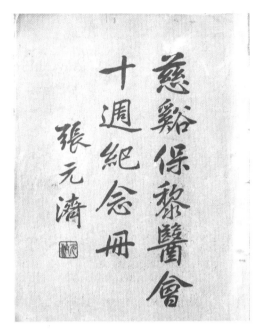

由张元济题词的慈溪保黎医会十周纪念册

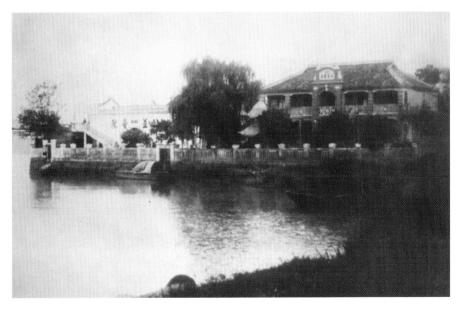

20世纪30年代鄞奉公益医院外景

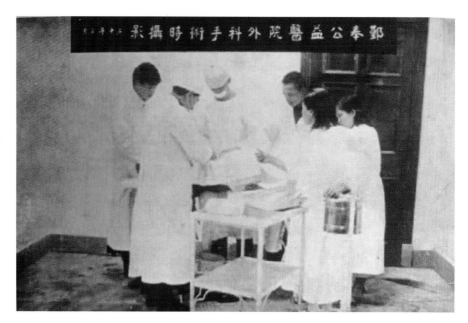

鄞奉公益医院外科手术场景

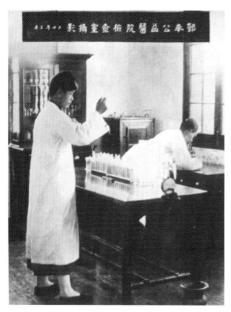

鄞奉公益医院化验室

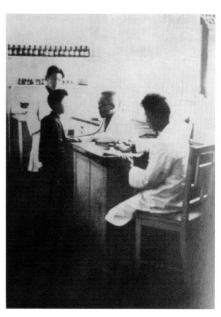

鄞奉公益医院内科门诊室

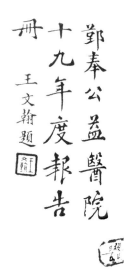

鄞奉公益醫院十九年度報告　册　王文翰題

1930 年修订的鄞奉公益医院章程

鄞奉公益醫院章程

第一章　總則

第一條　本院由鄞奉兩邑人士組織而成定名爲鄞奉公益醫院

第二條　本院院址在鄞奉交界之方橋鎭

第三條　本院宗旨爲謀公衆之康健並予貧病者相當救濟之利益

第二章　組織

第一條　董事會由地方熱心公益人士組織之其人數無定額任期一年董事會議每年互推常務董事六人俱由常務董事中推定董事長一人董事會議每年舉行一次

第二條　院長一人由常務董事聘請之

第三條　本院分設內外科眼科產婦科藥局五部各以主任一人主持之

第四條　各部主任及醫務隊人員由院長會同常務董事聘請之

第五條　進務兼會計由董事長任用之

鄞奉公益醫院十九年度報告册

董事姓名錄　只姓氏筆劃繁簡爲次

常務董事
何紹裕　竺改統　洪湄亭　俞馭棠　孫梅堂

董事
王文翰　丁問樞　毛泉城　江南渶　李茜城　壁梅先　金延孫　蕭伯陵　孫懷城　胡璧庠　孫彥農　陳香梓　陳傑鷗　張南琴　陳元福
王大波　王心貴　江嗣臣　沈祖三　竺杏林　洪逢壼　周侯學　周茲東　林琴香　范交榮　陳序榮　陳雨農　陳健運
王采卿　朱守梅　吳杲明　金樵岸　孫表鄉　金保庭　顧康樵　忞芝漕　陳瑞禮　陳紹光
楊邑伯　陸永順　鄔志堂　鄔于和　葛亦庭　謝衛思　趙芝卿　鮑今卿　蔡旻生　蔡芳卿　顧名松　莊丞由　莊辛伯　劉樂敬　唐辛伯
余潤泉　吳馥　周逢東　志山卿　顧保庭　陳綸暉　陳應運

1930 年修订的鄞奉公益医院部分董事名录

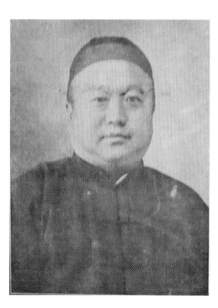

长期主持同义医院的董杏生

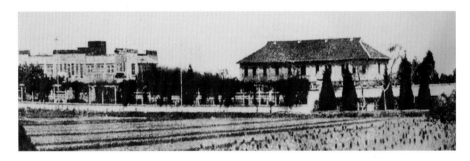

20 世纪 20 年代镇海同义医院外景

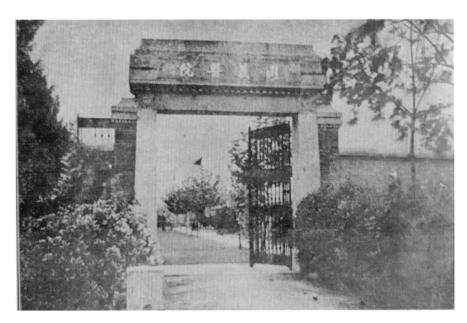

20 世纪 30 年代同义医院大门

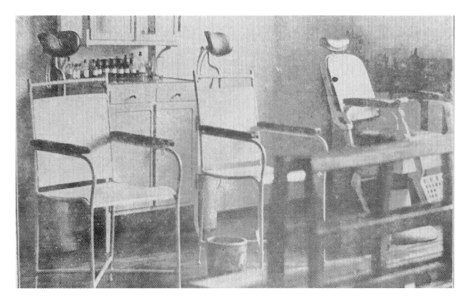

同义医院五官科器械一览

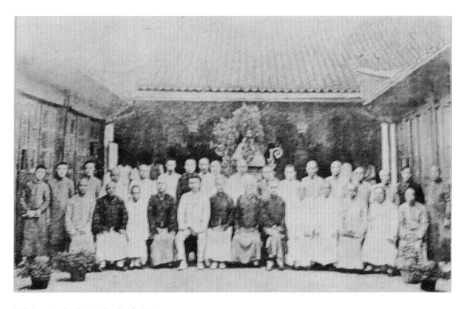

同义医院成立大会合影

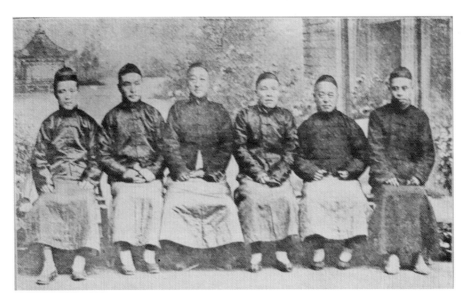

同义医院第一届驻沪干事部成员合影

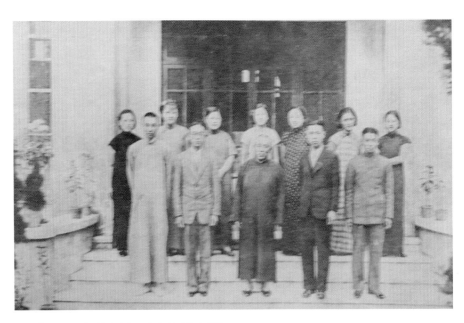

20世纪30年代同义医院职员合影

编纂说明

一、本书辑录宁波近代主要慈善医院即慈溪保黎医院、鄞奉公益医院、镇海同义医院相关文献史料，内容主要有医院周年纪念册、年度报告册及相关报道等，以从中了解近代宁波商人发起的慈善医院创办与运作情况。需要说明的是，当年这些慈善医院为取信于社会，基本上每年都刊有报告册，周年则有纪念册等问世。但岁月沧桑，这些文献大多散佚无存。

二、文献辑录以医院成立先后为序，每一医院文献也以时间先后为序排列。

三、由于相关文献大多没有标点，本书按照常用标点符号用法进行标点。对原文中的繁异字，一般以现行简化字处理，有些古体字，则保留原字。对原文中因字迹模糊而辨别不清的字用"□"表示。

四、为保持文献的原始性、真实性，对文献中用词前后不一致乃至差错之处均不予更动，如"方家孙"有时为"方家荪"，"朱沅卿"有时为"朱阮卿"、"朱沅青"；至于"账"与"帐"、"振"与"赈"的混用也一仍其旧。文献中的财务数据，部分存在总分不合的情况，亦照文献原貌录入，不一一说明。

五、由于篇幅等原因，个别没有全文照录的内容，标题下注"略"字加括号说明；对于原文献中的照片，选择其中若干幅，置于正文之前。

目　录

编纂说明 ………………………………………………………… 1

概述：近代宁波慈善医院的创办及其运作 ………………………… 1

第一篇　慈溪保黎医院 ………………………………………… 17

　（一）《慈溪保黎医会十周纪念册》 …………………………… 19

　　1. 慈溪保黎医会十周年概况 ……………………………… 19

　　2. 要录 ………………………………………………………… 28

　　3. 保黎医会章程 …………………………………………… 32

　　4. 姓名录 …………………………………………………… 36

　　5. 会计报告 ………………………………………………… 38

　（二）其他 ……………………………………………………… 49

　　1. 医治巨瘤 ………………………………………………… 49

　　2. 慈溪保黎医院之成绩 …………………………………… 50

　　3. 慈溪保黎医院之新建筑 ………………………………… 50

　　4. 保黎医院装置 X 光镜 ………………………………… 50

　　5. 医院十周纪念志并行第二次毕业式 ………………… 51

　　6. 保黎医院又奖匾额 ……………………………………… 51

　　7. 保赤会继续种痘 ………………………………………… 52

　　8. 保黎医院印送征信录 …………………………………… 52

9. 慈溪保黎医会理事会纪事 ···················· 53

10. 慈溪保黎医院增聘医师治疫 ·············· 53

11. 保黎医院筹建产科室 ························· 53

12. 纪陈君谦夫创办保黎医院之功绩 ········· 54

13. 陈谦夫日记（1944 年 4 月 1—10 日） ········· 55

第二篇　鄞奉公益医院 ···················· 61

（一）《鄞奉公益医院第二次报告书》 ·········· 63

1. 编辑旨趣 ···································· 63

2. 姓名录 ······································ 64

3. 七年（1918）七月初次修订总章 ········· 66

4. 附批及训令 ································· 70

5. 捐户酬报章程 ······························· 72

6. 进行事略报告 ······························· 72

7. 经费收入报告（附旧存及借入款） ········· 74

8. 经费支出报告（附贷出及偿还揭存等款） ········· 78

9. 治疗成绩报告 ······························· 80

（二）《鄞奉公益医院十九年度报告册》 ········· 85

1. 目录（略） ································· 85

2. 弁言 ·· 85

3. 姓名录 ······································ 86

4. 鄞奉公益医院章程 ························· 87

5. 经费收入报告 ······························· 92

6. 经费支出报告 ······························· 96

7. 本院二十年度岁出预算书 ················· 98

8. 各科治疗器械一览表（略） ··············· 100

9. 治疗成绩报告 ······························· 100

（三）其他 ·· 103

1. 宁波同乡之急公好义 ······················· 103

2. 公益医院之扩充 ······························· 104

3. 公益医院得人 ·································· 105

第三篇　镇海同义医院 ································· 107

（一）《镇海同义医院二十年汇志》 ················ 109

1. 序 ··· 109

2. 文献 ·· 114

3. 公文批示 ·· 139

4. 各种章则 ·· 145

5. 历年议案 ·· 151

6. 历年捐款报告 ·································· 221

7. 历年会计报告 ·································· 272

8. 历年医务报告 ·································· 290

9. 二十七年度报告 ······························· 320

10. 历年题名录 ···································· 357

11. 跋 ·· 369

（二）《镇海同义医院报告三十七年份》 ·········· 370

1. 资产负债表 ····································· 370

2. 损益计算表 ····································· 371

3. 民国三十七年份常捐收入及 X 光捐助报告 ·········· 372

（三）其他 ··· 374

1. 同义医院开幕记 ······························· 374

2. 同义医院分设治疫所 ························· 375

3. 同义医院董事会纪事 ························· 375

4. 同义医院为院长谋住宅 ····················· 375

5. 同义医院联席会议纪 …………………………………… 376

6. 同义医院开常会议纪 …………………………………… 377

7. 同义医院临时会纪 ……………………………………… 377

8. 同义医院购置显微镜 …………………………………… 378

9. 同义医院开常会纪事 …………………………………… 378

10. 庄市同义医院扩建院舍并设隔离病室 ………………… 378

后　记 …………………………………………………………… 380

概　述

近代宁波慈善医院
的创办及其运作

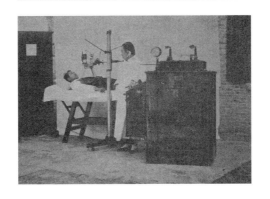

近年来，慈善事业史的研究日益受到学术界的关注，但论者多集中于明清时期。事实上，相对于养生送终为中心的传统善举，近代慈善事业的内容更为丰富多元，与地方社会的关系也更为密切。慈善医院是近代慈善事业的重要代表。在以近代商人为代表的新兴社会阶层的大力支持下，清末以来慈善医院在各地多有创办，并且较之传统慈善医疗事业取得了更大的医疗成效与社会影响，其中浙东宁波一地慈善医院的创办就颇为引人注目。一批慈善医院的创办，不仅有力地改善了近代宁波人的医疗卫生条件，而且对推动近代宁波人对西方文明的认知与认同也发挥了极其重要的作用。

一、创办背景

（一）人口的集聚与流动对公共卫生事业的严峻挑战

一般来说，疫病的发生、传播的频率及严重程度与社会经济发展和人口的增长成正比。近代以来，宁波一地商业持续繁荣，使宁波人口迅速增加。据《鄞县通志》载，1855 年至 1912 年间，鄞县人口（含宁波城区）从 214531 人增至 650220 人，即增加了 435689 人，57 年间增长 203.09%，年增长率 19.64%。民国初期人口继续较快增长，不过增速有所减缓，1928 年较 1912 年增加 80202 人，年增长率为 7.30%，但人口城市化的速度却在加快。就宁波城厢而言，1912 年共有人口 146617 人，至 1928 年增至 212518 人，年增长率为 23.47%，远较同期鄞县全境为高。[1]20 世纪 20 年

---

[1] 李国祁：《中国现代化的区域研究 —— 闽浙台地区 1840–1916》，台湾永裕印刷厂，1985 年，第 439–440 页

代时,鄞县(含城区)人口密度每平方英里 3625 人,仅次于吴兴县(3785人),名列浙江省第二。[1]商业的繁荣与人口的集聚,加之宁波商帮的崛起,使进出宁波的人口、货物十分频繁。据浙海关统计,到 1907 年,进出宁波港的人数已达 100 万人次,到 20 世纪 20 年代更增至 200 万人次以上,其中 1924 年达 223 万多人次,较 1889 年的 18.6 万人次增加了 12 倍。[2]

人口的流动与集聚使疾病的威胁大大增加。据地方志记载,清末时,宁波一地疫病发生数与严重程度都在增加[3]。进入民国以后,有关宁波疫情的报道仍时有所闻。如 1918 年 10 月间,《申报》报道说,浙省宁绍等地时疫,使得"一村之中十室九空,一家之中十人九死",以至"棺木石板所售一空,枕尸待装,不知其数"[4]。而浙海关报告说,1919 年秋天宁波发生的一场霍乱,使 2000 人死亡。[5]1923 年 9 月初,《申报》又报道说:"甬地疾病,近日流行甚剧,起初腹痛,继即手冷腹泻,移时毙命,治愈者十无一二,城厢以江北岸及东门一带为最,乡镇以镇海柴桥镇为最,该镇患疫死者,已一百二十余人矣。"[6]

(二)传统医疗资源的缺失

近代以来,由于国势的衰弱与国家相关政策的调整,历史上的公共医疗设施大多不复存在。正如医疗社会史学者余新忠所言,与宋元时代相比,明清特别是清代,国家在医疗政策上表现出明显的退缩,基本上缺乏相关的制度性建设。[7]到清代,江南地区大多数明初建成的惠民药局

---

[1] 张其昀:《论宁波建设省会之希望》,《史地学报》第 3 卷,第 7 期

[2] 竺菊英:《论近代宁波人口流动及其社会意义》,《江海学刊》,1994 年第 5 期

[3] 详见余新忠:《清代江南的瘟疫与社会 —— 一项医疗社会史的研究》附录《清代江南分府疫情年表》,中国人民大学出版社,2003 年,第 391—392 页

[4] 《绍兴时疫剧烈之来函》,《申报》,1918 年 10 月 9 日

[5] 陈梅龙、景消波译编:《近代浙江对外贸易及社会变迁》,宁波出版社,2003 年,第 111 页

[6] 《地方通信·宁波》,《申报》,1923 年 9 月 3 日

[7] 余新忠:《清代江南的瘟疫与社会 —— 一项医疗社会史的研究》,第 346 页

已废弛，更遑论宋代设立的用于安置"疾而无医者"的安济坊了。地处浙东的宁波自然也难以例外。如据《民国象山县志》载，设立于北宋崇宁三年（1104）的象山安济坊"久废"，一直未有恢复。[1] 南宋与元时一度颇有声势的鄞县惠民药局到清代也早已偃旗息鼓。为弥补官方在医疗卫生事业上的消极无为，清中期以来，趋于活跃的宁波商绅开始举办医疗慈善事业，一些综合性善堂也多备医疗功能。如"（鄞县）体仁局，道光十四年并立，……施穷民棺，合和暑药以六月施送，置田二百十二亩七分有奇"[2]。同治七年（1868）慈溪叶仁、王庸等会同翰林杨泰亨在慈城发起创办云华堂，以办理育婴、施药、舍材、埋葬、惜字、褒贞等善举。[3] 同治八年（1869），象山石浦绅商郑泰焉、赵世阜等捐资创设敦仁堂，"办理施医、舍药、给棺、掩露、惜字、恤孤等善举，……旧置屋产计十七间，田地山场共十亩，南田龙泉塘田共一百七十亩，常年经费六百余元，选董经理"。[4] 光绪六年（1880），镇海绅商顾心田、沈履斋、向凤楼等人在镇海米行街筹设公善堂，设立医局，施医送药，后更名为公善医院。但这些医疗设施不但规模狭小，而且医疗方法陈旧，即使颇具声誉的镇海公善医院也"无非时逢夏令，施医送药而已"。[5] 如此状况显然难以满足日益增长的社会医疗需求。如限于医疗条件，当时宁波城乡妇女生育用传统接生办法，时遭非命。如后为镇海同义医院主持人的董杏生，其长女董韵香即于1916年"因生产为接生婆误事，致遭非命，益感乡间医院之需要"。[6] 无独有偶，后成为慈城保黎医院最重要支持者的钱业巨子秦润卿之姊也于1900年"殁于产中"。当时在上海协源钱庄谋职的秦润卿"得信之下，悲肠欲裂"。[7]

[1]　陈汉章总纂：《民国象山县志》，方志出版社，2004年，第873页

[2]　董沛、张恕、徐时栋纂：《光绪鄞县志》卷二，《义举》，第16页

[3]　杨泰亨、冯可镛纂：《光绪慈溪县志》卷五《建置四·善举》

[4]　《民国象山县志》，第878页

[5]　《义务医院之发达》，《时事公报》，1922年6月11日

[6]　《镇海同义医院二十周年汇志·董序》，上海图书馆藏

[7]　秦氏家族编印：《秦润卿先生诞辰125周年纪念册》，2002年印

（三）教会医院的兴办及其影响

　　西方教会重视利用医疗活动开展传教事业。为此，鸦片战争后进入宁波的西方传教士先后创办了一批完全有别于中医疗法的近代医疗设施。早在 1842 年，英军第一次占领定海期间，英国传教士雒魏林便设立"舟山诊所"，"居然走街穿巷，施医给药，企图取得他们（指本地居民）的信任和好感"。[1] 随后，美国北美浸礼会教士玛高温医士于 1844 年在宁波北门外开设诊所，施医售药兼事传教。1847 年，玛高温又邀请白保罗医生来诊所主持，后该院发展成为大美浸会医院，成为宁波一地颇有影响的公共医疗设施。此后，由传教士创办的医院在宁波接踵而起。如 1846 年，美国长老会传教士麦嘉缔在江北槐树路开办惠爱医局。1859 年，英国圣公会教士葛夫在北门设戒烟所，后改为治疗一般疾病的诊所，1882 年定名为仁泽医院。

　　这些由传教士创办的教会医院多为免费或减费诊疗，其经费多来自教会的拨款与传教士及本地人士的捐助。教会医院的创办尽管有其宗教目的，但不可否认，这对于弥补由传统医疗事业衰败所造成的缺口，提高近代宁波人的健康水平是有积极意义的。而在民族危机激荡下，教会医院的大量兴办还触发了近代宁波人举办近代医院的民族情感。正如董杏生所言："海禁既开，欧美人士竞来中华，以设立医院、学校与教会作政治、经济侵略之先导。我国人士熟视无睹，任其越俎代谋，不施挽救。而医院之设尤为普遍，虽遐陬僻壤，无远勿届。此种现象实为文明各国所不经见，故余时引以为耻，恒立志以举办医院、学校为职责。"[2]

---

[1]　顾长声：《从马礼逊到司徒雷登》，上海人民出版社，1985 年，第 104 页
[2]　《镇海同义医院二十年汇志·董序》

二、慈善医院的举办及其作用

宁波本地近代意义上的医疗机构始自 1910 年创办的慈溪保黎（寓保我黎民之意）医院。该院由本邑人士陈谦夫等在慈城发起创办。"清宣统二年（1910）二月，院成立，开诊匝月，声誉大起，求治者踵错于庭，日必百十人。"[1] 进入民国以后，鄞县、奉化、镇海等地纷纷办起一批设备先进、规模宏大的西式医院，特别是一批慈善医院的创办，有效地改善了当地人民特别是贫困群体的医疗卫生条件。其中保黎医院、鄞奉公益医院、镇海同义医院及公善医院是 20 世纪上半叶宁波一地颇著声望的慈善医院。通过它们，可以大体了解近代宁波慈善医院的运作情况与特点。

其一，这些医院无论开办费还是日常费均取自民间社会。一般都由旅外宁波商人与就地绅商联合发起创办并发展起来，支持者中还不乏普通百姓。如位于鄞奉交界的方桥鄞奉公益医院创办于 1917 年，其章程云："本医院由鄞奉二邑人民所公共设立，以疗治地方人民之疾病，故定名曰鄞奉公益医院"，"董事会由地方热心公益人士组织之"，"经费由董事担任，以捐募法筹集之"，"筹集经费之方法分为下列三项：1. 地方公款公产或各团体原有款产；2. 个人捐助特别大宗款项；3. 常年捐"。不久，"将常年捐项改为广募特别捐，俟筹有大宗捐款，存放生息，即以息金充常年经费"。开办后，该院日常经费收入有四种，即地方公款、个人及团体捐款、医院收入、息金（即基金所存之年息）。[2] 事实上，该院经费无论开办费还是日常经费基本上都来自民间。开办之初，"理事长江西溟君日夕奔走于诸慈善家之门，往来沪甬各地，呼吁请求，席不暇暖，募集公私款项三万余金"[3]。同时，为激励捐助人，医院设立之初即拟定《捐户

---

[1]　桂信义：《甬江名医吴莲艇》，《宁波文史资料》第 4 辑
[2]　《鄞奉公益医院第二次报告书》，奉化文管会藏
[3]　《鄞奉公益医院第二次报告书》

酬报章程》及请奖办法，并呈请奉化县知事转呈道尹、省长核准备案。尽管 1922 年有议员汪子祥等向奉化县议会提出于县税公益项下拨款补助公益医院，该县议会在议决此案时，也认为"医院为关于卫生最重要之机关，为人民生命所维系"，无奈"公费无多"，最后议决"由县税项下每岁拨充一千元，自十一年度始"，后又减为 800 元，1924 年则降为 550 元。[1] 而鄞县县议会则议决每年补助该院 500 元。直到 1930 年，鄞奉两县政府的拨款仍只有 300 元和 500 元，而当年个人及团体向该院捐款达 29030 元。[2] 显然，地方政府的拨款，仅具象征意义。为筹款，该院经常主动"出击"，向外募捐，如 1919 年，该院先后在宁波、上海举行劝募活动，并推杨芑伯、顾葭访、杨辔琴为鄞县募捐主任，丁忠茂、孙轩蕉、吴锐东为奉化募捐主任。孙梅堂、江西溟还各认募 1 万元（以购买公债券为基本金），"并九年（指 1920 年）医药费预算二千四百元亦由二君分半担任"[3]。其他宁波商人也闻风而动，如 1919 年 9 月间，在沪从事营造业的奉化籍著名商人何绍裕、何绍庭兄弟"独力捐建洋式病室五间，迄冬月大致告成。本年（指 1920 年）复由何氏二君捐银一千元，筑造石砌河墈并墈上垣墙，填筑病室及院舍外四周土方。…… 至病室内应备器具由孙梅堂君募资购办，亦略完备"[4]。1928 年至 1931 年初，又募得基金"七万有奇"。[5]

鄞奉公益医院得到了广大宁波帮人士的大力支持。其董事会成员人数众多（1930 年时达 87 人），不仅有许多鄞奉籍人士，而且还包括镇海（如方椒伯、方樵苓）、慈溪（如秦润卿）等地人士。[6] 该院事实上成为旅外宁波商人与本地绅商合力支持的一项公益事业。

较鄞奉公益医院晚一年成立的镇海同义医院则完全是一所民办医

[1]《民国十三年度地方岁出入预算书》,《新奉化》年刊第 1 期

[2]《鄞县公益医院十九年度报告册》,宁波市档案馆藏

[3]《鄞奉公益医院第二次报告书·进行事略报告》

[4]《鄞奉公益医院第二次报告书·进行事略报告》

[5]《鄞奉公益医院十九年度报告册·弁言》

[6]《鄞奉公益医院十九年度报告册》

院，没有任何官方资助。1917年，旅沪镇海商人叶雨庵、包雨塘、庄云章、叶子衡鉴于宁波一地除西人设立医院外，"鄞有公立，慈有保黎，本邑城中亦有公善医院，而乡镇仍付厥如"，倡议建同义医院于庄市横河堰，并于1919年5月开诊。[1]为筹集办院经费，1918年即在上海成立干事会（后改名为驻沪镇海同义医院董事会），其职责"专以保障同义医院基础及维护该医院经济"。干事会（董事会）成员"每年每人须募或捐助一千元以上，俾充院中经常费用"[2]。该院章程规定，"本院经费悉由同志热心捐输经募，并由经济总监之筹划而来"[3]。据统计，从1917年到1938年，该院共募集捐款38万余元，其中1925年起长期担任干事长（后任院长、董事长）的镇海旅沪商人董杏生为该院的维持与发展呕心沥血，居功至伟。他个人劝募和捐款达20余万元。[4]时人称同义医院的成功得益于众人之功，"惟董君杏生出力为最优。董君于医院诸务之进行也，凡筹款也，购地也，建屋也，聘请医师也，采办药品也，种种设计，纲举目张，洪纤靡遗。而急公好义之士，益多以董君富于责任心，咸协力以助其成。是以历来医院中有所兴作，登高一呼，众山四应，非素所信仰能若是欤？"[5]1929年，浙江省新政视察员李炳垣在考察镇海公共卫生情况时对同义医院赞不绝口。他说："最令人钦仰者厥惟庄市之同义医院，由该处商人董杏生集资创办。据该院长李炳先（山东人，同济医科大学毕业生）称，该建筑费十二万余元，常年费二万余元，皆由董某等捐募。院中设备极为完美，房舍清洁。我国所办医院求之浙省各县中，当无出其右者。"[6]

创办最早的慈溪保黎医院也是在众多慈邑人士支持下发展起来的。创办之初邑人即"纷起为援。于是建院舍，购器械，年有布展，不遗余力，

---

[1]《镇海同义医院二十年汇志·文献》

[2]《镇海同义医院二十年汇志·驻沪镇海同义医院简章》

[3]《镇海同义医院二十年汇志·各种章则》

[4]《镇海同义医院二十年汇志·董序》

[5]《镇海同义医院二十年汇志·陈序》

[6]《镇海同义医院二十年汇志·公文批示》

十年间,成就卓著,为吾浙私立医院冠冕"[1]。成立伊始,钱业巨子秦润卿即捐资 8000 元,兴建院舍。"酿金建舍秦公赞襄独多"。他长期担任医院董事,为该院日常经费的筹措"力任艰巨"。[2] 进入抗战以后,特别是 1941 年初宁波沦陷后,保黎医院的处境十分困难。为此,1944 年 4 月 3 日,时任保黎医院董事长的陈谦夫专程赴沪举行保黎医院董事会。会议决定董事会改设在上海,另在慈溪设办事董事。当天,陈在日记中写道:"……四时假此间客室举行保黎常任董事会。由余主席,请魏友棐记录。余先报告医院现状及筹费之必要,次议设董事会于上海,在慈另设办事董事,修改会章,推定主席,除基金另募外,至少筹足百万元,为减收贫病药费,及筹设时疫医院之用。各常务董事每人认募三万元以上,不足另筹之。至五时许散。初次会议结果圆满,具见同乡之热忱,可钦可感。"[3]

其二,慈善医院为广大贫病者提供优惠或免费医疗服务,其慈善公益性质相当明显。鄞奉公益医院自称"完全为地方慈善事业"[4],"本院宗旨为谋公众之康健,并予贫病者相当救济之利益。"[5]诚哉斯言! 该院不仅住院收费及门诊药资"较各都会医院已为特廉",而且自 1919 年 7 月份起"由董事会议决每逢四、八日,只取号金,不取药资,以便贫病者之就诊。于是每逢是日,门诊辄达七八十号以上,而住院人亦由是增多"[6]。该院的慈善性质还可从以下数据得到证实:据该院 1930 年度报告册,该年支出款项中药材一项达 5340 元,而同年医院收入款项中药资收入仅 1695 元,号金收入也仅有 732 元,其巨大缺口都依靠向外募捐加以弥补。[7] 同样,为惠及百姓,医院还兼施种痘、防疫事宜。"自正月二十日起迄三月末日

[1] 桂信义:《甬江名医吴莲艇》,《宁波文史资料》第 4 辑
[2] 陈训慈:《秦润卿先生史料集序》,秦氏家族编:《秦润卿先生史料集》,1983 年印
[3] 《陈谦夫先生纪念册·日记》,1947 年印行
[4] 《鄞奉公益医院第二次报告册·编辑旨趣》
[5] 《鄞奉公益医院十九年度报告册》,《鄞奉公益医院章程》
[6] 《鄞奉公益医院第二次报告书·进行事略报告》
[7] 《鄞奉公益医院十九年度报告册》,第 25-27 页

止,每逢一、四、八,施种牛痘。"1919 年第一期种痘,受种者 230 余人。及秋初,远近各处时疫流行,乃由院长撰成时疫预防法意见书,印送各村并制成时疫药水,分赠地方各法团,以便远地患轻症者得以就近取服。"在本院特设临时治疫部,以收受凡患是症者。"[1]

镇海同义医院"名曰同义,意在救济贫病以同尽桑梓之义务"。其发起原因就是因为医院"乡镇独付厥如,病者辄以道途遥远,阻于方隅,又或病起一时,势难延缓,不及就医,卒至不起,惨孰甚焉"[2]。为此,该院宗旨为"谋保持公众之健康并予贫病者相当之救济",对于贫病者赠药并得免费留院医治。为方便贫病者,对他们赠以免费券。为照顾贫病者,该院还有对出诊、接产等贫病者费用"酌减"的规定。1926 年 8 月,在董事陈兰荪提议下,院董监常会决定免收十里以内急救赤贫难产医金与舆金,住院难产只收膳金,不收医药等费,并由医院广贴广告以便周知。[3]该院《总程》即章程还规定:"本医院对于急性传染病发生时得经执监委员会之议决另设治疫所。"[4] 如 1922 年,董事会议决分设临时治疫所于庄市汤三和油坊旧址,"定广告以资张贴"。此后临时治疫所几乎每年都有设立。还规定,出诊施打防疫针 50 名以上不取医金与舆金。[5] 对传统接生办法致使乡村妇女生育死亡率居高不下的问题,同义医院予以高度关注。1929 年,医院设立产科。而在产科开办之初,"为谋乡间便利推广以及开通风气起见",经名誉董事庄保衡提议,董事会决定"常产、难产及重要外科"手术费减半征收。不久,又筹议附设产科传习所,传授接生医术。为解决贫民妇产费用问题,1927 年底,在院长李炳先提议下,设立由多名商绅组成的救济贫民难产团(后改为贫产救济团),以筹设"专项"经费,并根据董事陈兰荪的提议,对所有难产者"出诊费减半,注射药资酌收"。

[1] 《鄞奉公益医院第二次报告书·进行事略报告》

[2] 《镇海同义医院二十年汇志·文献》

[3] 《镇海同义医院二十年汇志·历年议案》

[4] 《镇海同义医院二十年汇志·各种章则》

[5] 《镇海同义医院二十年汇志·历年议案》

贫产救济团成立以后，"赤贫之产妇咸得手术上之改良而获生命之救济，经兹设施，则死亡率之减少当可赖以实现"。1929 年 6 月，为解决急症病人医资问题，同义医院董事会发起组织"维持急症医资募捐团"。[1] 至于镇海公善医院，1921 年 5 月设立西医部之初，"完全义务，不取医费"。后来，即使经济上压力很大，也只是少量收费，以惠病黎。

镇海同义医院与上述鄞奉公益医院一样，历年药资收入大大低于同年药品购买费用，不少年份相差一倍以上，1937 年相差高达近五倍。并且，医疗事业规模越大，该院药费亏欠越大，其巨额药费亏欠均靠捐募解决。如 1926 年，号金、药资、出诊、手术、注射、住院等七项收入仅得洋 3978 元，特捐、常捐、利息、租谷四项收入共得洋 16449 元，而支出之款中修理、置产、花圃、家具、银水五项共用洋 6745 元，又医科开支药品、薪水、膳金、杂项四项共用洋 13279 元，收付两抵结余洋 403 元。[2]

其三，医疗成绩显著，有力地改善了当地人民的医疗卫生条件。这些慈善医院收费低廉或免费，但其设施、医疗水平并不逊色，因而受到当地民众的广泛欢迎。如在以秦润卿为代表的宁波帮人士大力支持下发展起来的保黎医院，十分注重医疗技术的提高与医疗设施的配置。早在 1915 年时即以 1 万银元建起手术室，1919 年又以 4369 银元购置美国 X 线机（为国人自办医院中第一台 X 光机），成为当时省内国人自办最早、设备和技术较好的一所西式医院，因而远近闻名，近悦远来，广受欢迎。1920 年，为保黎医院创办十周年之期。据宁波《时事公报》报道，至 1920 年底，来该院"就诊病愈之人统计二十余万之多。该院各董担任经费共四万有奇，热心慈善实属可嘉"。时为会稽道尹的黄涵之前往考察，认为该院"器械精良"，设置具备，成绩灿然，呈请奖励。[3] 又据 1921 年统计，该院全年出诊总数为 1017 人次，门诊 18875 人，分脱牙齿 768 次，种痘

---

[1] 《镇海同义医院二十年汇志·历年议案》
[2] 《镇海同义医院二十年汇志·历年议案》
[3] 《呈请奖励保黎医院》，《时事公报》，1920 年 12 月 13 日

450人,收产49次,戒烟29人,救服毒4人,麻药手术223次,可谓成绩卓著。[1]由于保黎医院器械精良,医术高明,特别是其产科"着手成春",名声大振,以致当地"隐君子(不留名)某君"于1925年间特约该院施救赤贫难产,"自十四年(即1925年)始,凡有赤贫产妇,临时发生危险,即可报告该院,或由保黎医会会员介绍,该院当立派医士,前往施救,或令送院调治。所有一切手术医药膳宿等费,只须由邻右证明,经医士查实,确系赤贫,均由某君施送,一概不向产家收取。"[2]镇海公善医院由于收费低廉,"药物只收定价之半,余均施送,故一般贫病者争赴之。虽若庄市、蟹浦、大碶头、沥港诸处,遥遥数十里,亦有不以跋涉为劳,上门求诊者。故虽届冬令,病人稀少之时,而每日门诊犹在百号左右。阴历十月份,总数为二千三百八十七号"[3]。

至于鄞奉公益医院、镇海同义医院,更是在当地医疗卫生事业中发挥举足轻重的作用。其中同义医院,除上述所列各项外,还如主持人董杏生所述,"至于医务方面之改进,亦有足述者。始初仅院长一人,助医一人。自十五年(即1926年)起,除院长外,改聘医师二人。十八年(即1929年)复添产科女医师以便产妇。至是,乡间始渐采用西法接生,以故因难产而获救者綦伙。关于时疫防范,虽有时疫医院之设立,但非为防患未然之道,故复每于夏季施打防疫针,以收事半功倍之效而救民命于无形"。[4]

三、慈善医院的社会效益和历史经验

如上所述,近代宁波慈善医院在构建当时公共医疗体系方面发挥了

[1]《保黎医院印送征信录》,《时事公报》,1922年10月19日
[2]《特约医院施救赤贫难产》,《四明日报》,1925年1月1日
[3]《公善医院医务之一斑》,《时事公报》,1925年12月19日
[4]《镇海同义医院二十年汇志·董序》

重要作用。近代宁波商业繁荣，地方富庶，但收入有限、精打细算地过日子的平民百姓毕竟是多数，更何况还有一个为数不少的贫民阶层。当时宁波尽管有数量不少的县立医院及公（私）立医院，为居民提供不同层次的医疗服务，但对广大贫病者来说，却是慈善医院为他们提供了必要的医疗保障。即使在经济条件相对优越的宁波城厢也是如此。这可从以下一组数字得到证实。1934 年度，鄞县规模最大的公立医院 —— 中心医院门诊为 57425 人次，而同年城区的慈善施诊机构 —— 普济院施诊所门诊达 108509 人次。[1] 可见在当时的情况下，即使公立医院收费较之私立医院低廉，但人们还是愿意去基本上免费的慈善施诊机构看病。社会上许多贫病者或看不起病的平民就是通过这种方式诊治疾病的。

值得一提的是，当时以西医为主的慈善医院的普遍设立及其良好的医疗效果，在推动近代宁波人认同与接受西医，乃至认同西方文化方面也发挥了独特的作用。对此，当年参与慈溪保黎医院创办的秦润卿在回顾创办之初的情况时说："会有病瞽者，经吴君（指保黎医院首任院长吴莲艇）治愈，重见光明；有产妇难产垂危，亦经吴君施行手术，得庆更生。于是远近哄传，对于新法治疗，信仰日坚，求治日众。"[2] 到 20 世纪中叶，西医在宁波一地已被普遍接受，从而有力地推动了近代宁波医疗卫生事业的兴起。

近代宁波慈善医院的创办是多种因素作用的产物，而对西方文明有一定了解又具有社会责任意识的新式商人的支持，则是慈善医院得以创办并发展的基本原因。近代商人对慈善医院的意义不仅在于他们为慈善医院提供了最大的经济支持，更在于他们将近代企业制度引入慈善机构，从而形成一整套规范有序的管理制度，特别是建立起明确经营责任的董事制度和平等的契约原则，这有利于慈善机构的长期存在与发展。如镇海同义医院成立伊始就注重于制度建设，"成立之初订有同志会章

---

[1]　陈训正、马瀛纂：《鄞县通志·政教志》，第 2117 页

[2]　桂信义：《甬江名医吴莲艇》，《宁波文史资料》第 4 辑

程及医院章程二种"。后不断完善,到1933年,经"五次修正",形成"较完备之总章,包涵一切"。该院总章即《总程》,包括"总纲"、"办法"、"组织及职权"、"集会"、"选举"、"经济"等内容,相当完善。另外,该院又订有"同志大会会议规则"、"执监委员会会议规则"、"办事规则"等确保《总程》得以贯彻的具体实施细则。如"执监委员会会议规则"规定:本会开会须有过半数之出席,方可开议,出席者三分之二以上之同意方可议决。与此同时,根据《总程》,该院设有相当完备的组织机构。成立之初,"除同志会外,有董事会及理事会之规定,为本院执行机关"。进入南京国民政府时代,"以同志大会为最高权力机关,产生执监委员并经济总监,复由执监委员会征经济总监之同意聘请院长"。[1]在制度建设上,保黎医院、鄞奉公益医院也莫不如此。正是这规范有序的制度建设使这些慈善医院摆脱了许多传统慈善机构"人存政举、人亡政息"的困境,在动荡不宁的民国时期一直得以维持并有所发展。即使在宁波沦陷的抗战时期,各医院均正常开业。只是到1950年前后,限于当时的形势,经各医院董事会申请,方由政府接办。

在此还应提及的是,慈善医院透明公开的征信制度对于争取社会支持发挥了重要作用。为取信于民,这些慈善医院成立之后,每年均发布报告册,内容为章程、职员名录、本年度活动与收支情况等会计信息,特别是后者,内容相当翔实。如鄞奉公益医院报告册,"凡捐户姓名、捐款数目以及经常收支、各项规约,或条分缕析,纲举目张;或详加统计,胪列图表。每届年度终了,必举其概况,刊登篇幅,以公众览"。[2]透明公开的征信制度有助于社会公众对慈善机构的了解,有效地拉近两者之间的距离,从而激发起社会公众的支持热情。为此,在这些慈善医院的捐助名单上,既有富甲一方的巨贾大族,更有财力一般的中小商人乃至普通百姓,由此汇成支持慈善事业发展的不竭动力。

---

[1]《镇海同义医院二十年汇志·各种章则》

[2]《鄞奉公益医院十九年度报告册·弁言》

第一篇

慈溪保黎医院

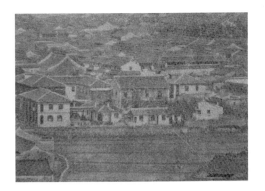

（一）《慈溪保黎医会十周纪念册》[1]

1. 慈溪保黎医会十周年概况

关于医会职员及会员事项

　　慈溪保黎医院为保黎医会所设立，其组织缘起及经过别详文录各篇，医会组织大别为职员、会员二部，职员之组织凡经三变迁而始定如今制。第一期为会长会董会计制，第二期为会长董事干事制，第三期为董事理事制。各职员职掌具详会章。兹将历年职员、会员姓名表列如左[2]：

（甲）职员表

年份	会长	会董	会计	总董	干事	董事	理事
庚戌 1910	钱保杭	魏锡兰 陈夏常 胡良箴 任企尹	冯宜铭				
辛亥 1911	钱保杭	魏锡兰 陈夏常 胡良箴 任企尹	冯宜铭				

---

[1] 该文献由慈城张介人先生提供。

[2] 原文如此，辑录时不作更改，下同。

续表

年份	会长	会董	会计	总董	干事	董事			理事
壬子 1912	钱保杭	魏锡兰 陈夏常 胡良箴 任企尹	冯宜铭						
癸丑 1913	改制	改制		钱保杭	魏锡兰 陈夏常 冯忠敷	任企尹　朱　奇　何育杰 周兆熊　周　彬　胡良箴 柳在洲　徐钟麟　陈鸿逵 陈夏常　孙遵法　童国炳 费绍冠　冯绍勤　冯宜铭 叶念经　叶维梁　毕鳌敏 董孝钦　赵家苏　裘廷骧 钱毦群　钱保杭　钱保基 钱保奭　钱保唐　严义彬 罗绅伯　顾　钊			
甲寅 1914				改制	改制	陈夏常　周兆熊　钱保唐 董孝钦　冯宜铭　钱保奭 裘载深　顾　钊　徐钟麟 赵家苏　裘廷骧　钱保杭 陈训恩　冯绍勤　叶维梁 叶念经　孙遵法　罗绅伯 朱　奇　胡良箴　柳在洲 钱保基　费绍冠　周　彬 钱毦群　童国炳　任企尹 何育杰			陈夏常 钱保杭 钱保基 叶维梁 林端辅 叶念经 冯忠敷
乙卯 1915						童国炳　钱保基　赵家苏 胡良箴　柳在洲　孙遵法 陈夏常　钱保杭　叶念经 费绍冠　朱　奇　陈训恩 钱保奭　何育杰　叶维梁 秦祖泽　钱毦群　钱保唐 徐钟麟　周　彬　周兆熊 袁履登　冯绍勤　冯宜铭 罗绅伯			陈夏常 钱保杭 钱保基 叶维梁 林端辅 周毓汝 叶念经 冯忠敷

续表

年份	会长	会董	会计	总董	干事	董事			理事
丙辰 1916						周　彬 罗绅伯 秦祖泽 何育杰 孙遵法 钱緦群 李寿山 陈训恩 胡良箴	徐钟麟 盛鼎年 费绍冠 叶维梁 陈夏常 朱　奇 钱保唐 钱保基	李镜第 赵家荪 叶念经 冯宜铭 袁履登 钱保杭 任企尹 钱保奭	陈夏常 钱保杭 钱保基 叶维梁 林端辅 周毓汝 叶念经 冯忠敫
丁巳 1917						秦祖泽 李寿山 李镜第 赵家荪 孙遵法 钱保杭 何育杰 周　彬	钱保基 钱保奭 钱緦群 费绍冠 胡良箴 袁履登 钱保唐	陈夏常 董维梁 盛鼎年 冯宜铭 周兆熊 罗绅伯 叶念经	陈夏常 钱保杭 钱保基 叶维梁 林端辅 周毓汝 叶念经 冯忠敫
戊午 1918						李镜第 叶维梁 周　彬 钱緦群 盛鼎年 秦祖泽 胡良箴	陈夏常 李寿山 赵家荪 钱庠元 钱保杭 钱保唐 袁履登	王养安 罗绅伯 费绍冠 孙遵法 叶念经 何育杰	陈夏常 钱保杭 叶维梁 林端辅 周毓汝 叶念经 冯忠敫 周　彬
己未 1919						李镜第 冯受之 钱庠元 周毓汝 赵家荪 云华堂 秦祖泽 孙遵法	王养安 胡良箴 盛鼎年 费绍冠 罗绅伯 柳在洲 叶维梁	钱保杭 李寿山 孙文柱 陈夏常 袁履登 叶念经 袁庄伯	陈夏常 钱保杭 叶维梁 林端辅 周毓汝 叶念经 冯忠敫 周　彬

（乙）会员部

缴纳会费十年者	钱吟苇 钱吟棣	陈谦夫 盛士廉	胡君诲 孔东皋	周月如	周镜源	叶经伯	叶岐琴	林黎叔
缴纳会费九年者	钱吟莆 钱善栽	何吟苜 冯吉升	冯六皆 孙虹笙	任仲莘	钱志廉	冯芝汀	周玉衡	周季欢
缴纳会费八年者	钱吟莱 罗祥龙	钱吟棠 陈布雷	冯辛存 费冕卿	朱清奇 孙衡甫	俞叔柱 秦佑廷	周仰山 罗绅伯	周也达 钱志忍	王厚卿
缴纳会费七年者	俞季圭 袁葆真	徐钟麟 应尹卿	柳镜斋 赵芝室	童茜香 徐子称	郑琢生 沈辅卿	裘成水 洪德藩	周莲轩 冯孟颛	冯挺生 李霞成
缴纳会费六年者	冯瑞卿 王树臣	陈屺怀 秦润卿	孙莘墅 罗稼霈	冯樵琴 冯显文	陆晋亭	钱奎官	冯君木	罗葆君
缴纳会费五年者	魏陔香 徐和钧 袁履登	孙蔚如 陆思圻	董子咸 钱贡甫	陈依仁 应茂生	郑鲁臣 童金辉	钱吟莆 洪苓西	冯萱庵 陈润水	张寿孙 钱惠卿
缴纳会费四年者	冯汲蒙 朱庆升 穆赓招 钱庠元	翁厚甫 尹镛声 濮卓云 王庄卿	严虎臣 向平伯 王丹如 秦子敬	王鲁山 叶叔眉 王寿如 秦子奇	董子宜 徐子鳞 冯学根 周渭渔	应叔申 张本源 李寿山	钱莼舲 王琴乐 陈良槐	葛望溎 陈亚渔 刘翰卿
缴纳会费三年者	应仲退 袁莲塘 潘蕙荪 毕学卿 孙彬如 钱庆和	郑寿仙 俞静庵 何璇卿 顾元琛 冯安会 应春源	钱长生 杨清甫 秦禩卿 朱钦臣 陈云门 林筱泉	李席珍 杨安国 严子均 冯知先 钱保璇 丁震东	杨微齐 胡苴庄 应华官 童友谷 顾宝楚 林听涛	袁汉卿 俞元生 朱冀生 李韵标 田澍霖 陈伯刚	冯登青 董廉卿 冯威博 俞穆卿 韩绪兰	冯迂甫 董锦元 洪承祁 史丕扬 戴金水

缴纳会费二年者	孙秋生	孙仰舜	冯乃干	周雪祁	陈祥熊	洪庭荫	钱宝善	冯味琴
	楼允臣	钱子和	徐可城	尹仰伊	洪德萱	陈安夫	冯季良	应葆甫
	翁企望	叶德之	董怡如	董季劢	胡斐卿	冯康济	方善昶	石厚用
	冯揆先	冯仲谷	郑雅香	李湘帆	裘精如	冯子畊	罗葆声	罗葆昆
	何连元	应庆生	应庆泰	罗葆赓	毕景甫	童询㮥	董槐青	罗东源
	稽霄闿	王京钦	钱蕾舲	成澄武	盛松官	钱谐亭	谢春芳	田天放
	盛丕华	沈筱汀	陈振卿	何积璠	郑保三	冯崧椿	王养安	钱雪涛
	袁伯信							
缴纳会费一年者	楼子云	方夔甫	冯进思	林新三	叶子蔚	魏仲车	裘友莘	何饮耻
	林敛声	尹则卿	冯生益	洪樵芩	冯庆恒	严循经	蔡叔霖	蔡仲明
	蔡伯均	裘昌如	严森庭	洪詠笙	费子佩	邵善证	孔琢如夫人	
	向潜园	裘载深	陈寿龙	魏雪淇	钱乾玉	孔聪侯	刘启江	童梦熊
	张继镳	费颖山	林梅堂	郑鑫水	罗肇基	罗伯颖	袁庄伯	杨鼎甫
	沐久香	王荣卿	冯受之	费芸生	费善本	魏茹香		

关于医院职员事项

　　医院之开始施诊时，为清宣统二年庚戌二月初五日，初以吴君莲艇独任医事，嗣以求治者纷至沓来，吴君一人力不能及，乃于辛亥夏，聘杭州广济医院毕业生丁君茂水为吴君辅。丙辰春，丁君应县三七市金川医院之聘，离院而去，乃聘金陵大学医科毕业生茅君无党继其事，未及数月，嘉兴福音医院因主持乏人，当事者求助于吴君，固请以茅君任其事，不得已许之，于是，茅君又去。当吴君之初莅慈也，即有徒三人，曰陈蕃青、应吟汉、陈令训，从之习医，当茅君去慈之时，幸三人者均已学成，吴君即留之院中，以为己助。丁巳，陈君令训应英吉利政府之招，前往法兰西任华工医事。戊午冬，陈君蕃青复辞职去，而为鄞县公立医院医士，乃聘陈君贤珩继其任，以一年为期。己未冬，期满，陈君谋自立医院于鄞县，不愿赓续，乃荐宓君锡磐以自代，宓君者，杭州广济医学校毕业生也。今将历年院中职员列表如左。

	第一年	第二年	第三年	第四年	第五年	第六年	第七年	第八年	第九年	第十年
院长	吴欣璜	同上	同上	同上	同上	同上	同上	同上	同上	同上
医士		丁茂水		丁茂水	丁茂水	丁茂水	茅无党	陈蕃青	陈蕃青	应吟汉
							陈蕃青	应吟汉	应吟汉	陈贤珩
							应吟汉			宓锡磐
							陈令训			
会计				赵更生						
学生	1人	3人	3人	6人	6人	6人	9人	9人	6人	6人

关于治疗事项

　　医院规定每日上午七时半开诊,先医住院病人,约八时半毕事,乃从事门诊。门诊于星期二、五两日为施诊日期,取费较廉,故求治者亦较多。脱牙、开脓疮、种牛痘等,即在门诊时间行之。若手续较繁之解剖等类非急不可待者,均于星期一、三、四、六上午为之。今将十年以来门诊、出诊及住院人数,列表如左。

类别 / 年份	门诊总数	出诊总数	住院病人总数	用蒙药割症总数	用麻药割症总数	接生总数	种痘总数	开脓疮总数	脱牙齿总数	放水臌总数
第一年	11025	295	49	9	34	7	76	235	584	9
第二年	11955	352	116	22	67	14	245	273	884	26
第三年	16349	414	151	21	53	15	125	489	973	14
第四年	14894	452	333	56	88	22	245	430	776	15
第五年	16034	807	494	143	87	27	363	286	971	9
第六年	18561	933	598	217	94	35	331	421	946	24
第七年	22369	1025	718	218	138	32	512	523	1007	18
第八年	22646	901	906	357	176	35	424	534	938	63
第九年	21205	1112	821	265	83	38	581	434	1003	41
第十年	20280	1083	903	275	162	55	612	305	1063	30
共计	175318号	7474次	5089人	1483次	982次	280次	3414人	4030次	8965次	249次

关于设备事项

医院开办之初，暂赁民房五间为院舍，四阅月后，添租五间，分居男女病人。惟旧式规制，不合卫生，兼之住院者日多，亦非五间房屋所能容，是以壬子冬，购地新建西式楼房一所，计五幢。内分男病房（可容男27人）、诊治室、药室、办公室。又于东北首建妇女养病室一所，计四幢，可设病榻三十二张，并将前赁民房一律价购，改为医士住宅及厨房等。又建平屋七间，作为待诊室、职员卧室及仆役住所。孰知二年以后，前建之屋尚不敷用，丙辰再建西式楼房五幢，作为手术室、病理检查室及特别养病室。又另建楼房五幢，上层为学生卧室及特别养病室，下层为眼科室、传染病室。又建高平屋五间，可容产妇十余人。又于隙地建平屋三间，连厨房于其内。丁巳，建医士住宅三幢。己未，又建院长住宅西式楼房一所，并将前有五间平屋改作爱克司光线室、发电室、气锅室、药栈房、仆役卧室等用。统现有院舍而数之，计：特别养病室六间，传染病室、眼科病室各一间，男人超等养病室三间，妇女超等养病室七间，男人二等养病室二间，妇女二等养病室一间，男人三等养病室一间，妇女三等养病室一间，产科室四间，能容男女病者八十余人。至于爱克司光线机、显微镜、消毒锅、细菌培养箱、病理检查器及疗治用具，虽未完备，亦差堪应用矣。

关于经费事项

医院经费之开支，分为经常、临时两种，经常费之开支，以医院所收入之药费充数，不足则由董事补助之；临时费之开支，以会员会费充数，不足则捐募以益之。兹将十年以来收支之数，分医会、医院二部，开列如下，前者之性质属于临时费，后者属于经常费也。

自庚戌年（1910）起至己未年（1919）止保黎医会十年收支一览

收入之部：	支出之部：
（甲）会员会费：洋 10110 元	（子）医士津贴：洋 930 元
（乙）县税补助：洋 1240 元	（丑）房租：洋 328.600 元
（丙）特捐：洋 29762.769 元（按：元后是千进位）	（寅）修缮：洋 1282.651 元
（丁）经募：洋 2831 元	（卯）置产：洋 3403.62 元
（戊）杂收：洋 980.699 元	（辰）建筑：洋 26199.734 元
以上五项共计收洋 44924.468 元	（巳）器械：洋 8549.045 元
	（午）杂费：洋 762.412 元
	（未）结存项下：洋 3468.406 元
	以上八项共计支洋 44924.468 元

自癸丑年（1913）起至己未年（1919）止保黎医院七年收支一览

收入之部	支出之部
（子）门诊医药费：洋 31238.385 元	（甲）药科：洋 29708.496 元
（丑）出诊医药费：洋 12203.678 元	（乙）薪水：洋 21385.631 元
（寅）病人住院膳宿医药费：洋 40626.675 元	（丙）器具：洋 3259.09 元

续表

收入之部	支出之部
(卯)手术蒙药费:洋 1057.466 元	(丁)添装修缮:洋 3059.076 元
(辰)爱克司光:洋 14 元	(戊)膳食:洋 980.699 元
(巳)杂收:洋 487.2228 元	(己)杂费:洋 4712.113 元
(午)学生寄宿膳学费:洋 1393.58 元	(庚)特别费:洋 424.105 元
(未)董事辅助费:洋 3420 元	(辛)房租:洋 152 元
(申)暂医会:洋 78.08 元	
以上九项共收洋 90529.092 元	以上八项共计支洋 90529.092 元

关于未来设备事项

一、电疗法 除已制备爱克司光线外，又宜用横流电或法拉克电等器具，激动肌跌脑感，以期瘫痪之复原，其他如用红色电光被罩，能使疗人发表，对于感冒、风寒、腹水、身肿等症厥功甚伟。

二、水塔 院中水之供给，仅有水井二口，各室距井遥远，汲水甚形不便。因之于清洁之事，不免抱憾。法宜于井上另建水塔，用引擎发动邦浦，将井水吸至塔上水柜，各室装置水管，与水柜相接，如此水源不断，应时待用，对于清洁之道可加意焉。

三、改良庖厨 饮食于卫生关系极大。病人之饮食较常人更当注意，如物品之滋养分如何，烹调之生熟如何，与夫药料调和之方法及相隔时间之距离，皆当使看管与厨子习练驯熟者也。此外厨房布置宜照最新方法，不第求外观之整洁，而于熟生必当悉心注意也。

四、疗肺病院 外人稽查我国人民每年死于肺痨症者百万人，虽不至于死，而因之卧病不能任事者千万人，可知肺病实居百病之首。至其疗治方法，莫要于另筑疗肺病院于高山上，盖一则与城市隔离，病毒不致传播，二则山上空气清洁，日光充足，再加以心理药物等疗法，则其为益良非浅鲜也。

五、疗充病理检查 病理检查于治疗上关系盛大，本院于显微镜检查、化学检查、细菌培养、畜类接种，虽已渐次试行，而设备究不完全，是不能不大加补充者也。

六、难症病室 如花柳、梅毒、五淋、白浊以及容易传染之内症外毒等，宜另辟一室，以为诊治之所，盖一则可免他人之禁忌，一亦可免毒害之传染也。

七、装置电灯 用电灯可免火险，且光力明，又减毒蒸汽，亦可藉其力。余如夏季在诊治室内可开风扇，以便纳凉解闷，冬季在手术室内，可通司丁（热水管），既可御寒，又无烟灰。

八、医院工场 院中物具众多，如常备土木工匠等工，可以不时修理制造，以便应需。

九、阅书室 院中宜购办医药等书以及专门杂志报章，以供医士学生研究参考之用。

十、尸体解剖 以囚犯尸体供医士之解剖，内务部已有定章，北京医学专门学校亦履行之。此举不但可使学生对于人体各部之构造格外明了，即医士亦得藉此以为病理之研究，于医学之进步亟有关系，是所望贤长官及地方有志之士之亟有力赞助者也。

2. 要　录

组织保黎医院缘起

陈夏常

甬上吴君莲艇，余少时同砚友也。岁庚子，莲艇就学禾郡"福音医院"，阅七年得医学士凭，即任其院事，卓有声誉。戊申春，莲艇返里省亲，访余益智学校。余止之宿，谈心竟夕。叩其所志，莲告余曰：他日当在桑

梓自立医院,以济贫病。余心然之。去年余为研究地方自治,就学省垣,
道经禾城,访莲艇。莲艇复告余以泰西医术之灵验,而又言桑梓医院之
不可不立也。余抵省后,乃以莲艇之志达之陈君屺怀,并函告钱吟苇,联
合同志,开会筹资,速莲艇来慈,设院施诊。蒙城乡君子皆以余言为然,
即力任提倡,嘱余往聘。莲艇果不我弃而诺焉,并言不受厚币以偿宿愿。
于是诸同志组织期会,名之曰:保黎,即以是名名院。此去年十一月事也。
莲艇既诺余聘后,福音院主闻之,加俸强留,不令其辞,而禾城诸绅又竭
诚相招。莲艇以桑梓念切,且与余有成约,卒婉言却之。今春来主保黎
医院事。院在城东藕田墩,地本荒僻,屋多芜陋,会员魏君陜香为修茸之。
于是以二月五日为施诊开始期,踵门求治者近悦远来,日增月盛,仅七阅
月间,常会报告至达八千余号,而奇难险症应手而脱者,颇不乏人。兹逢
周年报告付印,特录缘起如右。庚戌(1910)十二月记。

保黎医院创始时代之历史

钱保杭

自轮轨交通后,奇异不经见之病,渐侵入内地。医者以古法治之,辄
无效。戊己(1898-1899)之际,邑中虎列拉大作,群医束手无治法。邑中
人士群谋设医院于城治,而聘精于泰西医术者主其事,以济中医治法之
穷。顾既啬于资,又难其人,虽有其志而未逮也。当是时,余友陈谦夫,
方游学于杭州,自上海至杭州,道必经嘉兴,嘉兴福音医院者吴莲艇欣
璜,陈之故交也。陈经嘉兴,必访莲艇,且时为莲艇道其事。莲艇曰:此
吾志也,吾习医久,所交医者多,其号称医术湛深之士,多为西人医院所
罗致。夫医院为自治事业之一,吾国人所当自策之事,而烦他人代为之
谋,吾耻之。一国之人才,己国人不能用,而一听外人之驱策,吾尤耻之。
今慈溪诸君子,既发是愿,先路之导,吾其敢辞。又曰组织之始,必拙于
赀,若医者岁得一定之权利,则设施必无完全之一日。吾当以三岁为期,

岁可给予二百金，以为饮食资。他若器械，若药料，若诊金，一岁之中，为出为入，皆惟余一人私焉可矣。谦夫以莲艇之言达诸余，余告诸同志，皆大喜，遂组织"保黎医会"，以从事于医院之设备。庚戌正月十八日会成，得会员数十人。相地得城东南徵古废塾，加以修饰，赁为医院，而以保黎之名名之。二月己卯，修缮工竣，乃开始施诊。吴君医术既精，而其抚视病人，又能恳挚如有意，名誉大著。庚戌岁末，综计一岁中求治者，得一万一千二十五号焉。同年十二月，屋主冯氏，以前院屋及院前地来求售。是岁会员会费，及诸善士捐助之所入，开支而外，薄有所赢，乃以所赢，益之称贷，得一千一百余金，即购之以为他日扩充地。初吴君之莅慈也，妻子而外，他无人焉。庚辛之际，始有徒三人，从之学医。顾初学业之生徒，非惟不能相助为理，且须时施教授。故吴君一人，时而为教师，时而为医生，时而为药剂师，为看护人，举凡中外医院所分数科以治之者，皆萃而之于一身，盖蹙蹙焉有日不暇给之势矣。庚戌九月，保黎会开常会，乃议于明年添聘医者一人，以为吴君之助，经费不足，则议广招会员，以冀会费收入之丰。辛亥春，会员署名会籍者，凡百三十五人。五月，乃聘台州丁茂水为吴君副。是岁统计施诊号数，为一万二千四百二十三号，而奇难险症，颇出于其中。顾以院舍之湫隘，消毒之不易，有知其治法而不敢施治者，有限于院舍而以人满见遣者，格于多方之障碍而求治者不免有向隅之叹。诸会员病之，乃议于院前隙地，模仿西国医院形式，构楼屋五楹，旧之地不足，则东购叶氏、陈氏田，西购冯氏地以益之。顾医院构造完全华美，靡所底止，而至简极陋，亦非五六千金不以能经营。为之则力有所不及，缓之又势有所不可，商议数四，乃得两策。其一则壬子年减少医士一人，请莲艇独力任劳一年，而以所节经费，充新舍建筑用也。其二则会员人人负募捐之义务也。前者既得吴君许诺，后者复经多数赞成，于是议乃定。壬子七月，捐款稍稍集，而是时保杭适有广东之行，不能董理其事，乃以建筑事属陈谦夫，会计事属诸冯芝汀，二君踊跃任事，而院舍即于九月丙寅作始。当医院之初组织也，拮据经营，一无凭藉，会费所入,以充岁出之常支,而又时虞不足。今为时不过三年而新舍焕然,规模粗具,虽视国中宏大之医院,不逮万一,而以视草创之时之缺焉弗完者,固已进矣。呜呼!诸君子之博爱好施,与夫谦夫、芝汀之擘划周详,固为我苦恼病黎所托命,而莲艇之不辞劳瘁,三年于兹,俾我同人得以专力于设施,其功尤不可泯也。虽保杭更有进者,天下之事创始固难,继续尤为不易。吾保黎医院成立,虽云三年,而粗具医院之模型者,实自今日始,则虽谓今日以前,为创始时代可也。庄子有言,其作始也简,其将毕也巨。继自今,医者则有待于添聘也,器械则有待于增置也,女病则有待于建筑也,基本金则有待于储积也,四者不具,岂惟不足以云完备,且不足以谋久远,而是四者非有巨资,固莫能举焉。而无热心者以运用之,抑其效亦不克睹也。然则维持之,使不至于颓废,促进之,使日臻于完密。保杭与诸君子责备之重,方兴未有艾也。保杭敢不自策,亦期与诸君共勉之而已。壬子(1912)十二月记。

慈溪保黎医院题名记

吾邑之有医院也,自保黎医会始也。戊己之际,邑中疫作,罹患死者相望,乡人有戒心,豫谋为之备,于是乎有医会之集,衰资立医院城东南隅,而以会之名被之,聘鄞吴君欣璜主其事。吴君善良士,受酬至菲,能狠狠不辞辛悴,病著手十九愈,乡人大悦,造治者如归市,院隘至弗能以容。先是院故傚吾冯氏废塾为之,因其陋粗加髹饰,取足集事而已。效既著,乃鬻而隶诸会,复次第券纳前后左右隙地,基稍稍立矣。以勾财之不易,构作之不可以缓,则益推大医会,冀合聚力以济,先后署名会籍者百四十六人。以输以募,佐以岁出纳所羡,而土木仅乃克举。吴君强毅宏忍,兼得诸君子之协赞,商功度用,持之以岁月,五六年间,役凡四攻。迄于今日,庭宇阗楣,高壮旷朗;养疴之室,游眺之所,袤延错列,而规模粲焉大备。此固非诸君子始愿之所及,抑吴君之矢志竭量以利吾乡之人者，其意焉弥可感也。窃惟中西医术之互异，其所执持率划，然不得相比傅，彼亦一是非，此亦一是非，若末由折其衷。然海陆沟合，耆欲日新，彼邦之服物饮食，举不能无所擩染，形气盈虚，与时消息，尊生之道，宜何所从也。吴君以至诚尽人性，乡人之信之也既坚，而诸君子复克相厥成，疢患之作，宜不至轻委性命于人，而洒然有以遂其生。今而后吾乡人其无夭阏矣乎？民国五年九月院成，吴君援汉碑书出钱人例，而题会员之名于壁，嘱冯开记之。

爱克司光镜题名记

自爱克司光镜发明，而人体骨骼纤末可察。秦宫照胆，无此玲珑；越人洞垣，逊其明瞭，生人之所托命，医家以为道师。本会窃蓄奢望，瘝寐求之，物力所限，终莫之致。本会干事冯君芝汀，将其悃忱，普为呼吁，好善君子，踊跃输从，逡循一年，都集得六千一百金。越年，是镜遂自美利坚至。朗星出手，提携下士之心光；明月飞来，照彻斯人之症结，被德之溥，讵有际涯？辄记得镜始末，用纪冯君会敛之劳，并题出钱人名氏于后，范铜标楬，藉告后来。保黎医院院长吴欣璜记。

中华民国八年十月

3. 保黎医会章程（民国三年四月第六次常会修正章程）

第一条　本会以使一般人民减除疾痛，渐臻康强为目的。

第二条　为达到前条之目的，由会中筹费设立医院一所，即名曰保黎医院。

第三条　凡赞成本会宗旨而克尽第十一条之义务者，得为本会会员。

第四条 本会之职员如左:

1. 理事长一人总理会务,由理事互选之;

2. 理事四人代表董事,协同理事长处理会务,由董事选任之;

3. 董事无定员,凡会员愿尽第九条第三项之义务者,均为董事;

4. 医院院长兼医士一人,掌医院内一切事务,由董事会延聘;

5. 医士若干人,禀承院长掌医病调药事宜,由院长商同董事会延聘;

6. 医院干事一人,禀承院长掌医院之会计、庶务,由院长同理事会延聘;

7. 查账员二人,稽查各种账籍报告于常会,由会员公举。

第五条 各职员之任期为一年。

第六条 常会期每年九月开之。董事会每年九月常会期之上午开之。理事会每逢单月之第一星期开之。

第七条 决议事件,以得到会员过半数之赞成为有效。

第八条 左列事项于常会时议决之:

1. 本会收入支出之决算;

2. 医院院舍之建筑;

3. 贵重医具之购置;

4. 其他关于临时岁出经费之支出。

第九条 左列事项由董事会掌之:

1. 本会经常岁出入经费之预算;

2. 第四条所列关于董事会职掌之事件;

3. 经常岁出经费不足,由各董事平均分担筹补。

第十条 左列事项由理事会掌之:

1. 第四条所列关于理事会职掌之事件;

2. 征集各种报告印送于各会员。

第十一条 会员年纳会费银十元。

第十二条 会费用途须经大会之议决。

第十三条　会员得享左列之权利：

1.每会员每年得向本会领门诊免费券五张，凡贫病无力医治者，各会员得给与该券，经院长查验后即得免费；

2.每会员每年赠以优先券五张，医院门诊日期持此券者，有提前请诊之权。

第十四条　会员既经入会，三年内不得出会，但有特别事故经大会时公认者不在此例。

保黎医院门诊规则

一、每星期二、星期五上午九时至十二时为门诊时间，每人取号金五十文，药资小洋二角；

一、除星期二、五两日外，每日上午九时至十二时门诊，每人取号金小洋二角，药资照价酌收；

一、种痘者除照章挂号外须纳苗金洋二角；

一、诊治次第以筹号先后为序，不得凌越；

一、凡持会员所赠优待券及临时向挂号处购取者得提前请诊并免取药资；

一、本院每年发出免费券若干张，一年以内遇规定门诊日期得以行用，更换号筹，免取药资；

一、一年后门诊号金小洋四角，药资酌收；

一、晚上六时以后门诊号金一元，药资酌收；

一、凡割症须用蒙药者，另收蒙药费洋一元。

保黎医院出诊规则

一、出诊挂号以上午十二时为限，并须详报病状以便随带药品；

一、出诊医金依路之远近定之,列表如左:

城内	七里	十五里	二十里	二十五里	三十里	三十五里	四十里
1元	2元	3元	4元	5元	6元	7元	8元

一、四十里以外面议;

一、星夜出诊及救治服毒照上率加倍;

一、出诊只及本人,但同居亲属请求带诊每名医费洋一元;

一、接收难产除诊金外,加收手术费洋十元;

一、重要外科酌收手术费,贵重药品另取药金;

一、医士已约定赴诊,病家或忽有变更不必诊治者,须照出舆金及诊金之半数。

保黎医院养病室规则

一、本院养病室男女分离,男病人不准入女病室,女病人不准入男病室,惟儿童患病,经医士许可得在女病室调养。

一、必须住院医治之病人,须觅保证人并具原书方可进院,其每月应纳之费如左:

普通病房每月收医费、住宿费洋六元,药费不取;

二等病房每月收医费、住宿费洋十二元,药费照算;

头等病房每月收医费、住宿费洋二十元,药费照算;

特等病房每月收医费、住宿费洋三十元,药费照算。

一、病人如有应用蒙药之割症,每次收蒙药费洋一元。

一、住院病人如遇随带仆役,每月出膳费洋四元。

一、住院病人须先付十日之费,以后每十日结算。

一、亲友探望以午后一时至四时为限。

一、各病人不得擅入厨房及药室。

一、凡在本院求医者,不准私服他药。

一、病房窗沿不准坐卧及曝衣服等物。

一、吐痰必入盂内，不准向窗外或随地涕吐。

一、桌上不可堆积杂物。

一、晚上极迟十点钟必须归寝，不得任意行走或谈笑。

一、病人如有银洋及贵重物件须点交会计处收存，随时由本人领取，如未交明有遗失者，与本院无涉。

一、看护仆役由本院雇用给有辛工，住院病人无容另给酒资，如有格外优惠自愿给予者，请交明会计处汇存。

4. 姓名录

（甲）董事部

何吟苣　周仰山　周莲轩　胡君海　陈谦夫　费冕卿　孙衡甫

叶经伯　叶岐琴　赵芝室　钱吟莆　钱吟茞　钱吟棣　罗绅伯

秦润卿　袁履登　李寿山　李霞城　盛士廉　钱庠元　王养安

袁庄伯　柳镜斋　孙虹笙　冯受之　周月如　云华堂

（乙）理事部

理事长：陈夏常（谦夫）

理　事：钱保杭（吟茞）　叶维梁（岐琴）　林端辅（黎叔）

　　　　周毓汝（月如）

查账员：叶愈经（经伯）　冯忠敷（芝汀）　周　彬（莲轩）

（丙）干事部

院　长：吴欣璜（莲艇）

医　士：宓锡磐（石安）　应文俊（吟汉）

学　生：陈章翰（最夫）　周　枝（剑若）　叶颐元（养斋）

　　　　鲍　燦（哲川）

女学生：刘美锡

看　护：徐鹤标　周生来　张恩光

看护妇：沃琴芳　朱鳌卿

会　计：赵　琛（更生）

（丁）会员部

冯全琪	冯保谦	钱鳃群	钱保杭	钱保唐	钱保琛	钱保瑜
周毓汝	周毓煦	周兆熊	陈夏常	叶念经	叶维梁	胡良箴
何育杰	柳在洲	林端辅	任企尹	朱　奇	盛鼎年	孔昭锡
冯忠敷	冯配明	钱辅仁	周毓镐	周毓圭	周　彬	周家珩
罗宝垌	罗　翔	张福年	王培坤	孙文柱	秦佑廷	孙遵法
陈训恩	维泰荣	费绍冠	何其枢	冯贞群	钱保邠	应开忠
洪　蠹	王仁祜	李镜第	沈辅卿	徐钟朏	赵家苏	秦祖泽
冯廷珍	嘉　沛	陈用梁	陈润水	钱鸿模	洪钟美	钱祖荫
王家齐	秦斯忠	秦斯应	袁礼敦	韩绪兰	穆赓招	戴金水
濮登青	钱庆和	盛松官	王羲凤	王羲熊	冯玉崇	李贤树
陈良槐	刘翰卿	钱庠元	盛丕华	应春源	张继镰	林国华
丁　重	沈筱汀	陈文生	何积璠	陈士连	费崧祺	林宗陶
穆济寅	郑保三	董　濬	冯崧椿	王养安	钱雪涛	林海堂
郑鑫水	罗绪昌	罗鸿逵	袁承恭	杨鼎甫	沐佐尧	王荣卿
冯受之	费　容	顾　钊	费寿祺			

5. 会计报告

戊午年（1918）保黎医会收支账略

收入之部	支出部分
（子）会员会费	（甲）置产
（一）本年会费：洋 730 元	（一）置后边平屋找绝：洋 123 元
计共收洋 730 元	计共支洋 123 元
（丑）特捐	（乙）杂费
（一）特捐：洋 4261 元	（一）仁记息：洋 45.775 元
计共收洋 4261 元	（二）秦赵氏息：洋 16 元
（寅）县税辅助	（三）开后边屋费及开田费：洋 2 元
（一）县税辅助：洋 180 元	（四）贴水印花：洋 2.54 元
计共收洋 180 元	计共支洋 66.315 元
（卯）杂收	（丙）旧该偿还
（一）涵源庄利息：洋 119.292 元	（一）仁记：洋 1000 元
（二）天成利息：洋 52.295 元	（二）秦赵氏：洋 160 元
（三）洪仰苏君利息：洋 40 元	（三）叶经伯：洋 7.96 元
（四）现申：洋 21.769 元	计共支洋 1167.96 元
计共收洋 233.356 元	（丁）结存各款
（辰）该款	（一）暂爱克司光：洋 5000 元
（一）秦赵氏：洋 160 元	（二）典义庄屋：洋 240 元
（二）叶经伯：洋 7.96 元	（三）建筑定洋：洋 860 元
计共收洋 167.96 元	（四）洪仰苏：洋 1000 元
（巳）旧存各款	（五）路股：洋 23.202 元
（一）四明银行：洋 3000 元	（六）涵源庄：洋 1408.527 元
（二）涵源庄：洋 1489.604 元	（七）天成：洋 1741.362 元
（三）天成：洋 732.343 元	（八）陈亚渔：洋 20 元
（四）路股：洋 34.12 元	（九）冯孝同：洋 60 元
（五）洪仰苏：洋 1000 元	（十）周莲轩：洋 19.2 元

续表

收入之部	支出部分
(六)陈亚渔:洋 20 元	(十一)现金:洋 395.478 元
(七)探租:洋 24 元	计共存洋 10767.769 元
(八)现金:洋 252.661 元	
计共收洋 6552.728 元	
以上六项共计收洋 12125.044 元	以上四项共计支洋 12125.044 元

戊午年保黎医院收支报告

收入之部	支出之部
(子)门诊医药费:洋 5522.618 元	(甲)药料
(丑)出诊医药费:洋 2363.685 元	(一)药料:洋 5513.678 元
(寅)住院病人膳宿药费:洋 7842.246 元	计共支洋 5513.678 元
(卯)手术蒙药费:洋 183.176 元	(乙)职员薪水
(辰)现洋申水:洋 138.898 元	(一)院长:洋 1440 元
(巳)学生寄宿膳学费:洋 210 元	(二)医士:洋 973.4 元
(午)董事辅助费:洋 380 元	(三)会计:洋 192 元
	(四)看护:洋 140 元
	(五)仆役:洋 645.836 元
	计共支洋 3391.236 元
	(丙)膳食
	(一)住院病人:洋 4243.41 元
	(二)学生:洋 386.395 元
	(三)会计:洋 43.065 元
	(四)仆役:洋 621.625 元
	计共支洋 5294.495 元
	(丁)器具
	(一)大小棉被各三十二条、夏帐八顶:洋 345.697 元

收入之部	支出之部
	（二）棉被橱四口、药水橱一口：洋 75.8 元
	（三）洋式木床十张、藤棚二十张：洋 121 元
	（四）双眼面架一只、回屏封画框各一：洋 9.6 元
	（五）天平架一座：洋 51.85 元
	（六）板桌、长凳、洗衣桶、夜桶等：洋 21.6 元
	（七）磁面盆、磁尿斗三只、藤椅二、镜子十四：洋 18.621 元
	（八）外科器械等：洋 56.25 元
	计共支洋 700.418 元
	（戊）添装修缮
	（一）女病房五寸墙改十寸又挂面修刷工灰：洋 86 元
	（二）女下体诊察室连油白：洋 137 元
	（三）外科间油白、男女病房油红瓷砖卅块：洋 40 元
	（四）院长住宅开窗堂及装铅纱门窗：洋 50.6 元
	（五）前边平屋加瓦及修刷墙壁：洋 24.5 元
	（六）修灶四座灰料工又铁门铁板：洋 37.5 元
	（七）竹抢笆四十六丈及病房添配玻璃：洋 53.6 元
	（八）木作装修另件：洋 16.61 元
	（九）修衔旧白铁器及添另件：洋 32.98 元
	计共支洋 478.79 元
	（己）房租
	（一）义庄房租：洋 50 元
	计共支洋 50 元
	（庚）杂费
	（一）火油茶水：洋 274.311 元
	（二）丁巳年报告书二千本除广告费外：洋 92.426 元

续表

收入之部	支出之部
	（三）戊午日历五千张：洋 72.16 元
	（四）病人号牌及瓶方信封纸等：洋 40.222 元
	（五）电话四明申报等费：洋 75 元
	（六）邮票信客费：洋 38.16 元
	（七）条皂十二箱：洋 55.8 元
	（八）芦簾十四爿、医士夏罩衫等：洋 58.23 元
	（九）煤炭拖地揩布及摄影：洋 53.24 元
	（十）草纸火柴扫帚及另费：洋 45.12 元
	（十一）厨房碗碟锅等：洋 27.337 元
	计共支洋 832.006 元
	（辛）存款
	（一）现金
	计共存洋 380 元
以上七项共计收洋 16640.623 元	以上八项共计支洋 16640.623 元

戊午年会费已缴诸君姓名报告于左

濮卓云　韩绪兰（丙辰）　韩绪兰（丁巳）　冯学根（丁巳）　王丹如

李霞城　戴金水　应春源　秦佑廷　刘翰卿　周季欢　周月如

王厚卿　林筱泉　冯显文　郑保三　冯芝汀　陈润水　钱吟莆

王庄卿　钱庆和　王寿如　孔东皋　盛士廉　周玉衡（丁巳）

周玉衡　穆赓招　徐子称　洪芩西　叶经伯　董锦元　林黎叔

叶岐琴　沈筱汀　陈谦夫　朱清奇　周也达　李寿山　秦润卿

冯崧椿　赵芝室　孙虹笙　周镜源　罗祥龙　丁震东　钱志廉

冯吉升　应尹卿　罗稼需　钱庠元　钱吟苇　钱吟棣　洪德藩

钱贡甫　王养安　陈亚渔　钱惠卿　任仲莘　罗绅伯　钱善栽

费冕卿　陈良槐　孙衡甫　钱雪涛　冯瑞卿　王树臣　沈辅卿

周莲轩　冯六皆（丁巳）　冯六皆　冯孟颛　林听涛　何吟苷

以上会员 73 人，每名收到会费洋十元，共计洋 730 元。

戊午年董事捐已缴诸君姓名报告于左

李霞城　周莲轩（丁巳）　周莲轩　钱吟莆　盛士廉　秦润卿
陈谦夫　李寿山　赵芝室　钱庠元　钱吟苇　钱吟棣　王养安
罗绅伯　费冕卿　孙衡甫　叶经伯　何吟苢　叶岐琴
以上董事 19 人，每名收到董事捐洋二十元，共计收洋 380 元。

戊午年捐款报告

李赞侯君　（京钞五百元，在申兑六折）　洋三百元　胡君诲来
姬觉弥君　洋二百元　冯芝汀来　秦润卿君　洋二百元　售地移助
李荣魁君　洋二百元　冯芝汀来　徐玉生君　洋一百元　冯芝汀来
张昌龄君　洋一百元　冯芝汀来　刘鸿生君　洋一百元　同上
四明银行　洋一百元　同上　邵声涛君　洋一百元　同上
恒祥庄　洋一百元　同上　魏清涛君　洋一百元　同上
顾棣三君　洋一百元　同上　李组才君　洋一百元　同上
钱庠元君　洋一百元　吴志芬来　邵永谔君　洋一百元　本院病人
沈祝三君　洋一百元　本院病人　张丹庭君　洋五十元　冯芝汀来
张福生君　洋五十元　冯芝汀来　张文甫君　洋五十元　同上
张桂馥君　洋五十元　同上　张运济君　洋五十元　同上
唐华九君　洋五十元　同上　孙良才君　洋五十元　同上
丁耿庭君　洋五十元　同上　韩瑞大君　洋五十元　同上
李志惠君　洋五十元　同上　李馥荪君　洋五十元　同上
陈蓉馆君　洋五十元　同上　邵兼三君　洋五十元　同上
韩芸根君　洋五十元　同上　义泰兴号　洋五十元　同上
郭德顺号　洋五十元　同上　种德堂　洋五十元　同上
复礼堂　洋五十元　同上　崇德堂　洋五十元　同上

绥厚堂	洋五十元	同上	中孚银行	洋五十元	同上
中华银行	洋五十元	同上	唐晋济君	洋五十元	同上
谢玉环女士	洋五十元	同上	董杏荪君	洋五十元	同上
谢鹤年君	洋五十元	同上	陈子埙君	洋五十元	同上
孙美鸿君	洋五十元	同上	朱凤池君	洋五十元	同上
屠康侯君	洋五十元	同上	顾元琛君	洋五十元	同上
沈冬荣轩	洋五十元	四明银行	吴莲艇君	洋五十元	

公立医院舆马费移助　涵养书屋吴　洋四十元　吴志芬来

镇海关诸君　洋三十元　范日恒来

申康金号	洋三十元	冯芝汀来	三和新号	洋三十元	冯芝汀来
张仲芳君	洋二十元	吴志芬	凌季潭君	洋二十元	吴志芬来
无名氏	洋二十元	同上	陈馨霓君	洋二十元	冯芝汀来
陶星乔君	洋二十元	陆怀邦来	张雪葆君	洋二十元	陆怀邦来
金赓棠君	洋二十元	同上	莫铭南君	洋二十元	同上
乐珍如君	洋二十元	冯芝汀来	林筱泉君	洋十元	自助
秦待时君	洋十元	冯芝汀来	戚鉴青君	洋十元	冯芝汀来
吴梅卿君	洋十元	朱祥官来	薛文泰君	洋十元	朱祥官来
韦绿泉君	洋十元	陆怀邦来	陆怀邦君	洋十元	自助
谢德沛君	洋十元	凌银宝来	孔鼎铭君	洋十元	
林幽峰君	洋五元	范日恒来	盛午清君	洋五元	
顾崧涛君	洋五元	朱祥官来	顾福基君	洋五元	朱祥官来
陶炳昌君	洋五十元	同上	俞福泰君	洋五元	同上
茂太号	洋五十元	同上	俞道南君	洋五元	同上
沈立三君	洋五十元	同上	祥泰号	洋五元	同上
陈质甫君	洋五十元	同上　夏仲房	黄墀卿君合	洋五元	同上
成记行	洋五十元	同上	福昌行	洋五元	同上
兴泰行	洋五十元	同上	顾文耀君	洋五元	同上

张伦卿君　洋五十元　同上　　　徐克明君　洋五元　　同上

陈梅卿李玉山君　合洋五元　同上　沈芝卿君　洋五元　同上

周稼庠君　洋五元　　同上　　　张泰初君　洋二元　　同上

张福海君　洋一元　　同上　　　陈子刚君　洋二元　　同上

黄敬芸君　洋一元　　同上

共计捐洋四千二百六十一元

己未年（1919）保黎医会收支报告

收入之部	支出之部
（甲）会员会费（细目详后会费报告）	（子）器械
（一）会费：洋 820 元	（一）爱克司光镜连运税费：洋 4368.968 元
计共收洋 820 元	计共支洋 4368.968 元
（乙）特捐（细目详后会费报告）	（丑）建筑
（一）特捐：洋 1092 元	（一）院长住宅洋式楼房三幢：洋 2643.6 元
计共收洋 1092 元	（二）院长厨房柴间过路计六间：洋 180 元
（丙）县税辅助	（三）院长住宅西北首围墙一百七十五尺：洋 225 元
（一）县税辅助：洋 180 元	（四）男女病房厕所各一幢：洋 510 元
计共收洋 180 元	（五）改造爱克司光镜平屋五间：洋 450 元
（丁）杂收	（六）厨司卧室一间、女洗衣所二间：洋 180 元
（一）洪仰苏君息：洋 40 元	（七）茅亭一座、穿井一口：洋 100 元
（二）天成息：洋 64.17 元	（八）填院长住宅屋基地：洋 47.568 元
（三）涵源庄息：洋 34.15 元	计共支洋 4336.168 元
（四）公债息：洋 1.296 元	（寅）添装修缮
计共收洋 139.616 元	（一）前后水泥阴沟油女洗衣所：洋 104.5 元
（戊）旧该	（二）女病房拆造影墙修铺路板：洋 143.7 元
（一）秦赵氏：洋 160 元	（三）看护室新做门窗木作修做另件：洋 60 元
（二）叶经伯：洋 7.96 元	（四）医士住宅修刷厨房修刷工料：洋 48 元

续表

收入之部	支出之部
计共收洋 167.96 元	（五）男女病房修刷灰满墙壁：洋 50.7 元
（己）旧存各款	（六）东西病房修刷台口线：洋 180 元
（一）暂爱克司光：洋 5000 元	（七）男女外科会计室刷修灰满：洋 35.4 元
（二）典义庄屋：洋 240 元	（八）西南首围墙修刷：洋 37.7 元
（三）建筑定洋：洋 860 元	（九）割症房墙头天满油白：洋 78.3 元
（四）洪仰苏：洋 1000 元	（十）纪念铜碑：洋 47 元
（五）路股：洋 23.202 元	计共支洋 634.3 元
（六）涵源庄：洋 1408.527 元	（卯）杂费
（七）天成：洋 1741.362 元	（一）秦赵氏利息：洋 16 元
（八）陈亚渔：洋 20 元	（二）告白费现水：洋 7.583 元
（九）冯孝同：洋 60 元	计共支洋 23.583 元
（十）周莲轩：洋 19.2 元	（辰）旧该偿还
（十一）现金：洋 395.478 元	（一）秦赵氏：洋 160 元
计共收洋 10767.769 元	（二）叶经伯：洋 7.96 元
	计共支洋 167.96 元
	（巳）结存各款
	（一）钱天成：洋 1085.232 元
	（二）涵源庄：洋 648.216 元
	（三）洪仰苏：洋 1000 元
	（四）义庄典屋债：洋 240 元
	（五）冯孝同：洋 60 元
	（六）陈亚渔：洋 20 元
	（七）周莲轩：洋 39.2 元
	（八）医院：洋 78.08 元
	（九）现金：洋 465.638 元
	计共存洋 3636.366 元
以上六项共计收洋 13167.345 元	以上六项共计支洋 13167.345 元

己未年（1919）保黎医院收支报告

收入之部	支出之部
（甲）门诊医药费：洋 5267.751 元	（子）药料
（乙）出诊医药费：洋 2177.04 元	（一）药品：洋 4336.543 元
（丙）住院病人膳宿药费：洋 8284.309 元	（二）棉花绷带纱布等：洋 504.374 元
（丁）手术蒙药费：洋 100 元	计共支洋 4840.917 元
（戊）现申及利息：洋 76.014 元	（丑）薪水
（己）爱克司光照费：洋 14 元	（一）院长：洋 1460 元
（庚）学生寄宿膳学费：洋 220 元	（二）医士：洋 1940 元
（辛）董事辅助费：洋 480 元	（三）会计：洋 192 元
（壬）旧存现金：洋 380 元	（四）看护机械司：洋 310.5 元
（癸）医会垫款：洋 78.08 元	（五）仆役：洋 657.368 元
	计共支洋 4559.868 元
	（寅）膳食
	（一）住院病人：洋 4521.563 元
	（二）学生：洋 331.882 元
	（三）会计：洋 43.521 元
	（四）仆役：洋 659.919 元
	计共支洋 5516.885 元
	（卯）器具
	（一）大小棉被各八条：洋 89.654 元
	（二）洋椅茶几各四只、双靠二把：洋 32 元
	（三）梳妆台、六斗三角抽合橱各一只：洋 56 元
	（四）照骨睡桌、看护产科间橱各一只：洋 13.4 元
	（五）病人名板一块、回屏二只：洋 13 元
	（六）藤棚六张、藤椅六把、竹椅十把：洋 51.532 元
	（七）剖尸箱一只、痰盂三十只：洋 22 元
	（八）白铁水壶六把、白铁方盘十三只：洋 31.4 元
	（九）外科器械等：洋 87.1 元
	计共支洋 396.086 元

收入之部	支出之部
	（辰）添装修缮
	（一）男女病房门窗地板加油漆：洋 82 元
	（二）诊治药室会计室油门窗地板：洋 27.7 元
	（三）女外科墙头油白、电话间装大白油：洋 50 元
	（四）东首路铺设石板：洋 28 元
	（五）各房添配玻璃补油灰（被大风损碎）：洋 73.5 元
	（六）修皮匣修竹笆装厨房窗斗：洋 17.5 元
	（七）泥木作修理另件：洋 35.4 元
	（八）油漆藤棚橱及另件：洋 16.67 元
	（九）修衔白铁器及添另件：洋 56.495 元
	计共支洋 387.265 元
	（巳）特别费
	（一）院长病延西医剖割：洋 424.105 元
	计共支洋 424.105 元
	（午）杂费
	（一）己未年日历五千：洋 60 元
	（二）优先免费券信封笺纸薄笔墨：洋 82.609 元
	（三）火油茶水：洋 229.885 元
	（四）电话、四明、申报费：洋 76.35 元
	（五）邮票信客费条皂十五箱：洋 112.65 元
	（六）煤炭、煤锹、拖地揩布及摄影：洋 189.074 元
	（七）三十条地毯、五条医士罩衫：洋 52.5 元
	（八）草纸、火柴、扫帚及另费：洋 59.42 元
	（九）厨房碗碟锅等：洋 49.58 元
	计共支洋 912.068 元
以上十项共收洋 17077.194 元	以上七项共计支洋 17077.194 元

己未年会费已缴诸君姓名报告于左

沈辅卿	王寿如	秦佑廷	冯孟颛	秦润卿	李霞城	濮卓云
沐久香	应春源	王荣卿	冯受之	冯芝汀	穆赓招	罗肇基
郑保三	林海棠	洪苓西	郑鑫水	周也达	杨鼎甫	周月如
刘翰卿	周季欢	周镜源	盛士廉	王庄卿	孔东皋	费芸孙
罗伯颖	顾元琛	王丹如	费善本	孙虹笙	陈谦夫	林筱泉
叶经伯	徐子称	胡君诲(戊午)	胡君诲	林黎叔	冯学根(戊午)	
冯学根	赵芝室	冯吉升	陈良槐	秦子敬	秦子奇	柳镜斋
何积璠	冯显文	叶岐琴	陈振卿	王养安	盛丕华	李寿山
丁震东	任仲莘	罗家需	应尹卿	陈布雷(丁巳)	陈布雷(戊午)	
陈布雷	罗绅伯	周玉衡	钱善栽	林听涛	钱吟棣	袁庄伯
钱吟苇	钱庠元	钱雪涛	钱贡甫	费冕卿	洪德藩	钱惠卿
冯崧椿	袁履登(戊午)	袁履登	陈伯刚(戊午)	陈伯刚		
陈润水	孙衡甫					

以上会员 82 人，每名收到会费洋十元，共计洋 820 元。

己未年董事捐已缴诸君姓名报告于左

李霞城　冯受之　盛士廉　陈谦夫　叶经伯　秦润卿
胡君诲(戊午)　胡君诲　孙虹笙　赵芝室　柳镜斋　叶岐琴
王养安　李寿山　周月如　罗绅伯　云华堂　袁庄伯　钱吟苇
钱庠元　费冕卿　袁履登(戊午)　袁履登　孙衡甫

以上董事 24 人，每名收到董事捐洋二十元，共计收洋 480 元。

己未年捐款报告

叶滋德堂　洋二百元　冯芝汀来　董廉三君　洋一百元
董瑜卿君　洋一百元　董锦元来　钱敬之君　洋一百元　自助
新顺泰号　洋五十元　冯芝汀来　祝廷玉君　洋五十元　王荣卿来

岑廷芳君	洋五十元	徐伯熊来	林湘如君	洋五十元	自助
李云书君	洋五十元	林湘如来	李正卿君	洋五十元	林湘如来
沈崇如君	洋五十元	自助	东绸公所	洋四十元	林湘如来
周宝山君	洋三十元	林湘如来	陈达夫君	洋三十元	陈谦夫来
东山利运官盐栈	洋二十元	林湘如来			
孙个人君	洋二十元	林湘如来	郎一梅君	洋二十元	同上
陈谨齐君	洋十五元	同上	顾定甫君	洋十元	同上
林筱泉君	洋十元	自助	吴哲文君	洋五元	林湘如来
吴景文君	洋五元	同上	项少轩君	洋四元	同上
雍法卿君	洋四元	同上	王梅丞君	洋四元	同上
吴荫墀君	洋四元	同上	高模山君	洋四元	同上
王赤洲君	洋四元	同上	黄鼎臣君	洋四元	同上
陈伯模君	洋二元	同上	姜杏荪君	洋二元	同上
刘葆初君	洋二元	同上	姚祖荫君	洋二元	自助
徐卿三君	洋一元	林湘如来			

共计捐洋一千零九十二元

（二）其　他

1. 医治巨瘤

　　南乡王家坝某妇左臂生一巨瘤，已二十余年，坚大如匏，偶一行动必须右手以托其臂，累缀已极，痛苦不堪。兹经保黎医院吴君医治，敷之以药，用刀割下，其重量秤之得二斤有奇。现某妇住院调理，饮食如常，而左臂则尤如释重负,大为快意。吴君之技可谓神矣。

——《四明日报》1910 年 7 月 17 日

2. 慈溪保黎医院之成绩

慈溪保黎医院系由地方自办,近来新添房舍,定购爱克司光器械,更形发达。据该院院长吴莲艇之报告,去年共有门诊二万二千六百余号,出诊九百余号。凡危险各症,如喉痧者均用最新法治疗,所费甚巨。幸以吴院长之信用,得助颇多,故不至于借贷,并未请拨公款云。该院除医病之外,兼及教授。所设学校,招有男女学生,均由吴院长自行教授,其所成就尤多也。

——《申报》1918 年 9 月 11 日

3. 慈溪保黎医院之新建筑

慈溪保黎医院开办有年,声誉卓著,宁波社会事业,此为最著成效。院中设备一切,年来力求完全。前由医会理事冯芝汀君等协力募集巨款,向美国定购爱克司光镜一具,业已起运,明年春初可到该院。以慈城无发电机关,拟在院内建筑电机室三间,并添建医士住宅三间。本届常会议决通过,约估建筑需费约五六千元,除会中略有存储外,不敷尚巨,已由各会员分认,向各界捐募,并议决添举董事若干人,以利进行。

——《申报》1918 年 12 月 5 日

4. 保黎医院装置 X 光镜

慈溪保黎医院向美国定购 X 光镜,已于前月到申,适值院长吴莲艇先生抱恙,故未运慈。近来吴君病体业已痊可,该机急于应用,故日前该院赶紧兴建机器室,限月内告竣。待 X 光镜装置完毕,即可应用,该院又多一除病之利器矣。

——《申报》1919 年 8 月 8 日

5. 医院十周纪念志并行第二次毕业式

慈溪保黎医院于十六日开十周纪念会,已志十二日本报。兹闻该院自庚戌由钱吟华、陈谦夫、吴莲艇等诸君创设,迄今已有十年,总计病人治愈者十七万人有奇,成绩优美,声誉卓著。昨日上午十一时,该医院开十周纪念大会,官厅到者有黄道尹及县知事代表等,绅界到者有费冕卿、赵芝室、李霞城、王统青、王冰生等诸君。入席后由钱君主席,宣开会词,次由理事长陈谦夫君报告十年经济情形,次由黄道尹致颂词,由费君代表,次上海各董事致颂词。次由青年会干事胡永骐君演说,以"成功"二字为问题,以"菊花与松柏"为比喻,末以医院为利人主义之一,听者动容。次由董贞柯君演说,语语切要,掌声雷动。次由吴莲艇院长报告十年来惨淡经营组织是院,全仗各董事鼎力支持,并感谢捐助诸公之德。次由□□□□医学生毕业文凭,计男生周剑若等五人,女看护士范□贞等三女。次由沪巨商绅赠送董事、院长银杯各一只,以作纪念。次摄影散会,已钟鸣十二下矣。

——《时事公报》1920 年 11 月 17 日

6. 保黎医院又奖匾额

慈溪保黎医院成绩昭著,前由会稽道尹呈请省长题给匾额以示奖励一节,曾志十三日本报。兹悉黄道尹昨奉沈省长训令云:查核该院院长吴欣璜办理医院,十年于兹,成绩斐然,深堪嘉许,应准题给"恫瘝我抱"匾额一方,以资观感,匾字随令附发,仰该道尹转给该院具领云。

——《时事公报》1920 年 12 月 23 日

7. 保赤会继续种痘

本年之改进有二点   施种改请西医   痘浆号金概行豁免

慈溪县向有保赤善会,专办施种牛痘,聘请江子卿医士为痘师,轮赴各乡,设局施种。近因江君另有保婴局之设,亦以办理种痘事业,向保赤会董辞职。保赤会因念江君一身重膺两职,自是过分劳苦,业已准其辞职。一面敦请保黎医院医士,按期到局施种,而保黎医院医士,以保赤会种痘,乃系慈善事业,故经院长吴莲艇君慨许,准于每星期派医士到局施种,并将号金一项(向例每孩种痘,须先挂号,随缴号金三十文)乘间革除,以期减轻贫苦家属之负担,而资推广云。

——《时事公报》1922 年 2 月 23 日

8. 保黎医院印送征信录

慈溪城中保黎医院,由保黎医会设立,自庚戌迄今,已历十有三载。兹悉该会为征信起见,将庚戌辛酉二年收支帐略,分为医药医院两部,详细则列,编集成就,分送各界,藉备稽考。开卷首页,刊有受诊人数表,计民国十年分出诊总数为一千另十七次,门诊人数为一万八千八百七十五人,分脱牙齿七百六十八次,开肛疮一百四十五次,种痘四百五十人,收产四十九次,戒烟二十九人,救服毒四人,蒙药割症三百四十五人,麻药割症一百二十三次,男住院病人六百三十八人,女住院病人一百七十三人,洵可谓成绩卓著也。又谓医院于日前割治半浦郑涌生之妻屠氏大肉瘤一,计重三十磅。鄞人冯吉甫之妻李氏大小肉瘤各一,共重五十磅,妙手回春,该二氏咸感激不置云。

——《时事公报》1922 年 10 月 28 日

9. 慈溪保黎医会理事会纪事

慈溪保黎医会，于二月二日开理事会，到者为叶经伯、陈谦夫、钱吟莆、胡君海、魏陔香、林黎叔、陈布雷、何璇卿及院长宓石安诸君。由陈谦夫主席，院长报告甲子年受诊人数，计二万零六百三十四号，出诊一千二百十一次，医院支出一万八千四百廿八元，除医药收入作抵外，不敷之数，由董事会如数弥补。会计报告医会帐略，除董事费补助医院外，计收入特捐六百四十元，会费五百七十元，新建传染病室三间，计洋九百零七元。次讨论院务会务，并公举魏陔香、朱清奇二君为查帐云。

——《时事公报》1925 年 2 月 4 日

10. 慈溪保黎医院增聘医师治疫

慈溪保黎医院以迩来天气奇热，疫症流行，前往求治者，日不暇给，乃□原有医师外，特增设临时医师一名，专司治疫，藉便贫病。闻该席业由鄞县医师公会唯一孙星墅代聘金鸣盛担任，按金曾毕业上海南洋医科大学，历充苏县广慈医院及诸暨时疫病院主任医师等职，昨已到院服务云。

——《宁波民国日报》1932 年 7 月 31 日

11. 保黎医院筹建产科室

保黎医院成立将三十年，自民国十四年起，得保产团之资助，用新法接生，推行甚广。近年来城乡妇女每届临盆多来住院，徒以院舍不敷，只得与普通病妇共居一处。情状甚异，窒碍恐多，且有时病室已告人满，待产更无余地。兹该院在院后隙地兴建产科室三间，内外设施均须洋五六千元，近闻有富商认捐数千金，以资提倡云。

——《申报》1936 年 3 月 12 日

12. 纪陈君谦夫创办保黎医院之功绩

秦润卿

居今日而言医院造福黎民，加惠贫病，殆已耳熟能详，无待词费。顾在四十年前，民智未开，风俗闭塞，谋于内地创办医院，期获里人之信仰赞助，维持于不堕，非有果决坚毅之士，竭全力以赴不为功；陈君谦夫即其人也。先是，吾邑初无医院，岁在己酉，君约邑人钱君吟莆吟苇昆仲，倡设医院，聘吴君莲艇为医士。翌年赁得冯氏征古义塾为院舍，即于二月开诊，是即今之保黎医院也。草创伊始，规模狭隘，邑中亦视之漠然。会有病医瞀者，经吴君治愈，重见光明；旋有产妇难产垂危，亦经吴君施行手术，得庆更生。用是远近哄传，对于新法治疗，信仰日坚，求治日众。至民国元年，开始建立院舍，计楼房八幢，前后费八千金，均由君邑人之好义者，倾囊出之。其明年，复建议于县议会，请准县税补助，由是经费稍能自给。民三，君被推为理事长。民四，复建手术室，耗资一万版有奇；由是院之规模渐宏，而声誉亦益著，求治者远及邻县，肩踵相接。民九举行十周纪念，成绩彪炳，众论翕然。院附设医校，至此有毕业生周剑若、叶颐元、陈最夫三君，学验俱望，同留院服务。十二年，吴君莲艇辞院长职，改聘宓君石安继之。二十一年，添建院中医师住宅。二十六年，又添建储存产科室。二十九年，院长宓君告辞，爰由君兼摄院务；医务则由陈君最夫、蒋君美生主持之。时则寇患已深，战火日逼，君内外支持，席不暇暖。三十年，县城沦陷，医院一度暂迁郊区；嗣以设备关系，仍行撤回。在此沦陷期间，医疗器械之幸赖保全，房屋设备之幸免毁灭，实得力于陈君最夫暨全院同人之忍辱负重，功不可没！然设无君之暗中擘划，详加指导，其事固未易言焉！三十三年，以经费支绌，势将中辍，君奋袂而起，谋向旅沪邑人劝募。时沪甬航阻，君跋涉奔波，艰苦备尝，结果成绩至佳，式副预期，而君之心力亦瘁矣！三十四年八月，强敌屈膝，胜利来临，君不幸竟于是月杪积劳病故。梁木其摧，悼痛何如？八年丧乱，犹得及身睹河山之再造,见日月之重光,偿亦可以瞑目欤!间尝论保黎医院之有今日,得君与钱氏昆仲创导于先,而冯君芝汀之经费赞助,致力亦伟。惜冯钱诸君,相继早逝,此后二十年中,全赖君独立主持,视院事一如家事。近五年间,常川驻院,周旋应付,悉本至诚,远近上下,无不悦服。院誉之蒸蒸日上,岂无故哉?余之滥厕院务,已在冯钱二君去世之后,徒拥虚名,愧乏臂助。今君复撒手西归,所幸邑之父老昆季,咸能承君遗志,勠力匡襄,他日发扬光大,自在意中。语有之:莫为之前,虽美不彰;莫为之后,虽盛弗继。余于述君与保黎医院相始终之事竟,不禁对于邑之父老昆季寄以深切之期望也!

—— 胡绳系编《陈谦夫先生纪念册》,1947 年 12 月

13. 陈谦夫日记(1944 年 4 月 1—10 日)

(民国)三十三年四月一日　星期六
夏历三月九日　微雨　寄琛冠十七书

余于前月下旬来沪下榻福源庄经理室,今日接换日记,特请润公(指秦润卿)题签,藉留纪念。读边沁功利主义,注重"最大幸福",意谓个人欲求自己之快乐,惟有设法增进一群之幸福,旨哉!言乎。因个人与社会,如鱼之于水,水清则鱼生,游泳自得矣。早餐后阅哲学《墨子》,墨子非攻、贵俭、兼爱,为行道之大旨。李楚源来交以难产图帐略。午后招士刚子秉道来,谈开医院董会事。箕传午前来,商募捐方法,下午雨。

二日　星期天　晴　午赴孙性之席

晨起阅润公昔年日记,多有令人钦佩之处。九时子香来,慎之继至,谈之。十二时余赴同里孙性之席,酒肴甚丰,余不敢多食饮。遇孙德佑、罗庆蕃、张九龄,初识黄延芳、李耀庭,均协助上海效实分校,并知余之为人者。二时席罢返寓,润孙率继室及继室所生之子伯惠来谒,见其行动

大方,温和有礼,说者谓无弃亡女,余即以仲芬字之,坐久始去。王松乔来,历述赴西北经过情形,拟不日返乡一行云。昨闻胡季千客死沪寓,身后萧条,嘱琛儿致赙仪四百元。晚餐后读润公日记,津津有味,使余不忍释手也。十时就枕。

三日 星期一 晴 举行保黎董事会

晨起继阅润公日记。九时瑶侄来,余告以卒业将届,升学就业,须早决定,余当为之指示。舒德定来,十余年不见,近在华民烟厂任职。午后休息,李竹轩来谈。未几,叔眉、养生同来访,族侄陈继继至,谓乃兄中养病松江,不克应召云。四时假此间客室举行保黎常任董事会。到者为罗绅伯、伯英三、冯以圭、陈福元、任士刚(秉道代)、钱箕传、徐文卿、林瑞庭、陈平甫、韩家珍、钱至廉、冯作舟、润公及余。由余主席,请魏友棐记录……余先报告医院现状及筹费之必要,次议设董事会于上海,在慈另设办事董事,修改会章,推定主席,除基金另募外,至少筹足百万元,为减收贫病药费,及筹设时疫医院之用。各常务董事每人认募三万元以上,不足另筹之。至五时许散。初次会议结果圆满,具见同乡之热忱,可钦可感,拭目以观其成。润孙来,约明日去伊寓午餐。晚召丁梅来,为明日同去。灯下阅润公日记。

四日 星期二 晴 赴商务旧雨席

晨起阅润公廿九年日记毕,见其待人接物,多足法者,钦羡久之。十一时出访石安,途遇商务旧友刘季康、张敏逊、唐文光来访。余约一饭,力辞不获。适琛儿携幼孙迎面来,同赴集成石安诊所。匆谈即出,敏逊琛儿等随行,到别经多年之同华楼午餐。刘廷枚、钱念兹、曹冰严继至,同作东道主,话旧谈新,欢叙畅甚。至二时散席返寓,寝数十分钟,桂平来谈。四时出外散步,过主日学会,由窗隙窥见四十年前之研友周陪行君,伏案工作,余即入内畅谈。移时出,天雨急足返寓。晚上子香来,贻我蛋糕饼干,余到沪后屡扰亲友,殊多不安。续观润公廿八年日记寝。

五日　星期三　晴　访张詠老接玮儿书

午前冯伯禾来谈,得悉张老住爱文义路觉园十一号,即乘电车往访。车中拥挤不堪,且误在卡德路口下车,致步行一时许,到张宅已十一时半,登楼匆谈。詠老兴趣极好,每周讲学一次,余时专心著述,年六十九精神焕发如昔,渠亦以余无老态为言。谈二十分出,承贻《史学大纲》一册,即君之演讲录也。抵寓与润老午饭。休息片刻,敬卷送物来。三时胡祖源至,携来玮儿一书,渠昨自乡回也,详谈乡间军队进退状况及各同学情形,至五时半始别去。

六日　星期四　阴

午前阅《往矣集·苦学记》,与友辈谈。十二时载济民君来访,午后休息片刻。二时琛儿来,伴余赴治拉斯脱路访王仙华夫人,十年不见,亲如家人。夫人热心宗教,子女均有相当地位,余愧不如也。坚留小食,至午时半别出,乘车至新闸路安宜坊宓石安家,应约赴饮。席间有余伴梅、吴涵秋二君,余系宓君全家。太夫人年七十,耳聪目明,精神焕发,谈论酬酢,无丝毫老态,洵为难得,深知信仰之有益身心也。吴涵秋议论风生,谓医院之不易办,详述四明医院改革经过及近来职员生活艰难,渠以保黎医院得臻现状,亦非易事,允捐款协助云。返寓已十时半矣。

七日　晴　星期五　访拔可申之二公

晨起续阅润公日记。报载缅甸英军屡败,重要铁道已入日人手,同盟军运输极难云。与凤鸣通话,对四明医院,余贡所见,嘱达涵秋。午刻琛儿来,以今天适有他事,不克代余向孙德佑道喜,因孙女今日出阁也。午后与琛儿访李拔可君,多年不见,欢谈一时许,并承贻《硕果亭诗集》三卷。辞出访张君申之,久别老友一旦聚首,不知从何谈起。谈至五时始告辞，搭车返寓。拔翁今年六十有九，形神衰老。申公六十八，健硕不减往昔，诚难得也。晚餐后，祖源来谈一时许去。

八日　阴　星期六　接家书，应实研社箕传席

午前董敦福、徐子瑞来访，谈甚久，述三七市、后新屋、上新桥等处遭劫情形。旋接玮儿书，亦详述及此，乡间诚不堪一日居矣。琛儿来，陪赴箕传家，应实研社席。实研者，效实研友组织，已有十余年历史。座中蔡松甫、冯郁良、徐瑞章、张九龄、陈贤鼎、何学愚、孙性之外，有李耀庭与余均为来宾。三时许返寓，腹泻，系饮食不检也，抑脾胃衰弱也？如是者已三次矣，以后当更注意。借到《四书》，预备演辞材料。

九日　星期日　出席四明医院周会

四时半醒，因四明医院邀请出席周会演讲，伏枕拟就腹稿即起，洗身甚爽。八时半，医院饬车来迎，适值西风冷雨，寒气袭人。比至稍坐，即入礼堂听谢君报告院务。继由吴院长介绍演讲，余即以院训"诚"字为题，举例发挥之。大略谓医务人员，果能处处以至诚待人，与社会与病人，与医院前途，均有莫大影响。所谓至诚格天，不诚无物，必须成物；且至诚无息，不息则久。期望院中各员，在此物价高涨、生活艰苦之中，能服膺孔氏之言，始终其事云。约三十分毕，仍在细雨中送余返寓。时陈中已在，洪复礼继至。洪谓佛矢詠先君梅诗已检出，托人抄赠云。盛意极可感，并介绍与润公一谈。客去已午饭时矣。餐后休息十余分钟，润公出示《杂抄》《赠言》，灯下阅之，寝看年谱。

十日　星期一　晚雨　应慈中校友席

晨起洗身换衣，为之一爽，餐后剃发作家书，无人来访，得静坐阅《胡文忠公集》。午后休息半小时，张敏逊来谈甚久。丙俺继至，拟购药料，容先估价。肇初等来，约赴慈中校友公宴。席设工业银行，到者为周福长

等十七人。觥筹交错，极尽欢乐，为余到申后第一快事。诸生中均各有相当地位，且不染上海浮嚣恶习，尤为欣慰。席间祖源报告余蒙难经过，席罢福长当场为保黎募捐。诸生爱余爱乡，热忱无以复加，诚余所意想不到也。八时半辞出，适大雨，宗彬伴余返寓，阅胡文数页就寝。

—— 胡绳系编《陈谦夫先生纪念册》，1947 年 12 月

第二篇

鄞奉公益医院

鄞奉公益醫院章程

第一章 總則

第一條 本院由鄞奉兩邑人士組……

第二條 本院院址在鄞奉交界之……

第三條 本院宗旨爲謀公衆之康……

第二章 組織

第一條 董事會由地方熱心公益……

第二條 常務董事六人幷由常務……

第三條 常務董事會議每月舉行……
院長一人由常務董事聘……

第四條 本院分設內外科眼科……
各部主任及醫務人員由……

第五條 庶務兼會計由董事長任……

（一）《鄞奉公益医院第二次报告书》[1]

1. 编辑旨趣

一、本编为鄞奉公益医院第二次报告书，自八年旧历己未岁正月起讫十二月止，其沿用旧历理由已详第一次报告，不赘述。

一、本编体例悉依据第一次报告书，唯经过事略报告改称进行事略报告，以符名实。

一、于收入、支出及治疗成绩各报告悉附列与上年比较一览表，为阅者易以注意，并得觇本院进行之实况也。

一、报告以真实为第一要义，本编所列各项，悉根据本院各种簿记，不敢稍有朦混，以自欺欺人。

一、支出比较表与成绩比较表，皆以每月对照计算者，缘上年实只七个月，本年且有闰月故也。准此比较，得以表明职员薪水比上年减少半数，就诊病人比上年增多三分之一。

一、就编辑所得结果有敢为阅者诸君敬告者，本年住院取费及门诊药资，较各都会医院已为特廉，而门诊人数之多，尤在四八施药日，则收入之不能增加，乃系限于乡间地方生活艰苦实在情形。而本院医术宗风为系德日派，且开院时各科俱已设立，嗣后万不便再行减少，所需医员自当逐渐增聘，不能再如本年之节省。就此论定，可知本院完全为地方慈善事业，所望阅者诸君有以维持而推广之也。

中华民国九年庚申岁夏月　编者谨识

[1]　该文献保存于奉化市文管会。

2. 姓名录

董事姓名录（谨以姓名笔书繁简为次）

总　　董	孙　锵（玉仙）					
副　　董	孙　鹏（梅堂）					
查账董事	何绍裕	徐颂华				
董　　事	丁仁德	丁忠茂	丁磻卿	方椒伯	方樵芩	方济川
	王儒堂	王东园	王廷赓	王才运	王世裘	王立华
	王皋荪	王佳记	王嘉珧	王佐禹	王礼宾	王叔云
	王瑞禹	王烈纯	王仁茂	王元章	王树功	石运干
	石金宝	毛文亨	毛孝昌	朱晋卿	朱仲渔	江后村
	江　畋	江夏声	江北溟	江南溟	江国友	江良通
	何绍庭	何鹿山	何天生	何仓棣	汪更生	汪瑞卿
	汪雨湘	汪仲甘	宋公望	宋　浩	李性根	李肇唐
	李志方	李炳赉	李安绥	李书稔	阮如川	阮筱玉
	阮增祥	吕耀庭	吕玉佩	吕祥兆	吕莲沅	吕芝芳
	吴锐东	吴球澜	吴慎三	吴庶晨	吴学后	沈企彬
	沈崇彰	沈初寅	沈芳洲	竺浔赋	竺双庆	竺开通
	竺杏林	竺青山	竺我铠	竺嘉康	竺振兴	竺官福
	竺开瑞	周嘉葆	周苢南	周韶琴	周枕琴	周八臣
	周采臣	周启贵	周石愚	周芝仙	周敦甫	郁樨庵
	卓慈济	卓雨亭	卓慈涟	邵有后	林孟垂	林尚宾
	金吟生	洪复齐	胡叔田	胡航星	胡伟卿	胡朝阳
	胡大益	胡润茂	施竹晨	黄涵之	袁履敦	袁荫甫
	孙表卿	孙康宏	孙益甫	孙锦瞻	孙鄑瞻	孙吴瞻

孙康宁　孙肖琴　孙钧堂　孙寿宏　孙惠祥　孙忠祥
孙莲城　孙礼潮　孙荣生　孙兆康　孙梅圃　孙昌梁
孙丙升　俞宗周　俞荷燕　俞伯岐　俞镇臣　俞祥庆
徐原详　徐保生　徐兆康　马春木　马容尧　马凌云
马金山　马友增　马明德　马祥赓　夏兰卿　张让三
张申之　张云江　张继光　张德生　张友隋　张丙桂
张颖生　张介茂　张葆元　张季樵　张悦根　张玉兆
张理镳　张芋香　陈莲卿　陈尊望　陈尊环　陈蓉管
陈钦安　陈谒开　陈庆福　陈钧儒　陈峻明　陈南章
陈益钦　陈干贵　陈善初　陈金生　陈椿源　陈含章
陈保生　陈荃荪　陈掌文　陈庆才　陈禹卿　陈莼孙
陈良寿　屠友杏　康锡祥　庄崧甫　庄萃堂　庄咸龙
郭永澜　郭外峰　盛佩葱　盛丕华　傅崧生　冯子蕃
冯友笙　费冕卿　汤翼生　杨蕃卿　杨簪琴　邬挺生
邬允豪　邬炽庭　邬赓年　邬天生　邬敬初　邬谟悌
邬玉文　邬子和　邬成德　葛亦庭　裘熙纬　董心齐
乐后宝　郑禹鼎　赵芝室　刘斐章　蔡琴荪　蔡芳卿
蔡良初　蒋衡卿　蒋宏品　蒋介石　钱雨岚　戴南村
应善庆　应笠矶　应葆赓　应文卿　韩复儒　边文卿
谢衡膄　谢莲卿　励建侯　顾葭访　顾裕木　顾麟书

理事姓名录（谨以姓字笔书繁简为次）

理事长　江起鲸（西溪）

理　事　王大波　王文周　王汤佐　王才赓　江水章　江良贞
　　　　李燕卿　沈蓉膄　杜道洪　吴锦堂　竺友大　柳椿龄
　　　　胡成位　孙厚欲　孙瀛堂　徐正甫　陈琢人　张炳章

张庵东　曹源亭　盛国棠　邬维琴　杨苣伯　刘寅甫

蒋泗宾　骆显玉　戴侠三　顾纯孝　徒通泉

职员姓名录

院长兼医长	王功科	海观,湖北麻城县人,日本东北帝国大学医科毕业,七年五月到院
院产科妇科主任	山县女士	宛心,日本山梨县人,日本仙台注射医院毕业
药局主任兼眼科助手	陈毅(中材)	奉化县人,上海眼科医院毕业,七年五月到院
药局助理员	王功烈(炳臣)	湖北麻城县人,七年五月到院
实习生	徐勋(蕙芳)	镇海县人,七年八月入院
实习生	李钦(企良)	奉化县人,七年五月入院
实习生	竺林(振尧)	奉化县人,七年五月入院
实习生	江圣诰(梦佳)	奉化县人,本年四月入院
实习生	应宝存	奉化县人,本年十一月入院
实习女生	周天倪	奉化县人,本年七月入院
会计兼庶务	江辅琨(庆宏,又字涵象)	奉化县人,七年五月到院

3. 七年(1918)七月初次修订总章

第一条　本医院为鄞奉二邑人民所公共设立,以疗治地方人民之疾病,故定名曰鄞奉公益医院。

第二条　本医院设在鄞奉两县交界方桥镇。

第三条　本医院之机关,以董事会及理事会执行之。

第四条　本医院之经费由董事担任,以捐募法筹集之。

第五条　董事会筹集经费之方法分左列三项：

（一）地方公款公产或各团体原有款产。

（二）个人捐助特别大宗款项。

（三）个人分年认捐。

第六条　董事会之组织，凡热心公益、乡望素孚者，均公推为董事，复由董事会公推总董一人，副董一人。

第七条　董事推定后应尽第四条之义务。

第八条　董事每年各纳常捐洋二十元。

第九条　董事会除纳常捐之董事外，更设永远董事、名誉董事两项，其纳费各随乐助，无一定之限量。

第十条　理事无定额，以素有资望或有医学知识而热心公益者为合格，由董事会公推选定。

第十一条　设理事长一人，由董事会、理事会公举之，总持院内一切事务。

第十二条　设查账董事二人，由董事会公推选定，稽查本院经费之出纳。

第十三条　理事长及理事均以一年为任期，但得连任。

第十四条　董事无规定之任期，如本人有不得已事故时，由董事会认可得行辞职。

第十五条　董事会每年开大会一次，理事会每月开常会一次，遇有特别事故，得召集临时会。

第十六条　董事会应议事件如左：

（一）上年度收支决算案。

（二）本年度收支预算案。

（三）本年度进行改良之方法。

（四）院长去留之商榷。

第十七条　理事会应议事件如左：

（一）上月份经过之状况。

（二）本月份进行之方法。

（三）院役进退之商榷。

第十八条　本院董事、理事及第五条二三项助款人，均赠以相当之优待券或免费券，以示酬报之义，定率如左：

（一）董事及理事每年各送优待券、免费券各十张。

（二）助款人每银元一圆送优待券或免费券一张，但特捐千元以上者得分年变通办理。

第十九条　本院职员如左：

（一）院长一员，兼任医长，并主治一科以上。

（二）医士无定额，分治各科，由理事会酌定之。

（三）药局长一员，管理药局一切事宜。

（四）医药助手无定额，以事务繁简定之。

（五）实习生暂定四名。

（六）会计兼庶务一员。

（七）售券者一名，专司挂号售券事宜。

（八）杂役数名，以事之繁简定之。

第二十条　本院董事会、理事会门诊、出诊及招收实习生，各种施行规则另订专章。

第二十一条　本总章应修正时由理事会建议提交董事会议决施行。

诊察规则

（甲）门诊规则

（一）时间　除后列规定停诊期间外，每日上午八时至十二时、下午一时至四时为门诊时间，但急症不拘此例。

（二）挂号　病人须先向本院挂号处施行挂号手续，并纳号金铜元六枚,如在停诊时间求诊者须纳号金小洋五角,但急症不在此例。

(三)诊察券　本券以五日为有效时限,如五日内请求再诊,携有原券者不再取号金。

(四)药资　内服药每日量一种计小洋一角、二种一角五分、三种二角,外用药每种一角至二角,但特别贵重药品及注射药另议。

(五)施药　每逢四、八日不取药资,只取挂号金铜元六枚,惟诊察券、优待券是日概失效用。

(六)手术费　自二角至二十元不等,视手术大小而定。

(七)停诊期　每逢旧历初五、十五、二十五等日及国庆节、清明、端午、中秋、本院成立纪(旧历五月二十日)各停诊一天,旧历年底年初另定,但急症不拘此例。

(乙)出诊规则

(一)时间　除门诊时间外,为出诊时间,但急症不拘此例。

(二)挂号　病家须先照门诊例挂号,并报告病状,以便携带器械药品。

(三)医金　五里以内一元,六里迄十里二元,十一里迄十五里三元,其余准此类推。

(四)舆金　按照路程远近由病家酌给。

(五)药资　照门诊例,但病家或愿向他处购之亦可。

(丙)住院规则

(一)保人并愿书　凡病人欲住院者,须先觅妥实保证人,并出具住院愿书,方许入院。

(二)住院费　住头等室者每日陆角,二等室者每日三角,三等室者每日二角,药资膳食均在内,唯注射手术另议。

随侍家属或仆役,膳费每日一角五分,客饭每日一角。

入院时须按照定价,预缴五日之费,以后五日一揭缴。

(三)病人须知　如饮食衣服、起居、休养等,俱须听从医士命令,其余若不得私服院外他药,不得任意损毁器物,不得随地污秽痰吐,不得狂歌剧谈,扰害邻居,不得擅入他人病室等规则,皆为病人须知,各自检点。

（四）出院　经院长许可,方可出院。

（戊）种痘规则

（一）月份　旧历正二、三月为种痘适宜月份,但起止日期仍临时酌定。

（二）门种　凡种痘月每逢一、四、八日,下午为门种日期,每名取号金铜元六枚,苗金小洋一角正。

（三）往种　凡集有二十名以上种痘儿童,得延本院医士往种,其日期临时酌定,舆金照给,苗金每名小洋二角。

（丁）接产规则

（一）住院　依照丙项住院规则办理,外加接产费三元。

（二）出诊　依照乙项出诊规则办理,外加接产费三元。

（三）附则　接收难产接产费倍之,如遇贫寒据情酌减。

4. 附批及训令

劝募经费拟具请奖办法立案呈文

呈为劝募医院常年经费拟具请奖办法仰祈鉴核转呈事。窃总董等于去年夏间,在方桥镇设立鄞奉公益医院。所有办理情形及拟订简章,业经呈报钧署,并蒙知事捐廉提倡,各在案。查筹款方法,原分地方公款与个人特别捐及常年捐三种,自经募以来,幸赖远近慈善士女解囊慨助,始底于成。开院将届一年,成效虽已昭著,第欲维持久远,尤非有可恃之常年经费,未敢信有把握。现由董事会议决拟将常年捐一项改为广募特别捐,俟筹有大宗捐款,存放生息,即以息金充常年经费,苟基金得以充足，使根本不致动摇。惟当劝募之初，端赖奖励之法，除捐助款项至二千元以上者得报由内务部援褒扬条例施行细则第三条呈请大总统给奖外，兹特谨拟请给奖办法如下：一、凡独立捐款在一千元以上者，呈由县知事转请省长奖给匾额；二、凡独立捐款在五百元以上者，呈由县知事转请本管道尹奖给匾额；三、凡独立捐款在三百元以上者，呈请县知事奖给匾额。至经募之人，凡有经募捐款一千元以上者，亦请由县知事奖给匾额。似此分别奖劝，庶于捐募前途不无裨益。是否有当，理合呈请钧鉴核转。候令遵行。谨呈

奉化县知事姜

　　　　　　　　　　　副　董　孙　鹏

具呈人鄞奉公益医院　　总　董　孙　锵

　　　　　　　　　　　理事长　江起鲸

　　　　　　　　　　　中华民国八年四月十七日

附　录

奉化县知事姜批

　　来牍阅悉，所拟请奖办法尚属妥洽，候据情呈请道尹转呈省长核示饬遵可也，此复。

　　　　　　　　　　　　　　　　　　　　四月十九日

奉化县知事公署训令第一五九号（令长寿区自治委员江西溟）

　　本年六月二十五日，奉浙江会稽道尹公署第四二六号训令内开，为令行事，案奉省长公署第四九七七号指令，本署呈为鄞奉公益医院筹募基金拟定请奖办法转呈请示遵由内开。此项给奖办法，既据该道尹核尚妥洽，应准照办，仰即转令遵照，仍饬将该医院章程另文录报备案为要，

此令等因。奉此，查此案前据该县具呈到道，当经本道尹核尚妥洽，据情转呈并指令在案。兹奉前因合行令仰该知事遵照并饬将该医院章程另文录报备案为要，此令等因到县。奉此，查此案前据该医院总董孙锵等具禀到县，业经本公署核明转呈并批示在案。兹奉前因合行令仰该委员遵照，即将该医院章程妥缮二份呈候转送。惟章程内须与此次请奖办法无所抵触，并即知照，切切此令。

六月二十八日

5. 捐户酬报章程

（一）每本捐册募足五十元者，如系一户所捐，该户在本院立单式长生禄位，并为永远董事，每年酌给免费优待各券若干。若系二户以上零星所捐者，则一切享受俱由经募人出面。

（二）每本捐册募足百元者，如系一户所捐，该户在本院立复式长生禄位，余同前。

（三）每本捐册募足三百元、五百元、千元者，除照前条办理外，按照捐数呈请地方长官分别给奖。

（四）免费优待各券应如何给法，俟捐册交齐后，请经募人开会公议之。

民国八年五月　日　　本院董事部启

6. 进行事略报告

按本院自民国五年丙辰冬建议筹备，迄七年戊午夏正五月成立，所有经过事略已详第一次报告。入八年，本届为成立后徐谋稳固时代，欲

图基本稳固,一方须筹募经费,一方须推广医务,为进行之方针,而病室内外之布置,尤为进行之实在成绩。兹为分揭其事略如左:

(甲)关于筹募经费事宜由理事长执行,继续分送前印捐册,并由董事部议定捐户酬报章程,由总董、副董、理事长拟具请奖办法,呈请奉化县知事转呈道尹省长核准备案(酬报章程并呈请公文见前)。五月间在江北岸普天春菜馆,请鄞奉二邑官绅商四十余人,会议筹募经常费。当场由奉化知事姜若主席,公推杨芑伯、顾葭访、杨礜琴三君为鄞县募捐主任,丁忠茂、孙轩蕉、吴锐东三君为奉化募捐主任。十二月在上海开会,到者何绍庭、江北溟、陈益钦、何天生诸君,议决设法募集二万元,购公债券为基本金,当由孙梅堂君、江西溟君各认募万元,并九年医药费预算二千四百元亦由二君分半担任云。

(乙)关于推广医务事宜

上年院长而外,又聘有医长、医员二人。本年为节省经费计,所有医长、医员俱以解职,而内外眼耳各科,仍照旧设立,统由王院长一人诊治,唯佐以院长夫人分诊妇人科并助理员数人而已。然医务则仍积极进行。自正月二十日起迄三月末日止,每逢一、四、八日施种牛痘,是为本院第一期种痘,而受种者亦二百三十余人云。自七月份起由董事部议决,每逢四、八日只取号金,不取药资,以便贫病者之诊。于是每逢是日,门诊辄达七八十号以上,而住院人亦由是增多。及秋初远近各处时疫流行,乃由王院长撰成时疫预防法意见书,印送各村,并制成时疫药水,分赠地方各法团,以便远地患轻症者得以就近取服。在本院特设临时治疫部,以收凡患是症者,查审当时垂死遇救者不一其人云。

(丙)关于病室内外布置事宜

上年九月间,由何君绍裕绍庭独立捐建洋式病室五间,迄冬月大致告成。本年复由何氏二君捐银一千元,筑造石砌河埠并埠上垣墙,填筑病室及院舍外四周土方并东北二方围墙,于是建筑物焕然一新,既坚既固矣。奉化知事姜若氏乃据情面请会稽道尹张公鼎铭奖何绍裕、绍庭二君，以"荫庇痌瘝"四字悬额。至病室内应用器具由孙梅堂君募资购办，亦略完备。

7. 经费收入报告（附旧存及借入款）

案本院经费收入全恃捐款募集，方法分地方公款、个人特别捐、常年捐三种。本年份虽仍按照定章捐募，并增定捐户报酬、章程及请奖办法，而所得捐款比之第一次约减五分之一。意者医院为地方公益之新事业，其观念之发达，固较难欤。至病人取偿各费，则以施医者多，故虽人数较上年为增，而药资比较未见加益，此尤本院收支不能相抵之困难实情也。兹为逐项列入，并附比较一览及旧存借入各款，以见财政全部概况。

（甲）地方公款项下计收入银二百十八元五角二分三厘

新茅山庙	一百五十元	经募人	邬允豪
奉化同仁堂	二十元	经募人	傅崧生
新屯庙	二十元	经募人	马廷桢
江口清水庵	十八元五角二分三厘	经募人	江国友
张义学众	十元	经募人	张炳章

（乙）个人特别捐项下计收入银三千八百二十元三角二分四厘

戴崇德堂　元千两合洋一千三百六十元五角四分四厘

项如松君　十元　张瑞甫君　五元　右款经募人孙梅堂

吕莲沅君　元百两合洋一百三十五元四角　右款经募人何绍庭

英美烟公司　三百元　经募人丁忠茂

邬谟悌君　三百元　经募人俞忠周

王世裘君　三百元　胡源兴号　十元　顾相发君　七元　右款经

募人江西溟

　　孙轩蕉君　一百元　经募人江北溟

　　卓永根君　一百元　经募人袁知事

　　张臣房君　五十元　经募人盛瑞松

　　王功房　五十元　庄咸龙君　十七元　右款经募人庄咸龙

　　退思居张　三十元　张佑钧　十五元　张颖生君　五元　右款经

募人张颖生

　　邬全生君　二十八元　经募人何绍裕

　　陈琢人君　十元　经募人王文彬

　　竺开惠君　十元　经募人竺青山

　　徒明土君　八元　徒通泉君　五元　孙仁房　五元　徒友房　二

元　徒智房　二元　徒正房　二元　徒坤根君　一元　徒才嘉君　一

元　徒金来君　一元　右款经募人江良贞

　　史氏妙福　五元　经募人张介茂

　　周恒记　一元　经募人周石愚

　　吴亨房　三十元　经募人吴庶晨

　　王凤富　二十五元　经募人王文周绍裕

　　蒋秋然君　二十元　王幼度君　十元　厉绥之君　五元　李慎微

君　二元　谢松藩君　二元　华裳吉君　二元　杨小兰君　二元　李

浩生君　二元　潘周瑾君　二元　右款经募人盛佩葱

　　马双杨君　四元　孙明才君　五元　邬三兴君　五元　马长寿君

　五元　谢旭初君　四元　王少甫君　四元　杨顺茂君　二元　陈顺

兴号　二元　舒三兴号　二元　马金记　　二元　海协成号　二元

孙云遥君　二元　沈金声君　二元　邬金福君　二元　王源森君　二

元　柯财兴君　一元　李万兴号　二元　殷顺兴君　一元　竺顺甫君

　一元　马廷光君　十二元　赵福康君　一元　右款经募人马廷光

　　应月房　二元　应教房　二元　应承房　二元　张福房　一元

张兰房　一元　应增荣君　一元　应风房　一元　应祠众　一元　应如立君　一元　庄凤房　一元　张文正众　十五元　张商房　十元　张兴房　十元　张臣房　二十元　新二五祀　十元　右款经募人盛国棠

徐源兴君　二元　孙绍熊君　二元　同协康号　二元　林银兴君　二元　王寿房　二元　应坤四房　二元　聚成庄　一元　应富房　二元　袁寿兴君　二元　袁孝房　二元　孙泉卿君　五元　竺氏福寿　二元　孙氏本娥　二元　江氏怀清　一元　文忠信堂　一元　右款经募人孙丙升

莼湖　安太庄　十元　裘毅房众　十元　王允髦君　五元　刘玉汝君　五元　大桥　咸太庄　五元　裘九卿君　五元　裘古记　五元　卓立方众　五元　右款经募人俞伯岐君

徐富房　二十元　徐贵房　十五元　徐祥房　十五元　竺炳泉君　五十元　竺泉通君　五十元　右款经募人竺友大君

李性根君来　二百元　李燕卿君来　一百元　阮如川君来　一百元　孙寿宏君　四十三元五角六分　张葆元君来　五十四元　竺青山君来　三十元　溪口来　四十二元八角二分　以上七款为已捐为经募未详

（丙）个人常年捐项下计收入银五百二十元

半间庐房　四十元　李立房　四十元　右款经募人江后村

孙锦瞻君　二十元　韩慕材君　二十元　右款经募人江北溟

惠众药局　二十元　经募人陈益卿

顾裕木君　二十元　经募人江西溟

孙康宏君　二十元　戊午　陈庆福君　二十元　戊午　乐俊宝君　四十元　戊午　己未　张廷钟君　四十元　戊午　己未　吕莲沅君　二十元　己未　中英药房　二十元　己未　陈镜如君　二十元　己

未　金吟生君　二十元　己未　李安绥君　二十元　己未　石金宝君
二十元　己未　孙荣生君　二十元　己未　何天生君　二十元　己未
吕耀庭君　二十元　己未　陈蓉琯君　二十元　己未　陈益钦君　二十
元　己未　丁仁德君　二十元　己未　右款经募人孙梅堂

按右款凡注有"己未"字者，系戊午年均有捐入，其注有"戊午"字者，系根据经募人所缴原册。

（丁）病人取偿各费项下计收入银一千四百零二元二角二分五厘

一、住院费　八百十七元四角三分六厘

二、药资及出诊费　四百三十元零七角三分八厘

三、号金　一百五十四元零五分一厘

总计甲、乙、丙、丁四项收入银五千九百六十一元零七分二厘。

本年收入与上年年收入比较一览

项目	地方公款捐	个人特别捐	个人常年捐	住院费	药资及出诊	号金	合计
本年收入	218元	3820	520	817	430	154	5959
上年收入	424元	4285	1085	266	230	60	6350
比较增减	减206元	减465	减565	增551	增200	增94	增391
备考				上年月平均38.00 本年月平均61.80	上年月平均32.80 本年月平均33.07	上年月平均8.57 本年月平均11.84	

说明：各项数目均截去零数，以元为单位，唯备考栏平均并列零数，每月平均系按照本年十三个月、上年七个月计算，藉以考见实在增进数目。

（附）旧管揭存现库银一百零八元四角。

按右款见第一次报告

（附）借入该款计银一千零二十五元九角二分九厘。

按右款系借由甬江慎益庄。

8.经费支出报告（附贷出及偿还揭存等款）

按上年经费支出，计开办费四千二百余元，经常费二千四百余元。本年度例支经常费，虽经切实撙节力筹稳固，而年终决算，计已支出五千余元，是盖由于开创而后设备尚未完全添置，自势不能已，而筹捐所需交际各费，又不得不斟酌开支。至于职员薪水火食等项，似已无可再行减省。兹为逐项分别揭列，以便考见经费支出之概状。

（甲）职员薪水及院役工资：计支出银一千六百五十三元七角

（一）院长兼医长俸金：一千三百元

（二）医员及会计薪水：二百零八元

（三）院役工资：一百四十五元七角

（乙）福食：计支出银九百五十九元一角三分一厘

（一）职员及院役火食：四百七十九元五角八分二厘

（二）住院病人膳费：三百九十八元八角六分二厘

（三）客菜及工匠饭：八十元零六角八分六厘

（丙）煤油及煤炭：计支出银八十九元一角九分

（一）煤油：五十七元六角一分六厘

（二）煤及白炭：三十一元五角七分四厘

（丁）纸札、印刷品及广告等：计银一百七十六元一角一分八厘

（一）纸扎及账簿：九元二角二分八厘

（二）收条、帖子、通告等：五十九元零二分六厘

（三）第一次报告书：六十六元一角七分

（四）购申报、四明报：二十元零六角

（五）广告费：十九元四角五分

（六）零件：一元六角四分四厘

（戊）药品：计银八百八十元零二角五分

（己）**交通及运费：计银八十三元六角五分三厘**

（一）申甬等处办公川旅费：三十一元七角三分八厘

（二）城邦各处办公轿力：二十五元二角二分一厘

（三）邮费及运费：二十四元五角零四厘

（四）税金：二元一角九分

（庚）**交际费：计银一百六十七元九角一分**

（一）甬上开会酒席：六十元

（二）沪上各处送仪：六十七元八角

（三）城乡各处送仪：四十元一角一分

（辛）**添建及修理费：计银二百九十二元零四分六厘**

（一）木作工料：一百十五元六角九分

（二）水作工料：七十二元零七分九厘

（三）水泥工料及石工：五十七元零八分四厘

（四）铁件玻璃及电铃：四十元零四角七分六厘

（五）零件：六元七角一分七厘

（壬）**添购器械等：计支出银六百七十六元八角九分九厘**

（一）病室用器具：五百七十六元四角七分

（二）院内用器具：五十九元三角三分九厘

（三）医用器械：十元零四角五分

（四）药局用器械：六角四分

（五）铜制院记：三十元

（癸）**庄息现升兑水及杂项：计银二百零七元三角零一分**

（一）庄息及印花：一百零四元八角二分六厘

（二）现升及兑水：二十五元九角四分八厘

（三）杂项洗床帐手术衣在内：七十六元五角三分六厘

　　总计甲、乙、丙、丁、戊、己、庚、辛、壬、癸十项支出银五千一百八十六元二角零七厘。

本年支出与上年年支出比较一览

项目	本年支出	比较支出	比较增减	备考
职员薪水	1508	1606.379	减 98.379	本年月平均 116 上年月平均 229
院役工资	145	98.40	增 54.860	本年月平均 11.2 上年月平均 12.9
火食及客菜	560.268	371.994	增 188.274	本年月平均 43 上年月平均 46.4
住院病人膳费	389	187.768	增 211.095	本年月平均 30.6 上年月平均 26.7
煤油及煤炭	89.190	70.244	增 18.946	
纸札及印刷品	136.068	65.480	增 70.588	
购报及广告费	42.050	38.100	增 1.950	
添建及修理	292.046	631.307	减 339.261	
购置机器药品	1556.924	2808.082	减 1251.158	
庄息及现水	130.774	101.452	增 29.321	
杂项	76.536	124.239	减 47.703	

　　说明：右表月平均计算法与收入一览同例，本年十三个月，上年七个月，唯火食项以八个月算。凡本年所有各款为上年所无者，概不列入，以无比较之可言也。

　　（附）贷出各款计银一千一百元零零六角九分五厘

　　右款系来往各庄及各户揭存，故以贷出论

　　（附）偿还旧借入该款计银五百七十五元二角七分四厘

　　按右款见第一次报告

　　（附）揭存现库计银二百三十三元二角二分五厘

9. 治疗成绩报告

　　按本院自七年旧历五月二十日开院，入本年来，信用渐著，前之所谓未肯再三复诊，未能依力服药者，至此则凡求诊者再诊三诊或多次复诊者，每日约居半数以上，而方药之信用又无论已，是固治疗成绩进步之一证也。据病床日志记述，凡住院病人尤奏效特著，若外科，若内科，若临时疫症，皆有成绩可观。兹依据号簿及临床日志所列各节著为各表，藉以觇业务之扩充及成绩之一斑。

（甲）每月各科病人及门诊住院人数表

月次＼病人	正月	二月	三月	四月	五月	六月	七月	闰月	八月	九月	十月	十一月	十二月	合计
内科	63	92	97	89	92	82	219	358	233	182	155	172	135	1969
外科	123	150	186	125	141	134	183	240	266	201	204	167	155	2275
眼科	37	43	26	19	31	25	57	65	39	26	29	21	19	437
儿科	35	123	131	28	21	21	47	99	47	34	25	22	14	413
每月门诊总数	258	408	440	261	285	262	506	762	585	443	413	382	323	5328
每月住院总数	60	212	202	196	188	207	462	532	361	257	169	197	81	3124
每日门诊平均	13.5	15.0	17.0	12.0	10.5	10.0	19.4	28.0	21.4	17.0	15.3	14.0	14.6	
每日住院平均	3.0	7.7	7.8	7.5	7.0	8.0	18.0	20.0	13.4	10.0	6.2	7.5	4.0	
备考	初八日开诊，正、二、三月儿科含有种痘人						是月起四、八施药	是月含有疫症					廿五日停诊	

说明：右表体例悉与第一次报告同。

（乙）本年就诊病人与上年多寡比较表

病人 \ 月次		六月	七月	八月	九月	十月	十一月	十二月	合计
本年	每日门诊总数	262	506	585	443	413	382	323	2914
上年		285	338	373	338	288	325	149	2006
本年	每日住院总数	207	462	361	257	169	197	81	1734
上年		168	135	245	230	173	346	59	1356
本年	每日门诊平均	10.0	19.4	21.4	17.0	15.3	14.0	14.6	
上年		10.4	13.0	13.8	12.5	11.0	9.0	8.8	
本年	每日住院平均	8.0	18.0	13.4	10.0	6.2	7.5	4.0	
上年		5.5	4.7	8.2	7.6	6.0	11.5	3.0	
备考									

说明：上年五月二十日开院，故本年亦截自六月起，藉便逐月比较。据右表合计，本年门诊约增三分之一，住院约增四分之一，是为本院业务扩充之明证也。

（丙）各地来诊者人数与上年比较表

地名	本年人数	上年人数	地名	本年人数	上年人数
后江	372	124	胡家巉	147	44
方桥	345	190	北渡	123	49
马家	277	100	东陈	120	50
龙潭墩	115	55	竺家	227	79
张俞	112	35	高田塍	185	27
里河	79	41	何家桥	152	97
下王	82	21	乌邱	76	8
里城	55	9	西邬	73	25
西郑	54	0	下庙山	48	
横里埭	72	18	庄家	47	16
应家	47		马宅魁桥	71	5

续表

地名	本年人数	上年人数	地名	本年人数	上年人数
周村	43	2	徒家	67	1
聚港	43		后顾	60	8
顾家	42	9	斗门桥	41	5
李家搭	39		郑江桥	34	8
南渡	29	7	上王	37	6
何家	29	10	计家桥	37	3
东杨	29		胡家坟	37	11
萧王庙	29	8	上桥陈家	35	25
鱼山头	29		桂花树下	34	4
前王山	29	2	上周	34	
走马塘	25		姜山	34	
浦口王	34	2	王溆浦	23	27
蒋家浦	34	6	花园	23	4
潘家搭	32		张家店	23	5
上下陈	32	26	谢家巇	23	6
前江	32	14	胡畈	22	4
黄涨桥	18	18	盛家	22	30
仁湖街	18		江口	22	32
阮家	17	19	周家垛	19	
何绍	17		新桥下	19	
徐家渡	9		西溪	5	
下水碶	9		茅山后	2	2
长汀	9		吴墩		
上水碶	9		树桥	5	
董家跳	9		荷花池	5	3
西张	9		周韩	5	
西马	14		住宅	5	
甬江	14		崎山下	5	
孙家山	14		宝芬庄	5	
翻石渡	14		三王桥	8	

续表

地名	本年人数	上年人数	地名	本年人数	上年人数
包山	14		棠岙	8	8
秦桥	15	11	红叶	8	4
胡家卫	15		黄姑岭	8	6
三板桥	17	3	田家	9	1
朱家	12		唐村	5	
上下张	12		樟村	5	
东林寺	13		徐家岸	6	
陈家店	13		王家水仓	6	
虞家搭	13		石家	34	
董王	13	10	孙俞	7	
霸桥	14	5	朱家桥	7	
丁家埭	18		王家汇	7	
大桥	18	6	沙家口	8	
前王	18		舒周	8	
莫家	18		郑家搭	9	9
张家漕	19		栎社	10	2
源正桥	19	6	八梁桥	12	3
上桥头	19		徐家	12	14
呼啸周	5	5	黄柏桥	5	
王家桥	1	1			

　　说明：查院簿凡不及五人之村七十五，台州、绍兴人三十五，兹皆不计。查第一次报告表自二人起算，凡八十五村，右表计凡一百二十二村，是亦各地推广之一证也。

（二）《鄞奉公益医院十九年度报告册》[1]

1. 目录（略）

2. 弁言

本院自十七年改组以来，基金募集已七万有奇，凡捐户姓名捐款数目以及经常收支各项规约，或条分缕析，纲举目张，或详加统计，罗列图表，每届年度终了必举其概况刊登篇幅，以公众览。今十九年度以告终焉，爰本旧例，刊印斯帙报告于沪甬各地乐善好施诸君子之前，倘蒙不吝赐教加以指示，俾便遵循而资策进，斯乃本院所深切跂望者也。抑更有言，近来医务日见发达，原有院舍不敷应用，乃于去年春间新开基地填建洋房七幢，所需经费复承诸君子于筹募基金之余，不惮烦数，继续输将，关怀慈善，嘉惠桑梓，其可称述固有足多者矣。是役也，计费银两万五千，阅时八月，工既竣，金君廷荪慨然助以铁床，帐沿被褥亦具焉。而监视工程辞不受酬，则王君兴发之力独多，例得书。

民国二十年 王文翰识

---

[1] 该文献保存于宁波市档案馆。

3. 姓名录

董事姓名录（以姓氏笔画繁简为序）

常务董事	王文翰	何绍裕	竺改统	洪沧亭	俞馥棠	孙梅堂	
董事	丁问樵	王才运	王大波	王心贯	王文周	王莲葆	王人孚
	毛秉礼	江南滇	江秉甫	江辅臣	朱守梅	朱础立	李安绥
	李霞城	李良如	沈祝三	余润泉	吴杲明	吴复	志山师
	竺梅先	竺泉通	竺杏林	周枕琴	周大烈	周乾康	周鹏
	金廷荪	金臻庠	林琴香	洪益生	俞樵峰	俞佐庭	俞康树
	俞伯岐	胡为平	胡仁和	范文蔚	孙表卿	孙鹤皋	孙郯瞻
	孙书城	孙序裳	陈南琴	陈元福	陈宗棠	陈雨芗	陈蓉珆
	陈杏稼	陈隆镒	张席卿	张申之	张晓耕	张继光	莫瑞鹤
	凌恺	袁礼敦	袁端甫	徐庆云	徐镛笙	唐了未	唐辛伯
	陆永顺	邬志豪	邬子和	邬谟悌	邬全松	庄菘甫	庄建堂
	杨苣伯	叶谦谅	葛亦庭	赵芝室	蔡琴生	蔡芳卿	刘启敬
	鲍兰亭	蒋介卿	谢蘅牕	罗惠侨			

职员姓名录

院长兼眼科主任	宋静轩	奉化县人，浙江省立医药专门学校毕业，十八年正月到院
内科主任	孙从钦	石民，奉化县人，浙江省立医药专门学校毕业，十八年二月到院
外科主任	张傅棠	鄞县人，浙江省立医药专门学校毕业，十八年正月到院，十九年十二月离院
产妇科兼看妇主任	葛謌云	奉化县人，同德医药专门学校毕业，十八年正月到院，十九年十月离院
同上	顾云琴	杭县人，浙江省立女子产科学校毕业

续表

同上	郑雄	奉化县人,浙江省立女子产科学校毕业,十九年十月到院
药局主任	王鹏年	奉化县人,本院毕业生,十八年正月到院,十九年十月离院
同上	应宝存	奉化县人,本院毕业生,十九年十二月到院
医员	陈宗宪	奉化县人,本院毕业生,十八年正月到院,十九年十月离院
同上	郑舜英	温岭县人,浙江省立女子产科学校毕业,十八年正月到院,十九年三月离院
会计兼庶务	陈隆镒	鄞县人,十八年正月到院
实习生	俞承武	鄞县人,十八年二月到院
实习生	吴嘉昌	鄞县人,十八年三月入院
实习生	陈 岳	奉化县人,十八年四月入院
实习生	苏显微	象山县人,十八年四月入院
实习生	陈宗陪	奉化县人,十八年六月入院
实习生	胡泰屺	鄞县人,十八年七月入院
实习生	吴良琨	奉化县人,十九年七月入院
实习女生	陈蓉卿	鄞县人,十八年正月入院
实习女生	宋秀芳	奉化县人,十八年八月入院

4. 鄞奉公益医院章程

第一章　总则
第一条　本院由鄞奉两邑人士组织而成,定名为鄞奉公益医院。
第二条　本院院址在鄞奉交界之方桥镇。
第三条　本院宗旨为谋公众之康健并予贫病者相当救济之利益。
第二章　组织
第一条　董事会由地方热心公益人士组织之,其人数无定额,任期一年,董事会互推常务董事六人,并由常务董事中推定董事长一人,董事会议每年举行一次,常务董事会每月举行一次。

第二条　院长一人,由常务董事聘任之。

第三条　本院分设内科、外科、眼科、产妇科、药局五部分,各以主任主持之。

第四条　各部主任及医务人员由院长会同常务董事聘请之。

第五条　庶务兼会计由董事长任用之。

第六条　各部医务人员无定额,以医务繁简而定。

第七条　实习生无定额,以医务繁简而定。

第三章　职务

第一条　董事长及常务董事职务:

一、筹募本院基金及规划常年经费。

二、审议本院预决算。

三、讨论本院一切进行事宜。

四、聘请本院院长。

第二条　院长管理院内一切事务,并指挥全体职员。

第三条　内外科等主任秉承院长办理各该科诊疗事宜,并负有教导实习生之责。

第四条　药局主任秉承院长办理局内一切事宜,并负有指导实习生调剂之责。

第五条　医员受院长及主任之指导,办理医疗事宜。

第六条　庶务兼会计:

一、管理院内一切杂务,检查膳食及病人进院出院等事宜,并指挥院役清洁房舍。

二、掌管收支款项,登记各项账目并编制预算决算及整理表簿公文。

第四章　招收实习生规则

第一条　本院为便于地方青年愿习医术者起见,特参酌现实院内情形设立实习生部,男女兼收,名额无定。

第二条　年龄十四岁至十八岁,体格健全,性情和善而有高小学校毕业程度者为合格。

第三条 合上列资格经院长许可后,须出具志愿履历书并保证书。

第四条 实习生全年纳膳费七十二元,分一月七月两次缴纳,惟物价增高时仍须酌加之。

第五条 学习期以三年为满,中途擅自退学者其所付膳金一律没收,惟因不得已事故,经院长许可退学者,得照算发还之。

第六条 入院后如性情学力不及格者得令其退学,并照算发还其所付之膳金。

第七条 每日上午在各科实习,下午授课一小时,一切须听院长及各科主任分配处置。

第八条 期满而成绩优美者给予毕业证书。

第五章 门诊规则

第一条 凡就诊者须先向挂号处挂号,并说明科别,取筹就诊。

第二条 普通号金每名小洋五角,赤贫者不取。

第三条 每日上午八时起十二时止,下午一时起四时止,为门诊时间。

第四条 凡病人均须按照号次就诊,不得紊乱。

第五条 每逢五日及国庆纪念日、各种例假均停诊一天,年终自廿五日起停诊,至一月八日起照常开诊。

第六条 非门诊时间或在期中遇有急症,随到随看,惟须挂特别号。

第七条 手术费自二角起自二十元止,视手术大小而定之。

第八条 凡施手术之病人须先觅相当保证人填具手术愿书。

第九条 药资:

甲、内服剂每天小洋一角。

乙、外用药:

一、洗涤含漱片包料每 200.0 小洋一角。

二、涂敷料每 20.0 小洋一角。

三、点眼及涂眼料每 10.0 小洋一角。

丙、注射料均照市价取资。

丁、绷带费每卷小洋一角。

第六章　出诊规则

第一条　除门诊时间外,为出诊时间,但急症不拘此例。

第二条　病家须先照门诊例挂号,并报告病状,以便随带器械药品。

第三条　五里以内收出诊费二元,六里迄十里三元,十一里迄十五里四元,余准此类推,夜间加倍,贫病酌减。

第四条　药资、注射费、手术费等,照门诊例,但病家如愿向他处购药亦可。

第五条　凡产科出诊时,除照第三条规定办理外,须另加接产费三元,难产面议。

第六条　凡请各科医师出诊者须先觅就地殷实商号或妥人负责担保。

第七条　医师出诊如有就地邻居从便带诊时,除药资外只收诊费大洋一元。

第八条　舆金由本院向轿行订明价格,日间每里转回大洋一角四分算,夜间一角七分算。

第七章　住院规则

第一条　凡病人入院经院长许可后,再觅妥实保证人并出具住院愿书,方得入院,病人入院后非经院长许可不准出院。

第二条　住院费头等室每天大洋一元,二等室每天大洋六角,三等室每天大洋三角。药资膳费均在内,但特别贵重药品及注射手术等费另取,随侍家属或仆役膳费每人每天头等二角二分,二等二角,三等一角八分,客饭每餐二角。于入院时先照定价预缴五日之费,以后每五天递次揭缴。

第三条　住院病人如有施大手术时,须缴同保人填具手术愿书。

第四条　凡产妇住院以头二等室为限,除接产费三元外,产后依第二条规定照纳,待产期间减收半数,难产另定,贫寒者酌减。

第五条　凡患肠窒扶斯、天痘、喉莎、赤痢、发疹窒扶斯、猩红热、鼠疫等症者,须住隔离病室,以免传染。夏期虎烈拉隔离防疫所,由本院临时兼办,其细则另定之。

第六条　住院病人除听医员指示外,均须遵守下列各项之规定:

一、不得放声高歌、玩弄乐器及类似赌博之不正当游戏。

二、不得自行烧煮饮食品。

三、不得随意涕吐抛掷污物。

四、住院人如有互相馈赠食物,须经医员之检验许可。

五、室内或回廊楼梯等处,不得急趋疾走,有扰害邻室之举动。

六、室中所备器具务须爱惜,倘有毁损照价赔偿。

七、中药及一切饮食物非得医员许可,不得携带入内。

八、住院时不得在外寄宿。

九、室内不准任意留客住宿。

十、住院人非有不得已事故,经职员之许可,不得擅入他人病室。

十一、病人所携贵重物品须寄存会计处,否则如有遗失,本院概不负责。

第七条　午后九时一律就寝。

第八条　院役伺候不周可通告职员,轻则申饬,重则斥退。

第九条　随伴人须遵守第六条一至六各项之规定。

第十条　倘有违背规则经劝告无效者,本院得谢绝之。

第八章　种痘规则

第一条　依照部定章程,三月至五月,每逢一、四、八方桥市日施种之。

第二条　每名除号金小洋一角外不另收资。

第三条　如有地方团体或机关请求出诊种痘者,其价格与门诊同。

第四条　倘非一、四、八市日来院种痘者须挂特别号。

第九章　附则

第一条　本章程如有未尽事宜,由董事会商同院长随时修正之。

5. 经费收入报告

本院经费收入约分四项:曰地方公款;曰个人及团体捐款;曰医院收入款项,如住院药资号金等等,取偿于病人者是;曰息金,即基金所存之年息是。

第一项　地方公款(民国十九年份)鄞县县政府洋三百元,奉化县县政府洋五百元,计银八百元。

第二项　个人及团体捐款计银二万零三十元

捐户花名册

王恕房　洋一万元　竺梅先　洋五千元　何绍庭裕君　洋两千元　俞飞鹏　洋一千元　胡为乎　洋一千元　莫瑞鹤　洋两千元　邬志豪　洋五百元　李安绥　洋三百元　沈祝三　洋一百三十五元　宋子靖　洋五百五十元　陈雨芗君经募

陈松源　洋一百元　物证品券交易所　洋一百元　张克廷　洋两百元　孙美鸿　洋一百元　孙金友　洋一百元　张季璨　洋一百元　张宝记　洋一百元　计洋八百元　王廉宝君经募

何新万成　洋两百元　顺记厂　洋一百元　王仁勋　洋两百元　徐定模　洋一百元　镇海保安会　洋五十元　李物房　洋五十元　邬显初　洋五十元　吴刚　洋五十元　陈五新房　洋五十元　鲍继凯　洋二十元　大新金号　洋二十元　钱素珍女士　洋十元　老凤祥裕记　洋二十元　费祖寿　洋十元　宝成裕号　洋二十元　顾子方　洋二十元　夏一纯　洋二十元　元成两号　洋二十元　秦善德　洋

三十元 袁濂和 洋三十元 方作舟 洋三十元 应君 洋二十元
方德记 洋三十元 费德森 洋六十元 费柯卿 洋二十元 柯德
假 洋五元 吴宇舒 洋二十元 叶丹枫 洋二十元 王廉葆 洋
一百二十五元 计洋一千四百元 胡叔田君经募

计洋七十元 袁端甫君经募

近知书屋袁 洋一百元 李良如君经募

庆安会馆 洋一百六十元 同济 洋一百四十元 新泰淇春 洋
一百元 陈祥熊 洋一百元 德元 洋一百元 计洋六百元 郑润玉
君经募

何友兰 洋四十元 何绍文 洋十元 徐友房 洋四十元 郑纯
卿 洋三十元 何果房 洋三十元 徐行房 洋三十元 郑润玉 洋
二十元 计洋二百元 杨民士君经募

中华照相公司 洋四十元 胡廉卿 洋十元 胡康年 洋二十元
杨和源 洋二十元 李维卿 洋十元 戒善堂 洋五元 金在源
洋十元 郭熙春 洋五元 郭淑贞 洋十元 童祖贻 洋五元 袁太
生 洋二元 计洋一百三十七元 徐弘士君经募

徐弘士 洋五十元 周星北 洋五元 顺记厂 洋三十元 永宁
局 洋二十元 王槐卿 洋二十元 黄子霖 洋二十元 中华厂 洋
五元 计洋一百五十元 沈德昌 徐蔚培君经募

巨山渔商公所 洋一百元 江德利 洋十元 李德大 洋十元
沈德昌 洋三十元 利和 洋十元 元春 洋十元 元康 洋十元
郑林高 洋五元 张复茂 洋五元 林春记 洋五元 林茂记 洋五
元 顺康 洋五元 计洋两百五十元 孙表卿君经募

张逸麟 洋二十五 叶渭耕 洋十元 陈品棠 洋十元 孙礼潮
洋五元 孙表卿 洋五元 计洋六十元 唐辛伯君 洋两百元 周
道行君 洋一百元 葛亦庭君经募

同升庄 洋十元 吕芝芳 洋十元 葛光裕众 洋十元 峙庙众

洋二十元　葛亦庭　洋十元　助藤轿一顶　蒋耘砚　洋五元　徐松茂　洋二十元　陈仁和　洋五元　陈茂记　洋五元　兴和泰　洋五元　楼三泰　洋二元　俞穗丰　洋十元　蒋谟诰房　洋二十元　蒋丙伦房　洋十元　余南一房　洋五元　赵和兴　洋二元　赵汶众　洋五元　葛和仁　洋五元　葛仁义　洋五元　余天和　洋二元　何刚房　洋二元　计洋两百零八元　陈蓉馆　洋六十元　和丰公司　洋四十元　计洋一百元　刘苍松君经募

陈胜发　洋四十元　李继根　洋十元　陈合记　洋五十元　建裕庄　洋二十元　裕记坊　洋二十元　德顺兴记　洋十元　刘开荣　洋十五元　曾川流　洋十元　刘苍松　洋十五元　陈协胜　洋十元　计洋二百元　周芾南　洋一百元　陆水顺君经募

陆水顺　洋两百元　陆徒寿全　洋一百元　计洋三百元　俞伯歧君经募

义和公所　洋五十元　东升庄　洋十元　邵宝泰号　洋十元　益顺行　洋十元　顺泰行　洋五元　协兴行　洋十元　振兴行　洋五元　和丰行　洋五元　元茂行　洋五元　豫丰行　洋十元　复昌行　洋十元　同泰行　洋五元　茂兴　洋十元　恒有　洋十元　垂昌　洋十元　源兴祥　洋十元　三阳泰　洋五元　严永顺　洋十元　恒和顺　洋五元　升记　洋五元　金万生　洋五元　陈顺利　洋五元　益兴德懋　洋五元　义全姚记　洋五元　天顺　洋五元　计洋两百四十元　王问涵君经募

王母庄太夫人八十寿辰筵资移助　洋三百元　马定元　洋一百元　马柳木　洋两百元　杨可舟　洋十元　计洋六百一十元　俞悟芗君经募

鄞县和益区产款会　洋七十元　杨意心　洋五元　张高粱　洋十元　邵贵房　洋五元　邵良恒　洋五元　何裕发　洋五元　计洋一百元　周烈全君经募

　　王秋房　洋五十元　史良臣　洋十元　鲍功扬　洋十五元　源利祥甬行　洋十元　新德堂　洋二十五元　长丰　洋十五元　徐培根洋十元　马定光　洋十元　马双扬　洋十元　马连生　洋五元　虞乾康　洋十元　张性养　洋十元　张礼房　洋十五元　张计创　洋八元　源利祥　洋十元　正和　洋十元　斯才升　洋八元　陈方房　洋五元　延泰亨　洋五元　新昌祥　洋五元　三泰　洋五元　永大兴　洋二元　孙英甫　洋二元　王元　洋二元　李天成　洋一元　潘阿定洋一元　陆德兴　洋二元　张阿顺　洋二元　陆阿朝　洋一元　潘生尧　洋一元　计洋三百元　宁属盐引公所常年捐　洋二百元　王振葆君经募

　　王乾坤众　洋一百元　王信士众　洋五十元　常浦庙　洋五十元计洋二百元　庄建堂君经募

　　计洋五十元

　　邬仁卿君　计洋二十五元

　　共计捐募洋两万九千零零三十元

　　金廷苏君助铁床一百张、珠罗帐一百顶、毛毯一百条、被单一百条

　　第三项　医院收入款项

　　（一）号金　洋七百三十二元八角一分一厘

　　（二）药资　洋一千六百九十五元七角四分九厘

　　（三）住院　洋四千一百九十八元三角零分九厘

　　（四）出诊　洋八十二元零七分

　　（五）接产　洋八十一元

　　（六）学生保证金　洋十元

　　计银六千七百九十九元九角三分九厘

　　第四项　息金及现升

　　（一）孙梅堂君存息　洋五百元

　　（二）竺开通君存息　洋一百元

（三）宁波当业公会存息　洋一千一百九十八元六角三分六厘

（四）赓裕庄存息　洋一千八百元

（五）慎益庄存息　洋四百五十元

（六）东升庄存息　洋五百元

（七）顺祥庄存息　洋两百二十九元三角二分五厘

（八）和济庄存息　洋三百元

（九）杭州同春药房存息 洋三百十元

（十）四明药局官利　洋一百二十二元二角二分二厘

（十一）惠裕当存息　洋二百七十元

（十二）东升庄存息　洋一百九十三元一角三分五厘

（十三）四明药房存息　洋三百元

（十四）各庄存息　洋三百二十六元四角一分二厘

（十五）现升　洋六十三元九角五分三厘

计银六千六百六十三元六角八分三厘

总共计收入银四万三千二百九十三元六角二分二厘

6. 经费支出报告

本年度经常费支出如薪金等项，悉依前年度预算数为准，并无增减。惟以金价关系药品昂贵，故支出总额仍巨。

支出款项

甲　经常费

一、药材　洋五千三百四十元零七角六分二厘

二、俸薪　洋五千六百八十四元八角三分

（甲）职员　洋五千三百三十七三角四分四厘

（乙）院役　洋三百四十七元四角八分六厘

三、伙食　洋一千三百五十八元三角六分五厘

(甲)职员院役等膳食　洋一千三百二十一元二角八分五厘

(乙)客饭　洋三十七元零八分

四、病人膳费　洋一千五百九十一元九角三分

五、购置　洋一千七百一十五元六角五分九厘

六、修理　洋九十七元九角三分四厘

七、杂费　洋五百四十九元一角八分三厘

八、印刷　洋三百二十七元六角八分

九、特别支出　学生奖赏　洋五元

十、现升兑水　洋五十二元八角四分七厘

共支出银一万六千七百二十四元一角九分

乙　建筑费

一、洋房　九楼九底一层　洋一万八千二百四十七元　莫荣昌承造

二、厨房　四间一层　洋二千五百五十元　莫荣昌承造

三、围墙　洋一千零五元　周合兴厂承造

四、河墈及格子墙　洋一千零五十元　周合兴厂造

五、水泥路　洋六百一十元

六、明暗沟　洋一百七十九元

七、厕所　洋四百七十元

八、东首门二道　洋二百元

九、天水柜二只　洋三百九十三元

十、填泥　洋四百九十元

十一、现升贴莫荣昌厂　洋一百三十二元八角二分八厘

共支出银二万五千三百三十一元八角二分八厘

甲、乙两项合计支银四万二千零五十六元零一分八厘

丙　存款款项

一、大来银行　善后公债票面洋二万六千元、一九关税库券票面洋

五千元、现洋二百四十六元二角五分

一、久余公记　洋一万五千元

一、慎益庄　洋五千四百五十元

一、东升庄　洋五千元

一、杭州同春药房　洋三千零八十九元四角

一、竺开通　洋一千元

一、孙梅堂　洋五千元

一、四明药房股本　洋二千元

一、惠裕房　洋三千元

一、四明药房　洋三千元

共计贷出洋七万三千七百八十五元六角五分

丁　结存现库　洋一千二百三十七元六角零四厘

7. 本院二十年度岁出预算书

项目	全年支出总数		每月支出数		备考
第一款(薪给膳食)	七三〇八	〇〇〇	六〇九	〇〇〇	
第一项(俸给)	五八二〇	〇〇〇	四八五	〇〇〇	
第一目(院长兼眼科主任)	一四四〇	〇〇〇	一二〇	〇〇〇	
第二目(内科主任)	一二〇〇	〇〇〇	一〇〇	〇〇〇	
第三目(外科主任)	一二〇〇	〇〇〇	一〇〇	〇〇〇	
第四目(产科主任兼看护长)	六〇〇	〇〇〇	五〇	〇〇〇	

续表

项目	全年支出总数		每月支出数		备考
第五目（医员）	六〇〇	〇〇〇	五〇	〇〇〇	医员二人月支二十元,一人月支三十元,合计如上数
第六目（药剂师）	四八〇	〇〇〇	四〇	〇〇〇	
第七目　庶务兼会计	三〇〇	〇〇〇	二五	〇〇〇	
第二项　薪工	四九二	〇〇〇	四一	〇〇〇	
第一目　院役	四九二	〇〇〇	四一	〇〇〇	院役七名,男五名月各支七元,女二名月各支三元,合计如上数
第三项　膳食	九九六	〇〇〇	八三	〇〇〇	
第一目　职员	五七六	〇〇〇	四八	〇〇〇	职员八人月各支六元,合计如上数
第二目　院役	四二〇	〇〇〇	三五	〇〇〇	院役七人月各支五元,合计如上数
第二款　办公费	一二八四	〇〇〇	一〇七	〇〇〇	
第一项　邮电报章	八四	〇〇〇	七	〇〇〇	
第一目　邮费	六	〇〇〇		五〇〇	
第二目　报纸	四二	〇〇〇	三	五〇〇	
第三目　广告	三六	〇〇〇	三	〇〇〇	
第二项　油灯茶炭	七五六	〇〇〇	六三	〇〇〇	
第一目　油灯	三六〇	〇〇〇	三〇	〇〇〇	

续表

项目	全年支出总数		每月支出数		备考
第二目　茶水	三〇〇	〇〇〇	二五	〇〇〇	
第三目　煤炭	九六	〇〇〇	八	〇〇〇	
第三项　文具印刷	三二四	〇〇〇	二七	〇〇〇	
第一目　文具	二四	〇〇〇	二	〇〇〇	
第二目　印刷	三〇〇	〇〇〇	二五	〇〇〇	
第四项　杂费	一二〇	〇〇〇	一〇	〇〇〇	无可归类者概入本项
第三款　卫生材料	五五九二	〇〇〇	四六六	〇〇〇	
第一项　药品	五四〇〇	〇〇〇	四五〇	〇〇〇	受金价影响约计如上数
第二项　消耗	一九二	〇〇〇	一六	〇〇〇	
第一目　纱布	一四四	〇〇〇	一二	〇〇〇	
第二目　棉花	四八	〇〇〇	四	〇〇〇	
第四款　修缮添置	二四〇	〇〇〇	二〇	〇〇〇	
第一项　添置	一二〇	〇〇〇	一〇	〇〇〇	
第二项　修缮	一二〇	〇〇〇	一〇	〇〇〇	
总计	一四四二四	〇〇〇	一二〇二	〇〇〇	

8. 各科治疗器械一览表（略）

9. 治疗成绩报告

　　本院聘请医师分科治疗，精益求精，是以求诊人数剧增，为创办以来所未有，其详已列十八年度报告书中。近以院舍不敷应用，乃由王君问翰向各方热心人士劝募巨金，添造新宇，故本年住院人数超过往昔，嗣后尚望乐善好施诸君子慷慨解囊，改进内容，购备东西洋各国最新发明之医疗器械，俾医师得以研究新法，诊务之发达更必日新而月异也。

全年病人统计表

科别 月别	内科	外科	眼科	产妇科	每月门诊总数	每月住院总数	每月出诊总数	门诊住院出诊总数
一月	125	277	183	76	290	365	6	661
二月	236	310	174	65	564	234	5	785
三月	559	433	577	59	847	778	3	1628
四月	511	427	480	60	650	821	7	1478
五月	380	424	412	32	600	642	6	1248
六月	418	456	438	79	627	758	6	1391
七月	460	335	306	100	632	567	2	1201
八月	763	699	392	83	993	929	15	1937
九月	618	657	300	100	837	833	5	1675
十月	786	551	449	96	865	1013	4	1882
十一月	494	560	366	70	567	922	1	1490
十二月	280	446	270	27	488	528	7	1023
合计	5630	5575	4347	847	7942	8390	67	16399

本年度就诊人数比较表

人数科别	本年度就诊人数	上年度就诊人数	比较		备考
内科	门诊 2248	门诊 2475		减	本年度种痘人数 393 人，上年度种痘人数 776 人，门诊号金于十八年改组时减收铜圆十枚，本年度起恐经费不敷开支仍恢复至小洋一角，故各科门诊人数因此较上年均减
内科	住院 3358	住院 3150	增		
内科	出诊 24	出诊 20	增		
外科	门诊 3263	门诊 5805		减	
外科	住院 2307	住院 1249	增		
外科	出诊 5	出诊 0	增		
眼科	门诊 2256	门诊 4554		减	
眼科	住院 2091	住院 1555	增		
眼科	出诊 0	出诊 0			
产妇科	门诊 175	门诊 229		减	
产妇科	住院 634	住院 401	增		
产妇科	出诊 38	出诊 31	增		
合计	门诊 7942	门诊 13061		减	
合计	住院 8390	住院 6357	增		
合计	出诊 67	出诊 51	增		

本年度就诊人数距离比较表

距离	人数	
五里以内	3951	
十里以内	3400	
二十里以内	3419	
三十里以内	2155	
四十里以内	1276	
五十里以内	145	
六十里以内	228	
七十里以内	279	
八十里以内	285	
九十里以内	210	
百里内	328	
百里外	723	上海、温州、黄岩、宁海、镇海等处均属之
合计	16399	

本年上期报告政府治疗病人表（一月一日起至六月三十日止）

事别 性别	入院		退院			现在院	门诊	
	前期 继续	本期 入院	痊愈	死亡	事故 退院	治疗中	前期 继续	本期 挂号
男	17	1818	1740	2	75	18	51	1852
女	14	1749	1686	2	61	14	43	1614
合计	31	3567	3426	4	136	32	94	3466
备考								

本年下期报告政府治疗病人表（七月一日起至十二月三十日止）

事别 性别	入院		退院			现在院	门诊	
	前期 继续	本期 入院	痊愈	死亡	事故 退院	治疗中	前期 继续	本期 挂号
男	18	2611	2515	3	91	20	42	2517
女	14	2149	2100	2	53	8	46	1777
合计	32	4760	4615	5	144	28	88	4294
备考								

（三）其　他

1. 宁波同乡之急公好义

昨日下午四时宁波旅沪同乡会开鄞奉公益医院成立大会，到者二十余人，张让三君为临时主席。首由江北溟君宣布开会宗旨，次由江西溟君宣读草章，经众逐条讨论修正，当推孙玉仙君为总董，孙梅堂君为副董，何绍裕君、徐颂华君为查账董事，江西溟君为理事长，全体赞成。该院现已开办，假方桥公所为诊室，装置完备，极合医院规模，更在左近购地，拟筑洋式病房五幢。其经费之已募集者，如何绍裕、何绍庭昆仲捐助洋一千元，又担任捐建病房洋约五千元，徐颂华、徐贵生叔侄捐助洋一千元，汪周逊君捐助洋五百元，孙梅堂君、何鹿山君、阮如川君亦各认捐洋五百元，江西滇君认捐洋一千元，孙梅堂君又担任置办病房内一切应用各品。是日到会诸君尚多有愿助巨款及愿代劝募者，俱极踊跃，宁波人之急公好义于此可见一斑矣。

——《申报》1918 年 8 月 10 日

2. 公益医院之扩充

（鄞奉）方桥鄞奉公益医院七年由奉绅江西滇君发起创办以后，建筑洋式病房数幢，并敦聘名医住院诊病，数年以来大著成效。当九年正月开落成大会，时邀请会稽道尹黄涵之君莅会观礼。黄君谓该医院规模宏敞，内容整顿，亟称办理之善，该医院办事人员如江君乃精益求精，凡可以改良者无不竭力改良之，本年复欲大加扩充，俾臻完善，但经费支出未能见诸事实。江君因与黄道尹磋商，请为代筹。道尹慈善为怀，热忱公益，慨然允其请。兹江君闻黄道尹于本月十四日赴沪，亦于十五日启程与黄道尹相会。当由黄道尹邀集绅商朱葆三君等三十余人于十六日午刻假座四马路一枝香，开会集议筹款。业蒙各绅商热心捐助，计银币五千一百余元，闻江君昨已乘新宁绍轮船返甬，喜形于色，称道黄道尹暨旅沪绅商不置云。又闻该医院由鄞奉两县公立，赴沪募捐须两邑各派代表，此次鄞县代表为张申之君，奉化则为江君焉。按该医院之所以能有如此之优美成绩，固赖各慈善家之襄助，要以发起人之力为多，可谓热心济世矣。

——《四明日报》1921 年 6 月 19 日

3. 公益医院得人

　　鄞奉方桥镇公益医院，自该处士绅开办以来，活人无数，成绩卓著。今年聘请德医陈君为该院主任，兼院长职，产科聘请章村广育医院闻崔庭女医士为主任云。

——《时事公报》1925 年 10 月 4 日

第 三 篇

镇海同义医院

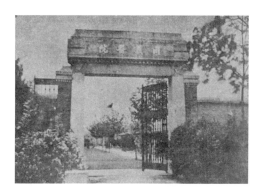

（一）《镇海同义医院二十年汇志》[1]

1. 序

陈　序

昔郑国之事，使命也，始之以草创，继之以讨论修饰，终之以润色，斯阶段演进而愈深，惟功能展扩而益巨，国际之使命然，慈善之使命亦何独不然。镇海同义医院发轫于民国七年，院设于庄市镇横河堰。维时事属创始，闳规未启。而发起组织者如叶君雨庵、包君雨塘、庄君云章、叶君子衡诸同志为同乡竭尽义务，缔造经营，迭经艰巨。嗣医务日以发展，院基日以扩充，经常费支出益日以繁夥，病人求诊之数与捐款收入之额无不逐年渐增。斯固诸君子苦心孤诣加惠梓桑，而得收美满之效果。至其奔走呼吁兼筹并顾不辞劳瘁贯彻始终者，则惟董君杏生出力为最优。董君于医院诸务之进行也，凡筹款也、购地也、建屋也、聘请医师也、采办药品也，种种设计，纲举目张，洪纤靡遗，而急公好义之士，益多以董君之富于责任心，咸协力以助其成。是以历来医院中有所兴作，登高一呼，众山四应，非素所信仰能若是欤？兹以医院成立已届二十周纪念，关于历年收支账略及经过状况，程序递嬗，虽历有表册报告，顾历史既久，亟应逻辑成书，藉资观感。爰乃挈领提纲，削繁就简，务使条分缕析，朗若列眉，成为镇海同义医院志若干卷。仆忝与校雠之役，用敢不揣谫陋，志其崖略。

---

[1]　该文献保存于上海市图书馆近代文献部、宁波市档案馆，内中图片略去。

际兹民生凋疲，疮痍满目，救济孔殷，责任益重，对于医院以后之设施大计正方兴而未有艾也，岂惟是草创讨论修饰润色云尔哉？语云："莫为之先，虽美弗彰；莫为之后，虽盛弗传。"董君勉乎哉！宏济时艰，匪异人任，发扬光大，来轸方遒。世不乏慷慨好善之人，闻兹风义，其亦有兴起而取则也夫？

民国二十七年戊寅九秋陈谱眉谨序

董　序

余自参与院务以来，已十有四载。值兹编纂二十年汇志之时，谨述梗概，幸垂察焉。按我国之重视民族健康，肇始于周之医官。维时执政者关怀民瘼，轸念如伤。迨后世太医院之设，仅为帝王御用机关，而人民之疾苦遂壅于上闻。自海禁既开，欧美人士竞来中华，以设立医院、学校与教会做政治经济侵略之先导。我国人士熟视无睹，任其越俎代谋，不施挽救，而医院之设尤为普遍，虽遐陬僻壤，无远勿届。此种现象实为文明各国所不经见。故余时引以为耻，恒立志以举办医院学校为职责。乃于民国纪元前三年组创轫初小学于本村，而于医院之进行则犹未遑。会民国五年大女韵因生产为接生婆误事，致遭非命，益感乡间医院之需要。旋以需款浩繁，力有未逮，以一时未能实现为憾。洎七年秋，叶君雨庵以创办本院事见告，并嘱捐款。余以夙志克偿，深表赞同。缘是年为捐集款项，用为涓滴之助，且于返乡时辄往参观，不以时间之匆遽而有所间断也。斯时院务有叶君雨庵暨董监会、旅沪干事部诸君主持，余纵在局外亦颇关怀。逮十四年春，叶君雨庵以事北走辽宁，对于旅沪干事部干事长一职无暇兼顾，举以畀余。余自维才轾识浅，恐未克臻此重任，第为桑梓幸福计，为贯彻初衷计，均属义不容辞。是为余直接参与院务之始。其时仅有院基八亩余，洋式楼房一所，平屋三所，消毒手术室一所而已。至经济方面，则尚余存款约七千元。

余窃以为工欲善其事必先利其器，前人苦心经营，规模虽具，而综计将来之扩充计划，则宜随时事之推移而加以演进也。爰于视事之初，即预定设施程序，陆续购置地亩，先就原有院舍及设备加之修葺与添置，更以园圃场所有关病人养生，为医院所必需，特费巨资从事兴筑。至若本院西首原有一丛葬处，颓棺朽骨，暴露其间，不仅有碍卫生，抑且使病人多生感触。故于十七年呈由县政府谕令迁葬，并于是年改建千岁桥于院之西南，及建筑围墙五十丈。十八年建造产科医院（后以产科人数不多改作普通病院），计造价五万元。续筑围墙五十丈，又将河塘用钢骨水泥驳岸。十九年建忠孝桥于院之西北。廿一年改建新式厨房及仆室，计价一万五千余元。廿二年为连络新旧院计，另建走廊一道。廿三年重建大门挂号处及院前围墙之一部分。廿四年拆除旧门诊间平屋，使后面旧病房得有充分光线与空气，并完成院前之围墙。此为建设方面之荦荦者。其他若筑路、植树、艺花、髹漆等等则历年未尝停顿也。余又以本院袭用煤油灯既不洁净又复易肇火警，乃于十六年改装电灯，购置德尔科柴油发电机，以供电流。旋因发电机常易损坏，需费亦巨，故又与宁波永耀电灯公司洽商敷线下乡。当时该公司以本院院址相距二十里，所费殊巨，而乡间用户不多，实属得不偿失，且复有鄞镇两县营业权之冲突，经余多方奔走，始于十八年接洽就绪，敷设路线，供给电流。该公司共耗费约万元，而本院贴费仅十之一而已。于是本院遂得可靠之电源，开始治疗及清洁，两得其便。凡此皆建设之改进，至今日而有广袤三十余亩之院基，整洁之道路桥梁，宽大之病房，葱郁之园林，现代之设备，则建设方面似可告一段落。

至于医务方面之改进亦有足述者。始初仅院长一人、助医一人。自十五年起，除院长外，改聘医师二人。十八年复添产科女医师以便产妇，至是乡间始渐采用西法接生，以故因难产而获救者綦伙。关于时疫防范，虽有时疫医院之设立，但非为防患未然之道，故复每于夏季施打防疫针，以收事半功倍之效而救民命于无形。

　　观乎以上种种之设施,则本院临时经常各费之浩大可知。十四年来,虽经余个人设法劝募捐款达二十余万元,至廿六年底本院仍有四万元之负债。历经世界经济恐慌及我国农村破产与国难严重之时期,本院幸能在风雨飘摇之中维持不坠,端赖乐善君子有以助成之也。惟余非不知时局杌陧,冒兹巨险,第以前人艰辛缔造之业,一旦或虞中辍,匪特余个人抱疚神明,永为毕生之憾,即对于故乡父老更藉何词以自解耶?

　　余尝谓我国慈善机关患在因循苟安,不图前进,且感于富有者惟知厚自封殖,无暇及兹,甚或立有遗嘱而不奉行者。至于热心人士虽勇于任事,而信誉未彰,无由号召。而余既勉得温饱,又薄负时誉,然欲植立百世不拔之基,殊觉力难胜任。惟有不避艰险,罄智虑之所周,力谋扩展。今幸蒙同里俞佐庭、方稼孙、刘敏斋、乐汝成四君热心赞助,于廿六年春成立董事会,共负仔肩。宿逋既告清偿,又得吴君莲艇来长本院,左提右挈,纲举目张,组织始称完善。董事会复有发起劝募基金之举,以最近数年内募款十万元为目标。深望他年再筹十万元,以作建设之用,庶几本院基础安如盘石,规模益臻完备,是皆有赖于诸君子之力,为余所馨香而感祝者也。

民国廿八年春里人董杏荪谨述

陈　序

　　语云百闻不如一见,又曰言之非艰,行之维艰。今观乎镇海同义医院而益信。当是时,予蛰居乡陬,相去该院一衣带水耳,从未一至。初以为乡村间一寻常之医肆,固无足异者。然乡之人藉藉称道该院设施之如何周详,院宇之如何宏伟,医师之学术及道德之如何宏深与高尚。予始闻之而疑,继而信,终而慨然,其必有非常之人为之经营规划、以监司其事,否则,何口碑之载道而浃肌沦髓入人之深耶?今年春,得吾师袁公履登之介,获亲炙乡前辈董公杏生,聆其言,敬其行,固粹然一大慈善家也。

而讵意向之所以闻设备完善之医院即为董公所组创也。予乃恍然，始知闻而知之洵不若见而知之，见而知之尤不若躬与其事者，其言其行更为深切而著明者耶。

董公为该院筹募捐款清债偿宿逋奠定基金事，而有百寿团劝捐之发起，轻而易举，意善法美，无逾于此。属予撰句书轴以酬慷慨解囊者，同时并荷董公青睐，委以纂辑该院二十年汇志之重任。自度轫才绠短汲深，隙越堪虞，迟迟操觚，易寒暑而二大规模具。考其历史，益知该院缔造艰辛，其层累曲折之功，非毅力热忱富于责任心者，曷克臻此？当时乡邦贤达群策群力，以襄其成。而创办人领袖惟董公杏生、叶公子衡出力为尤多。今叶公已归道山，而董公承纯德百善之裔，秉董奉种杏之志，筚路蓝缕，以启山林，痌瘝在抱，而起疮痍，苦心孤诣，登高一呼，众山如响，数万捐资，城成腋集，于是宿清基金备，兴利除弊，不一而足。董公更为深谋远虑计，征请同乡前辈四人共同参加为该院事，而董公被推为董事长，岁中各斥巨资，以补经费之不足。四人者为俞公佐庭、方公稼孙、刘公敏斋、乐公汝成也。诸公皆旅沪巨绅，令闻广誉，桑梓硕望，乐善而好施与者。于是贫病颂于乡，士女歌于途，微夫人之力不及此。今年更聘医界耆宿吴莲艇先生来长是院，行见驾轻就熟，相得益彰，医院前途固若金汤。此后横河墙畔，巍巍峻厦，济济真才，嘉惠烝民，曷其有极，何图乡村间观此伟大之慈善机关，堪与都会间诸大医院相颉颃，其他则邾邿以下更无论矣。小子不敏，谬辑斯志，舛误良多，维冀邦人君子匡其不逮，善承董公之丰功伟绩，庶几此院与此志同垂百世，以迄万世于不朽云尔。是为序。

民国二十七年岁次戊寅长至后三日

鄞县后学陈铎声远甫谨识

2. 文　献

第一届报告册叙

庄可缙

吾乡之应设医院也，诸同志于十年前尝有志于斯役矣，徒以风气未甚开通，相应者寡，事遂中止。自丁巳岁叶雨庵得叶子衡君一诺首肯赞助，遂亟与包君雨塘、族侄云章等组织进行，于是发起有人，赞成有人，干事有人，开会若干次，集资若干万，建屋若干楹，费时若干日。兹越开诊已及半载，成效颇著，遐迩咸知有同义医院矣。今者沈俊卿纂次报告册竣，以底稿来，井然有条，足以慰诸同志十年之夙愿，抑续更有进步。此三年中所经过情形既如此矣，后维持于不敝者，则所望于诸同志正未已也。册将付印，书以此志缘起。

庚申岁春月

第二届报告册叙

陈祖诏

吾乡同义医院创设于民国己未，今岁为第二次报告之期，同人有以报告刍言示余者，云养病室工程年终可竣，割症间数月即可蒇事。夫疗病而至有养病室、割症间，美矣备矣，蔑以加矣。往读魏书，宣武诏曰：下民茕鳏疾苦，心常愍之，可敕太常于闲敞之处，别立一馆，使京畿内外疾病之徒咸令居处。然则养病有室，由来古矣。又《邵氏闻见后录》无为军署张济得诀于异人，能解人而视其经络，是解剖之术。元化以后其传未绝。诸君子醵金以成兹义举，非独采撷西法而已。举吾先世令典，一朝而复之，何功之伟欤？刍言又云旧岁钱已罄，今兹所费尚待别筹。传曰：

创始者难为功,继事者易为力。诸君子前既为其难矣,则于其易也何有?吾知辇金而至可拭目俟也。爰书数语,以为是册之缘起焉。

第三届报告册叙

董佑栻

民国十年,岁在辛酉季冬之月,会于同义医院之南荣,办册报也,众擎易举,众志成城。该院有叶君子衡、叶君雨庵,又有董君杏荪诸大君子,举以为干事团长,相助为理,颇极济济跄跄之盛。此倡彼和,固足以襄成义举。是年也,割症间成,捐募基金,旷观规模之大,综计功效之宏,所以博施济众,足以继尧舜之隆,洵堪嘉也。夫古之神农始兴医药,洎周礼终以十全为上,洎宋时药局遍分七所之多。虽古今悬殊,中西各异,当其痌瘝在抱,保养康和,毅然而行,固极无懈之可击。逮乎晚近时代,穷变通久,驾而上之矣,向之所称岐黄之术非尽糟粕,犹不能不略事通融,况疾病流行速于邮传。古语云:"肉骨亦难矣,岂不重哉?"每览院长视疾之时,若己有之,未尝不望风拜倒,不能忘之于怀。固知一医院之创兴,诸同胞得保健,人之啧啧,毋庸予之喋喋懿欤!故略述大意,笔之于册,惟才短学疏,所以写实,其词陋也,世之贤者,尚祈热心于来许。

第三届报告册叙

胡培元

吾邑东管乡之有同义医院,倡议于民国丁巳,迄壬戌春行落成开幕礼,为第三次报告之期。其开诊已在己未八月,成效可观。前以常年经费未充,恐难维持于不敝。兹除建筑费外,又筹巨款为基金,谓非有志者事竟成欤?夫同人之有志于此举已十载矣,一旦而成之,即可垂诸千百世之远,一劳永逸,厥功甚伟。由是子母相权,生生不息,以子金为经常费,而母金依然为不动产。法良意美，此开幕所以迟之又久者，盖有待也。且医院之林立，每在通商大埠，此则必有所凭借而办理较易。乃同义设于乡镇，而一无凭借，在在需款，醵金至如是之巨，计时至如是之速，向非诸同人之竭诚劝导，不遗余力；各善士之慷慨乐输，共襄义举，奚以奏功效哉？是则巍巍医院可与虎蹲金鸡而并峙，蛟川浃水而俱长。至疗养有室，病者易获安全；解剖有方，治者善施妙术，且名医士亦本恻隐之心，有同尽义务之意，故一经诊视，无不力起沉疴，妙手成春，何异华佗再世。吾能不为同人庆而更为斯院望哉？

第四届报告册叙

谢觐虤

在昔周官医师掌医之政，令其下食医疾医疡医各分职以为佐，而疾医岁终书所医治者，以告医师意，此即近今医院报告册所由昉乎？顾医院规制崇闳，凡建置论议与夫图表账略必皆详悉记载，以作报告，非仅治疗之人数已也。东管镇横河堰上之同义医院，创始于丁巳，迄壬戌春日行落成开幕礼，于今为第四期报告矣。院董叶雨庵君乞予一言以为之引。余惟该院经划埒于沪上诸大医院，而册中纪载所谓建置议论与夫图表账略，一一条列，网罗无遗。而分症诊号亦各立一表，以符周官医之职掌，可不谓之详悉矣。同志诸君子披览是册，倘更密运精心，倍殚毅力，以求院基之益备，院费之益充，俾就医者得永永脱苦厄而跻寿宇，斯又乡邦人士所馨香祷祝也已。至其余一切院事，前三期报告册已详哉言之，不复赘。

民国十一年旧历壬戌十二月

第五届报告册叙

倪邦宪

东西各国宗教而外首重医学,故医院之发达,乃蒸蒸而日上。他国无论矣,即以日本言,当医院未设之前,人民死于非命者难偻指计。及医院既立,疾病死亡人数即岁递减少。近代丁氏医学丛书中,曾备载其事,医院之功效,有如此之彰明昭著者。叶君子衡、叶君雨庵、董君杏荪等有鉴于此,乃集合同志,于镇西东管乡横河堰上筹立同义医院,创始于丁巳,落成于壬戌,惨淡经营,盖几费良工心苦矣。今届第五期报告,乞予一言以为之引。予观其规画周详,布置完善,较之甬沪各医院有过之无不及。凡册中所载捐助若干金,收付若干金,医治若干人,井井有条,了如指掌。且院基式廓,内如药剂室、内外科室、男主诊室、养病室、割症间、休憩室,应有尽有。既属位置均宜,而临时防疫所救危命于顷刻,为普济之慈航,尤意至美,法至良也。我乡人士脱苦海而跻寿宇,胥于是乎赖。其造福桑梓也,厥功不綦伟欤?顾兹事体大,肇造其始基,尤宜维持于久远。是在同志诸君子热心毅力,储有基金,譬犹为山九仞,继长增高,庶几彻始彻终,利赖无穷。我桑梓医院之发达,推之即我国医院之发达也,又安见让美于邻邦哉?

第六届报告册叙

胡元钦

以食愈饥,以学愈愚,以医愈病,三者相较,尤以医为最关紧要。何则?无食而饥,人所难堪,然有井上之李或可得之以疗饥焉。不学而愚,世所诟病,然有强壮之身躯尚可补救于万一焉。至若身撄疾病,脱无医以疗治之,则呻吟床褥,剥夺自由,甚至一病不起者往往有之。此所以神农尝百草而巫彭伊挚拟温凉攻补之方,轩辕图明堂而岐伯俞跗参问切望闻之术也。洎乎西瀛各国医学昌明,传血络周行之法者则有哈尔斐,创化学治病之方者则有毕始利,以种痘而避天花者则有直纳,以电气而疗痼疾者则有约翰。此外若真父之于迷蒙舍,仇电之于外科类者,创行新法,特奏奇功者也。尔乃推阐尽致,益复发明,药皆求精,器不苦窳,养病有室,割症有间,诊治、药剂、休憩等事,莫不各有定处。院基式廓,院宇崇闳,经费充盈,基金筹定,如我镇海庄市同义医院者,尤非难能而可贵耶?夫该医院之所以得有今日者,赖有叶君子衡、叶君雨庵、董君杏荪以及诸大善士热心擘画,惨淡经营。始于丁巳,落成于壬戌,迄今已八易寒暑矣。其间成效昭著,有口皆碑,固无待余之赘述。而又仿周官疾医岁终书所医治者,以告医师,医师掌医之政令,总其成而册报于王之意,造报告册多份,分送各界,以昭大公。举凡意见言论图表账略与夫捐资人之芳名等,一一笔之于册,详晰靡遗,非仅治疗之人数已也。今年第六次报告册行将发表,乞予为引,爰志数言,尚祈志士仁人乐善不疲,同登寿宇,是则余所馨香祝祷也已。

民国甲子年十二月

第七届报告册叙

刘炎昶

粤稽周礼,医师终贵十全,迨及宋时;药局既分七所,此殆医院之滥觞欤?厥后推阐愈精,规模愈巨,通都大邑医院如林,独于荒村僻壤间阙焉为憾。镇海大善士叶君子衡、董君杏荪、叶君雨庵、包君凤笙、庄君保衡等有鉴于此,筹集基金常捐以及特捐器械,创设同义医院于庄市横河堰上。庄市一乡镇也,俾乡之人咸获就近医治,不至感跋涉之劳,意至美、法至良也。且也养病有室,割症有间,诊视、药剂、休憩、娱乐等事靡不各有场所,院基式廓,院宇崇闳,药皆精良,器不苦窳,基金筹定,经费充盈,院长、医生各尽厥职,此尤难能而可贵者也。第七年行将办竣,爰仿周官疾医岁终书所医治者以告医师，医师掌医之政令，总其成而册报于王之遗意，举凡言论丰采图表账略以及捐资者之台衔银数，一一笔之于册，报告于众，以昭诚信，岂仅记医治之事与被医治者之人数而已哉。册将付梓，乞余为引，余虽不敏，奚敢缄默，聊志数语，以当楔子。尚希同志诸君同尽义务，同里之人同登寿宇，是则余所私心窃祷者矣。

中华民国乙丑年十二月

第八届报告册叙

李炳先

窃本院创设以来，得邦人士之赞助，惨淡经营，于兹将近十载矣。虽院基已成，而其全功则尚未竟也。盖医之为学，日日新又日新。自电学大昌，占医学上重要之地位，诊断疗治悉以赖之，本院尚未设备也。急性传染病最易蔓延，非建隔离病舍不足以谋公众之康宁，是则其设备亦因陋就简，未臻妥善。本年炳先荷诸君子之盛意，不以菲材忝长斯院，力谋改革，以免贻笑大方。惟就本院经济而言，基本金未达的款，经常费尤虞不敷，致心有余而力不足。本年稍为添置购备，所须已属不赀，更兼物价昂贵，支出陡增，如诊治所及三等病房之津贴，为数颇巨。本年幸承干事长董杏生先生百端筹划，始克有济。惟所虑者则此后之开支因时局之趋势，自必岁有增，必须善其后，以为久恃之计。故于报告册发刊时，先申一言以为之告，深望诸君子慈悲为怀，慨予指导，加以补助，则庶几斯院得以历久而不敝，造福地方为靡有涯矣。

第十一届报告册叙

赵有琛

国有史，邑有志，家有谱，皆所以作统计而资考核者也。本医院创始于民国七年，迄今已有十二年之历史。成绩如何，一披览其逐年之报告册，巨细悉备，朗若列眉，何啻雏形之国史、邑志与家谱乎？惟精神必本于法治，而建设必具其方略。既合群力以策其成，亦委得专任以重其责。历来院务医务悉总其成于院长一人，事殊太繁，责亦不专。民国十八年改订新章，由前院长李炳先先生征得各同志及执监会全体公决专任医务，而以院务委诸董杏荪先生，足征本医院之具体办法，较前似为完密。杏荪先生治事长才誉著遐迩，集捐募之巨款，启版筑之宏规，另辟产科医院，添聘产科医士，为女界造无上幸福，万家生佛，惠泽同沾，义声远播，本医院之荣誉，殆犹方兴而未艾耳。至其组织情形与夫办理成绩，门分类别，悉沿历年旧制具册报告，望我诸同志详加钩稽，锡以指教，幸甚感甚。

第十二届报告册叙

赵有琛

本医院自民国七年创办以来，外由热心同志悉力经营，内由博学医师精心研究，故院务医务皆有蒸蒸日上之势。最初院长为冯君季图，经始擘画，尤尽劳瘁，迄为传之纪念碑焉。继之者为钱君规一，期满辞去。民国十有五年，乃聘李君炳先总揽院务，同时又聘朱君传圻、董君志章分任诊务。炳先、志章、传圻，皆毕业于同济大学而具优等成绩者也。为按历来概况于积存之报告册，病人求诊之数与捐款收入之数，无不逐年激增。宏锡类于群伦，孚誉望于遐迩，本医院前途之发展，不且方兴而未艾乎？李君炳先既经殚心于医术，益复汇集于院务，兼筹并划，心力交瘁，爰提议于第五届第三次之执监会，请以院务委诸董君杏生，己则专任医务。尔时杏生君方从事于扩大计划，筹款建筑新院舍，理繁治剧，锐意进行，因徇李君之请，专聘为医务主任，而推董君为院长，叶雨庵为院监。又以创业必须垂统，由董君杏生，商请叶君琢堂、徐君圣禅及叶君子衡、叶君增寿，本一视同仁之心，为永久维持之计焉。十九年度之经济为数之殆足惊人,建筑也,设置也,活支也,常费也,种种支出,网举目张,详悉报告,具载册中。特捐也,常捐也,动产与不动产也,医务项下之收入也,亦皆具报明晰,朗若列眉。至医务成绩之显著者,诊号有表,分症有表,助产、防疫、种痘等,亦无不类别性质,分科具载。十八年度以前,原名所刊为报告册,汇订成帙,计十有一卷矣。今自十九年度之十二卷起,改题其封面为概览,内容悉如其旧,各项编次蕲仿中山大学国立医院之大略,使院务医务或于相当促进之机会,开一本医院之新纪录。区区之私,幸勿嗤以为河汉。惟匆促从事,亟付剞劂,所编未免凌杂,尚俟明达之锡教,幸举精悉条例以为之纠正云尔。

中华民国二十年四月　日

第十三届报告册叙

同义医院肇始于民国八年,历年具有报告册,而此则为第十三届也。兹值发刊,爰撮述本届大要如左。

本年度收入,各项捐款达二万六千余元。际此内忧外侮交迫之时,幸承诸君子眷念地方公益,踊跃输将,热烈之忱,殊堪钦佩。然以本院经常费之浩大,各种设备之待举,深望源源资助共图其成也。

现代医学日益昌明,医院发达固在意想中。然检阅历届就诊人数,则发展程度尚属幼稚。盖地处乡陬,阻于交通不便,复窒于习尚之相仍,求诊者耗费既巨,时间又不经济,对于医院尚有疑窦。病家每至重症作一尝试,既不能谅解医院方面之苦衷,而徒以取偿过当相诽议。凡此种种皆医院发展无形中之障碍,十余年来如一日,尚望之君子有以补救及指导者。惟以医学之进步,则医院之设备亦应日趋完善,虽僻处乡陬,更宜急起直追,俾得普及也。

医务积进首在得人,前医务主任李炳先君任职六年,于建树医务厥功颇伟,突于本年度之十一月间应青岛之聘,辞职而去,未能挽留。爰聘费昆年博士继任斯职。费博士为慈溪籍，出身于上海同济大学，毕业于德国卫士堡大学，而在德国明星大学得医学博士学位，曾任德奥诸国各大医院要职，学术经验俱极丰富，尤能稔知乡村社会情形，酌理衡情，多所探讨，加惠病黎，造福桑梓固可待矣。自产科医院落成后，规模益行廓大，奈以累累荒冢逼近病房，非特有碍卫生，抑且使病人容易引起悲感，业经呈准县政府由同义掩埋会代行迁葬于海头周路下。该案卷宗颠末悉具，慎重保存，总计荒冢八所，穴数四十有一，绘图编号，参照公墓成式，其窀穸葬费达五百余元。以坏土坍陷低洼潴水之败棺颓椁，一旦登诸爽恺，修筑一新，是亦聊可告慰幽冥焉。

本册之会计部分以民国二十年三月起至二十一年一月止，为一年度，备列岁出入表及各项细账。上年度曾购置上海东有恒路房产及建筑产科医院，原有基金悉数抵充，不敷甚巨，借款达六万两，本年度息金支出数殊不赀。幸此东有恒路房产适有相当受主，乘机出让，照原价得盈一万二千两，移以填补息金，尚有余丈。至产科院捐款，积至本年度计得四万九千余元，足抵造价及加账之数。虽现时亏耗尚巨，而旧有债务均得清偿矣。

历届报告册，对于医药收支均归并于收支项下，本届则列入岁出入表，而将医科收支改为经常费用，以符实在而便稽核，诸希垂教。

第十四届报告册叙

傅玉烈

本医院之以同义命名也，端赖同志诸公见义勇为，各能循名核实耳。历稽十有三次之报告册，胪列常捐、特捐、基金捐，汇总详表，输将踊跃，重拜其赐，达万金者若而人，致千金者若而人，斥百金数十金者若而人，无不录以征信，备记芳名。庆惠泽之群沾，扬仁风于勿替。乃间有洁自韬晦，不欲宣耀其潜德，亦间有转人经募或竟隐没其实惠，而且当代人望与。夫越世先贤，错综序列，忌讳滋多，致为有识者所訾议。兹拟特建纪念亭，镌树碑碣，俾垂永久。本届之报告册，不再赘具此表矣。惟二十一年度所募捐款，无常捐特捐之分，从详记载，有昭信守之必要。虽然，举重自藉众擎，巨室尤求大木。迄年从事建设，积极扩充，岁出岁入足抵其数。盖吾乡父老兄弟，敬献万家生佛之颂，而沐同登仁寿之麻也欤。

理事会成立颂

文明诸国，动尚法治，立法司法，大公无私。今者本院，取法西医，同志会友，厘订条规，更举理事，群策扶持，诸君卓卓，望重一时。定章所列，胥特监司，若者纠正，若者弥补，或图扩充，或稽收支，梓乡利弊，洞悉周知，和衷共济，因时制宜，五辰凝绩，二气延厘，七贤助理，裨益医师。同乡义举，咸沐仁慈，敫部干事，筹募斧资，谨代会友，敢贡颂词。

民国八年十二月旅沪干事部代表全体同志谨颂

各界赠言

民国十一年岁次壬戌三月十一日，本院补行开幕礼，乃蒙各界诸君联翩莅止，曷胜荣幸，并惠赠匾封颂词，满目珠玑，悚惶无既，爰特志之，以矢不忘。

同义医院开幕之喜
术擅岐黄
　　——周封山恭贺

同义医院开幕之吉
是乃仁术

　　　　　　　—— 慈溪金川医院院长陈蕃青

同义医院开幕之喜
痌瘝在抱
　　　　—— 方樵苓敬颂

同义医院开幕志盛
梓里皆春
　　　　—— 周汝磐恭贺

同义医院开幕志盛
惠及桑梓
　　　　—— 王春泉　王茂林同恭贺

同义医院开幕之吉
共跻仁寿
　　　　—— 叶余良　沈开铭敬颂

同义医院开幕之喜
成手成春
　　　　—— 慎康庄王云章同恭贺
　　　　　李春荣拜手

同义医院开幕之喜
院长季图表兄鉴
得心应手
　　　　—— 小弟张锡诚鞠躬谨贺

同义医院开幕志盛

仁寿同登

　　——苏思训恭贺

同义医院开幕之喜

存心济世

　　——李瀛翔谨颂

同义医院开幕之喜

痌瘝乃身

　　——宁波明华银行周子材谨贺

同义医院开幕志盛

慈航普济

　　——刘炎昶恭贺

同义医院开幕之喜

植杏栽桐允称福地

伐毛洗髓遍颂神医

　　——盛鸿涛敬贺

同义医院开幕之喜

权生死之权功参造化

为扁仓立传名传龙门

　　——乌一蝶庄禹梅谨贺

同义医院开幕志喜

院长季图姻兄先生雅鉴

同归殊途中西非异术

义尽仁至内外无间言

　　　—— 小弟张锡尧鞠躬贺

　　　　中华民国十一年三月

同术黡西欧为我国四千载医家所特创

义声振东管开五邑十一区院宇之始基

　　　—— 邑人赵有琛敬题

同义医院开幕之喜

法炙仁针从此黎民无痕疥

杏林橘井于今传世有苏孙

　　　—— 许宝颐王绍荣谨贺

同义医院开幕祝辞

博施拓新基奋起鹏程名符实

诸公抱宏愿叨附骥尾我滋惭

　　　—— 胡元钦林修华同鞠躬

同义医院开幕志喜

科学昌明欧化匡中华不逮

人民强健仁声被桑梓无涯

　　　—— 宁波廷佐医院应廷佐赠

同义医院落成并为季图院长莅院志喜

同类咸康爰集同人建斯院

义声远播群知义士隐于医

　　　　——陆励军芝香甫拜赠

同义医院成立之喜

禽戏扩奇方矧向欧罗巴洲同分流派

羣飞成广厦都道横河堰畔义薄云霄

　　　　——叶氏中兴学校题赠

同义医院成立颂并序

　　学校以迪民，医院以寿民，环瀛诸于此二者，娓娓弗懈，急先务也。我国医学胚胎轩岐，逮乎两汉，淳于意、华佗先后辈出，理脑断肠为解剖术祖。然缙绅先生往往诧为神怪而勿道，学遂失传。自海通以来，欧西医士趾错于途，我国之游学海外者，亦挟其术而归。核其医法与《抱朴子》、《后汉书》所纪淳于、华佗事若合符节，于是前之诧为神怪者，於则视为平淡无奇。而医院之设几遍海内，惟吾邑尚阙如焉。邑中诸士绅有鉴于兹，乃捐己资并募巨款，卜地于横河堰侧，鸠工设院，聘慈水冯君季图为之长。冯君固毕业德医校而邃于斯道者也。院既成，远近就医者日不暇给。而吾校距院较近，就医犹便，其为益岂浅鲜哉？爰据芜词以颂曰："颙颙东管，蛟海之涘，尘市悬壶，矧精方技，二竖煽威，闲乘隙抵，膏肓孰砭，痿躄孰起，觥觥义士，慨解慈囊，延医筑院，规制霤皇，院仿欧式，医尤称良，追踪沪甬，声誉孔扬，落成之期，宾朋戾止，抃舞欢呼，以志厥喜，堰石齿齿，河水汩汩，斯院巍峙，千秋万祀。"

　　　　　　　　中华民国十有一年四月叶氏中兴学校谨上

同义医院开幕之吉颂

　　玄黄剖判,淳朴未漓,睢睢盱盱,咸亨庞禠,乃逮岐黄,民欲日滋,林兰秘笈,爰产其时,薪传代嬗,和华渐稀,西人应运,理沦斯稽,欧风东渐,类起疮痍,礼失求野,补我缺遗,东管之乡,庄市之涯,乃构广厦,乃聘良师,壶中术妙,海外方奇,愿我稚耋,仁寿共跻。

方积钰鞠躬敬颂

同义医院开幕志盛

　　活人之术,肇自轩岐,自是厥后,代有名医。欧风东渐,剖解称奇,通商大埠,各立院基。我国游学,竭虑覃思,得其秘者,讵乏良师,任为司命,济世是资。斯院成立,非一木支,经营缔造,数年于兹,热心同志,公而忘私,维桑与梓,幸福可期,同尽义务,又赖维持,庶几悠久,有口皆碑。

叶成钦谨撰

本院十周纪念叶氏中兴小学颂词

　　横河水迢迢,院宇深峭,医帜高标,看同义字样,捐助热血涌如潮。日月去滔滔,疾如雨丸跳,回溯建筑年华,转瞬十周遥,留得口碑载道。

叶氏中兴小学谨赠

十周纪念追悼故干事董事院长辞

　　维中华民国十八年四月七日,乃镇海同义医院十周纪念兼第五届同志大会之期,院中全体干事部执监会并同志全体职员等谨以香茗鲜花之仪,致祭于故干事董事院长庄云五、包雨塘、庄云章、胡元钦、包大孝、庄鸿来、冯季图诸先生之灵，而致追悼之辞曰：医修短之有数兮，叹过隙之驹光。羌贲志以殁世兮，有功德之流芳。忆兹院之创始兮，历田海与沧桑。溯民八之历史兮，记兹土之荒凉。仅芃芃之黍苗兮，无尺寸之立场。倏基础之成立兮，赖伟力之提倡。既广厦之渠渠兮，藉号召于四方。行博施而济众兮，实嘉惠乎梓乡。经十载之过程兮，博众口之赞扬。论惠泽之溥施兮，弥思遗爱之难忘。惟诸先生或东西两管之耆宿，或沪汉各埠之绅商，或浃江之山斗，或慈水之圭璋，或募资而纠款，或倾囊而输将，或斡旋而扶植，或赞助而匡襄，或怀抱乎宏愿，或术擅乎青囊，或筹谋乎拓展，或致力乎料量。历种种之经过，费节节之平章，类皆攦画矩度，言表行坊，始得规模扩大，院宇堂皇，造枌榆之幸福，著成绩之优良。缅先哲之遗泽，抚召伯之甘棠。奈后先之代谢，望云路而苍茫。同人等瞻先民之典型，燃后死之瓣香，慨功成而身退，听舆诵之泱泱，勉步尘而继武，觉任重而彷徨。兹当十周纪念，会集一堂，追怀前烈，不尽感伤。千岁桥畔，横河堰旁，临风凭吊，歔欷悽怆，想象遗风，山高水长。式凭灵爽，敢沥中藏，灵其不远，来格来尝。尚享。

创设镇海同义医院记

陈廮瑞

自欧化东渐以来，通商大埠西人各立医院，成效卓著。而我国学子出洋专学医科，学成而归，为人除病，常补中医所不及，其效亦不让西医。间或有自立医院或受人聘任，生死肉骨于是乎在。盖医院之设，食宿有所，看护有人，医者按时诊治，给以方药，于贫病者尤为称便。宁波为通商口岸，风气开通亦最早。除西人设立医院外，鄞有公立，慈有保黎，本邑城中亦有公善医院，而乡镇独付阙如。病者辄以道途迢远，阻于方隅，又或病起一时，势难延缓，不及就医，卒至不起，惨孰甚焉。叶君雨庵、包君雨塘、庄君云章，有鉴于此，数年前商诸叶君子衡，发起创办。在沪在乡历次会商，先行组织，同志会友，章程就绪，禀县立案。就水陆交通之处，于庄市镇横河堰地方创设医院，名曰同义，意在救济贫病，以同济桑梓之义务。发起有人，赞助者众，未及期年而捐集至万金。旧岁止共捐集三万余金，购地七亩零，先建院屋前进九楹、左旁五楹以及凿井筑塺，阅七月而工竣，聘慈溪冯季图君为院长。冯君为沪上德医名柏德者之入室弟子。自去年八月初开办，就医者日众，理事会亦成立，而又议决添造西式病房九楹，预计今岁夏秋之间堪以完工，而所费亦万余金。统计购地造屋置办器具药物，不下四万余金，常年费曰四千金。除酌收医药金外，每岁由同志会认捐，以补不足。论者辄谓凡百善举，吾国人士不及泰西之热心，今观同义医院之举，将一雪此言矣。亦更有进者，诸君子既热心于前，尤当坚持于后，是则地方之福，抑亦邦家之荣尔。麐不敏，常随诸君子之后，故泚笔以记之。中华民国九年旧历庚申正月。

医生对于乡间病人之困难

冯宜鹏

鹏不敏，忝长本院寒暑两更，不能为诸君子广布慈善心，辜负殊甚，虽因汲深绠短而其中亦有困难之情形也。鹏初以为凡立医院之困难，首在募款，开办费须若干金，常年费须若干金，有志而无财力者，多不能成，故中国所创立之医院，尚寥若辰星。而本院得诸君子热心慨助，集款已三万有奇，源源而来，经费可致裕如此。鹏所料之困难竟不困难，而不及料之困难已历历见诸目前矣。盖本院地处乡僻，交通阻隔，欲来院求诊者，或因路途辽远，竟不得如其愿，或不远数十里而来，非舟即舆，往返终日。倘所患之症，须经治数次始疗，多因往返不便而中止。病势沉重者，呻吟痛苦，更不耐舆舟之簸荡。更有患急症者，病家匆匆奔告，急忙往救，因窎远故多已不及。间有电话可通处，及命医生命舆赴救，亦有不及救者。诸如此类，以乡间交通之阻隔，而使病者死于非命，时有所闻。此鹏不能为诸君子广布慈善心，实有此种困难之情形也。此种困难之处，鹏不获设法补救，即诸君子亦难代鹏补救，可无论矣。惟尚有困难之端，望诸君子代向病人随时开导。盖乡间风气初开，对于西法疗治时形恐惧，且言各种西药多含毒质，不及中药之王道，不知神农本草药仅百味，而水银阳起石等列诸中品，何曾言毒。及至李氏纲目牛溲马勃广为收罗，而大毒微毒之说亦起。统之用得其宜，信石亦堪治病；用失其当，人参每至杀人，中西用药，岂有二理？况近三十年来，泰西科学进步，理化愈精，深究各药之成分，穷察药品之效用，先试诸兽类，渐用以疗人，经千百人之经验而后载之于书，各药用法均有规定，所服分量，长幼有别，男女亦殊。凡治疗所用名曰疗量（此译名），重者可达极量（译名），过此即为毒量（译名），再过即为死量（译名），较之中国古方服方寸匕及今之任意填写几钱几分者，大有区别，此西药可服之说，诸君子可向病人一言也。更有患外症者，怖开剖与流血之痛苦，以为西药草菅人命。不知岐伯神砭肌肤深入，华佗疗毒刮骨有声，古时中医早精剖割，特失传耳。泰西自发明蒙药以来，迄今已历七十余年，发明麻药以来，迄今已历五十余年。凡遇割症，小者用麻药，麻痹局部之神经，大者用蒙药，麻痹全身之知觉。虽剖肠刖股毫无痛苦，此西药独超之技术，实可补中医所不及。诸君子见恐怖者，亦当开导之。或谓西医只可治外症不治之内病，此说更当破解。中医所谓内病者分内因、外因，内因之病首重劳瘵，外因之病莫如伤寒，而西法治劳症除各种疗法外而最注重者保其脾胃。考之中医治法，以二阳之病起于胃，至传入风消息奔时，尚用归脾汤救之，其注重亦在脾胃。仲景论伤寒，虽于西法少异，苟真能于郑声谵语中辨虚实，断不敢妄投大承气汤。而西医之验血验肠别有标本，当要紧关头不敢妄投泻剂者，其意亦与中医同也，余病均可类推。鹏不敏，有此各种隔膜之处，即生种种困难，以致不能为诸君子广布慈善之心。今乞诸君子遇有以上各种之病人，善为开导，鹏实幸甚。

传染病浅说

周景韩

传染病者即一人染之而传十，十人染之而传百，迟则数世，速则兼旬，而推及于千万人之病也。自显微镜发明，传染病之真形始现。盖病因乃平常目力所不及见之微生虫，虫随饮食之利便，衣服之濡染，器具之接触，空气之播荡，以由病者达于健者之身，而健者病矣。交通便利之区，传染病之进行亦猛。故国际间设有防疫条例，良有鉴于传染病为害之至烈，而对付之法未有不防其先而能善其后者，此预防手续之所以不厌其苛也。国内卫生不修，疫症频闻，死亡之率，难以确计，而不致靡有孑遗者亦自有故。盖传染病种类不一，其传染之难易亦各殊，而吾人肉体之御病力之各异也。设有二医士焉，一治鼠疫，一治霍乱，霍乱者无恙而治，鼠疫者以身殉此，因传染病种类之不一，而传染之难易亦因之各殊也。况乎一人之御病力前后又不相同，一种之传染病今昔之传染力有别。以传染病为害虽烈，要不皆能于俄顷之际尽人而病之，此乃吾人之幸而不可视以为例者也。何则？防病犹之防敌也，敌不必尽日来犯，而不能无一日之犯，病不必尽人传染，而不能无偶或之传。此敌防病防之所以不应有片刻之废弛也。内地医院创立未久，欲将内外各科病人分室诊治已费经营，而对于易传之症非有隔离诊治室不可者更形不易。盖所谓隔离室者，非另一室而已，必也与平常人毫无接触机会，而医士等进出之际必有更衣所与消毒所，以免病体微菌随医生以间接传及旁人。其为备诚周且密，所谓有终身之忧而后无一朝之患者，愈于传染病见之。目前诊治所集男女长幼于一堂，设有易传之症，如猩红热等，至其危险，何可胜言。医士之拒该项病人于院门之外，实非苛也，良有以也。乡农不谅，致有烦言，诚为医院设备未周，实无可如何之事。夫以治疗之所而成传染之地，智者不为；以广施之场而有向隅之客，仁者不忍。任劳任怨，职权原属医士；以经以营，鼎力端赖群公。大规模之建设，实乡人与医士所共盼祷焉。

中西医术之管见

董佑栻

医非小道，古今中外一也。我国之医由来已久，神农尝草味，伊尹著汤经，上溯黄岐，书传灵素，载稽周礼，医属天官，下逮孙思邈、刘河间辈，导其源而畅其流，历四千余祀之研求，穷变通久，要皆归诸平淡，不尚新奇者也。至若西洋医学于我国周贞定王时，有希布可拉第司者，埃及人也，著书六十余种，而医学始开新纪元矣。厥后推阐弥精，医学大明。日本医学自许浚纂《东医宝鉴》一书，内容粗陋，不及我国，近亦效法西医，力求改善。观其所译著各书，图说详明，法理精通，始叹其进步之速矣。虽然中医优于理而遁诸虚，西医长于法而泥诸实，必须互相考证，互相变通，庶几近之。兹特举其荦荦数大端而叙述之，以觇医学之功用焉。一曰诊脉，按我国论脉之书，如扁鹊《难经》首言脉法，仲景《伤寒论》中则立平脉辨脉二法表。西晋太医令王叔和《脉经》列脉二十有四，六朝高阳生《七言脉诀》有七表八里九道之殊。明李濒湖《脉学》增入数散二脉，补以革之一脉为二十七脉。清李延是复增以疾之一脉，余燕峰又增以大小二脉，合为三十脉矣。总之脉象虽繁，终须以举按寻三字为秘诀，上下来去至止六字为范围。今西医则代以脉表，似于春弦夏洪秋毛冬石之平脉、屋漏解索雀啄循刀之怪脉等犹能一一辨明，此诊脉之大较也。一曰辨症，按我国治病之书，以《素问》《灵枢》为主，其次则张仲景《伤寒》《金匮》又为群医之祖，其于病形转变因症施治诸法详晰靡遗。若西人之内科新说及内科全书，亦能考证精详，申明古义。此外妇科、儿科另有专书，无不剖别详细，此辨症之大较也。一曰方药，按我国古方鲜有流传。至汉张仲景专以方药治病，始有经方，其后如孙思邈有《千金翼方》，王焘有《外台秘要》，而方书盛矣。至于药品之书，向以《神农本草》为宗。洎明李时珍《本草纲目》出，则有药品二千余种，可谓集大成矣。若西医则有《万国药方》《西药大成》诸书，或则按病注药，按药配方，或则详其形性功用，道其泡制服数,亦甚详且备矣,此方药之大较也。一曰器械,按我国外治之器,则有刀针之属,然不若西医器械之精良,例如刺割所用者,有自开钳、曲铰剪等,皆精巧绝伦,利于用矣。其尤奇者,如哪啰万迷药,使病者昏迷,易于施治。嗣有法医罗以司者易以光学之法,令人昏睡沉迷,治之较易。又中医诊病必视舌苔,西医则置寒暑表于口内腋中,测其温度,即知病之寒热,毫厘无爽。此外有听肺筒、测喉镜等,皆能声入心通,纤微毕现,此器械之大较也。一曰割症,按我国针灸之方,即西医割症之祖,灵素言针可去血络之邪,即西医放血之理也。内经刺法九变十二节,即西医割症之分类别法也。此割症之大较也。综上所述,法虽异,理则同,神而化之,存乎其人。苟能洞明全体,精研格致,则西医之长诚有中医所不能几及者。医乎!医乎!其于天地好生之德,古圣慎疾之心隐相符合乎,小道云乎哉?

医院与人生

叶善定

庄市同义医院创始以来,业经二十载。当事者之勤奋,赞助者之同情,院务蒸蒸日上。善定叨在桑梓,此纪念刊物将行出版前,主编者之督促,请一言以为跋。余谓医院与人生关系密切,徒以迷信之说不科学之观感,尚有少数同胞持以怀疑心理,影响于院务之发展。用特略为解说,以见科学方式治病之一般。

欲灌输大众卫生智识,必须设法使大众明了医院之组织,治病之学理,病源之发生,生理之机构,细菌之传播与乎免疫之常识。盖医院虽为疗病之处所,然上医治未病,亦如警察不重于捕盗而防制盗贼之发生;兵家治兵于常时,不以临城读兵书之为智也。故预防病疫之袭人,为医者必行之职务,尤以乡间之医院为然。乡村之间,广袤地域之中人口繁多,尤以贤愚不一,阻梗科学事业之为甚,如风水之堪舆作用、巫医之信口开河、尼僧之说有言无、乡妇之信鬼信神，苟不设法予以事实之上证明，万难使一般人民信任科学医药，而日逐于迷信浑泥之中不能自拔，其影响民族自新之前途、国民康健之增进，自属甚巨。余以为同义医院自董杏生先生努力经营以后，基础已凑稳定，此后当责任院中负责当局，建设民众信任科学医药之心理为主要目标，仅为计划刍议如后：

（一）人身生理展览会

数千年来，依据铜人图为蓝本之生理组织，错误时出。前清时有《医林改错》一书已稍有改进，然近日中医仍不甚信任其说，以为古人之书如同经典不可或易，此种见解顽固错误牢不可破。其唯一方法，惟有利用路毙乞丐、刑死监犯，呈请县政府备案，将尸体搬入院中，用药水消毒，将内部各种脏器骨骼细胞血液皮肤筋肉脑髓分别标本陈列。院内加以说明二种：一种粗浅者，使普通病家一目了然；一种详尽者，使学校学生、全邑中医延请来院详为解说，使其浏览无遗。另用尸体一具，解剖外层，使肺在何处究有几叶，肝在何处究有几瓣，心在何处，胃在何处，肠有几种，男女生殖器官分别如何，骨骼之组织连络如何，产妇之生理如何，公开陈列。俟布置完备，定期星期日或假日，函约学校当局行政机关乡里士绅等，略备茶点或酒菜，来院参观。此举可使乡里人士明了关切个人康健基础之智识，打破数千年来重重迷信之旧学说，其裨益于院务之发展，人民科学思想之进步，学校教育之补助当匪浅鲜。但须注意者，主办院长必须躬任其责，不辞劳瘁，尤须引起参观者测验身体，如血压、目力、体力、握力、呼吸量、体重、身长等，印成一张，测验后题注测量成绩于其上。如厌尸体标本不足以表示明了清楚时，两壁可挂置生理解剖图加以说明，令参观者一相对照便知端的。如时间允许，更可制成关于人身生理二大部分之统计与图画，其第一部分为世界各种人类之体格，其二为人类自元始至今之体格变迁，当更有效益。

（二）卫生展览会

生理展览会举行后，择夏季疫瘟将萌之先，当举行卫生展览会一次。

其内容可包括：

1. 病源之发生，如微生物细菌之传染情形，血液变质之实验，各种寄生虫之标本，本乡病疡最多之种类及其处置之方法，使阅者确知病源之发生决不在乎阳升阴亏、火旺水竭木枯土薄金弱、三焦不和等假拟理想，而有真实之病源存在。

2. 药剂之功用理解，如消毒，为之实验药入人身之后之反应，中西药物精粗之比较，效力之比较，制造之比较，配合之比较，药物对症与不对症之要点等详为解说。

3. 预防方法之指示，疫疠如天花可种牛痘，霍乱、痢疾、伤寒之注射防疫苗，在居宅四周之清洁，扑杀蚊子孑孓以防疟疾，驱除苍蝇以防危险之传染病，他如瘰疬之调治、沙眼之防护、蛀牙之早期治疗等，皆示以画图及说明。

4. 养生方法、寿生之道、求仙之术，尽人所欲，然求之不得其道，反无益而有损，故养生之道尚焉必也。早起早眠，节食节饮，多事劳作，少作无益之娱乐，旷神怡情，家常之间，真善真美，居宅四周不在富丽，只求粗雅，环境幽适。展览之时当图造道士炼丹、秦始皇遣使东海求仙、汉帝承露等之迷信无意识之作为图案，复画今日科学卫生方法之衣食起居、必使合乎当地之情况之科学合理的生活图表。更有进者，余之所谓养生长寿，决非固执于刻板之学理。盖乡村之间亦有不知科学卫生诸法而得长命者，但此种长命自有暗合于学理之处，如终身蔬食、恬淡寡欲、勤劳有节、微病即医、志尚高洁等。吾人当延请乡里年长者，请其指示个人生活状态，或不喜多言者当数访其家庭，视察其所以长命之道，以为指示一般人民之资料。必使乡里人士或外埠学者一次来院参观，参观之后，深感本院别有胜人之处，使其永久拥护本院，赞助本院。

（三）食物营养展览会

日常以维持生命者，厥惟食物，惟食之支配，则大有研究之价值。虽青菜淡饭，自有益人之处，而甘脆肥秾用之不得其法，亦不能收营养之效。何故？烹调不时，生熟异度，又所谓维他命者因油煎烩熬损失逃亡，不惟无补于营养，抑且有害于胃肠，故富舒之家未必身壮力健，而穷平之家，反得康强之道也。其故虽不一，而关系食物，自有分析讨论之必要，故食物营养展览会亦必一举行也。分述如后：

1. 脂肪质食物，如各种禽兽之肉，各种之鱼，分门别类，指示其含量之多寡，蒸调之方法，寄生虫及细菌存在之检查之方法，过煮过生之害与利。市场购置之鉴别，大而至于市场管理之制度，公共买卖之限制。尤在传染发生之时，施行积极肉食品管理，与警察署合作，以求平民之安全。此种宣示使参观者得确知卫生食品之所以然，胸有成竹，将来国家施行食物卫生管理法时，当节省不少之阻碍也。

2. 碳水化合物之食品，如淀粉质糖类、植物甘类等，即米、麦、豆、番薯、芋芳等之属，求其营养成分之多寡，如番薯代米麦，使战时食物充实而效力功用相等，维他命含量之多寡关系各部分生长之促进，人身热量需求之数量与生活之关系，令阅者知每日生活中食物之意义，得更深一步之知觉。

3. 蛋白质食物，分荤素两种，素者为豆类氮素食物，如黄豆、豆腐、豆乳、豆腐干衣、扁豆、蚕豆等，荤类如鸡卵、鱼肉之类，公开陈列其种数，随主办者之搜罗，尤须标明蛋白质对于身体组织上之效用。

4. 维他命叶绿素食物，食物除蛋白质碳水化合物脂肪质之外，尚有目不能见之维他命存在，维他命在医学上业已引用者为 ABB_1CDE 六种，各有其特性。人生若缺乏某种维他命即有显著之病症发见，如脚气之缺乏维他命 B，软骨病之缺乏维他命 D 与败血症之缺乏维他命 C 等，此种多数之患者，给以化学制成之维他命药物，往往能对症而愈，非常灵效。叶绿素富有铁质，功能生血。此种说明，可使乡人知今日科学化医药对康健为确有关系，如能利用动物，如兔、狗等属，减少供给某种维他命，以其结果为标本，当尤能使阅者感觉兴趣也。

5. 无机盐类，对于人生亦有莫大之关系，如钙、磷、铁、硫、钾等，何者对于人身生活之需求与何种食物富有某种无机盐类,故若人身少血,补以铁质食物,神经衰弱予以磷质食物,骨佝偻多食钙质食物,身体皮肤多疮疖则食含硫钾等食物,可多制标本与说明,使来阅者一目了然。

综上所述,如能确实行之,乡人对于医院之信仰必能猛进,医院对于乡村教育,亦得尽其高尚之责任。鄙意以为此种办法最为确实实际而有效,比登广告贴招纸为有意义。

吾人既得乡里之信仰矣,然后当可增高诊资。盖乡人来院求治多不远数十里而来者,决不计诊资之多寡,诊资太低反使失其信仰心。鄙意以为每日设完全免费号三十名,其余则诊资最低为六角,最高为二元,药物注射费、手术费另计。其中免费三十号则连药资药瓶一齐赠给,惟三十号之免费由院董之介绍,证明其确为赤贫者为限,如此则医院之信誉既佳而贫病者亦得天旱之甘霖。盖有钱者之得病决不估量诊金之多寡,即一次诊金为十元、二十元亦决不吝,而赤贫者虽请其出药资五角或一元亦觉囊空如洗之为难也。信能如此,一方面收入增加,可减轻院董之负担,一方面贫病真可治病,颂功德于无量。惟三十号之定额决非标准,当视门诊数多少为比例,门诊如为一百号以上者,始可此数。若门诊为五十号则为十五号已足,盖适为百分之三十为准也。

住院病人亦可视当地情形之需要,略为更改。其住院费必使来院者贫富老幼皆觉满意,因富有者惟知舒服,而贫病者亦知舒服,故当酌量其贫富之所欲而适量待遇之。

医者意也,运用之妙存乎一心。某种疾病有药物不能治疗者,惟信仰心可使其愈。盖最近医学除发明最有效之药物与精良之器械而外,尚有下列之自然治病:

甲,有良好之空气。

乙,亲近太阳之光线。

丙,有一定之休息。

丁,常宜运动劳作,每星期使出大汗一次。

戊,利用清洁之水。

己,庖厨卫生。

庚,不过暖,不过冷。

辛,恬淡寡欲。

3. 公文批示

镇海县知事公署布告第四十六号

案据公民发起人叶贻铨、虞和德、宋炜臣、戴显运、董杏荪、谢天赐、庄锦荣、庄保衡、叶贻钰、钱德惠、庄谦孚、包大德、包绪衡、叶成钦,赞成人朱忠煜等一百三十八人,呈为创设医院嘉惠病者乞赐给示晓喻严禁阻挠事。窃查医院之设,所以利济贫病,救治疾苦,不但意美法良,实为莫大之义举。考近数十年来,通商大埠西人均各立有医院,成效卓著,而内地亦多仿办者。就宁属言,鄞有公立医院,慈有保黎医院,吾邑城中亦有公善医院,已著成效,惟乡间尚付阙如。公民等爰集同志,捐募万金,就镇邑东管乡横河堰地方,创设医院一所,名曰同义,取同尽桑梓义务之意。该处水陆交通极为便利,现正鸠工庀材,从事兴筑。第恐无知者藉端阻挠,不法者造谣生事,有碍进行,为此备情具陈并呈送章程一份,公叩钧鉴俯赐出示晓喻并严禁阻挠生事,以全义举,实为德便,谨呈,计呈送章程一份等因。据此,该公民等募集巨款,在本县东管乡横河堰地方,创设同义医院,本胞与之怀,兴利济之业。本知事良深嘉佩,除批示并准备案外,合行布告,为此示仰地方人民一体知悉。须知创设医院所以救急痛而登仁寿,凡在人民,皆当体缔造者之苦心,共相爱护。倘有无知之徒藉端阻挠,或造谣生事,一经查实,定即拘案,重惩不贷,其各凛遵毋违。切切。特布。中华民国八年五月十三日。

县知事洪锡范

宁台镇守使署兼宁台戒严正司令部布告第六号

　　为给示保护事，案据镇海同义医院发起人叶贻铨、虞和德等呈称，窃公民等世居镇乡，对于地方公益，如学校、消防保卫等事，均次第修举，筹资合办，惟医院未设，引为缺憾。查医院之设，所以利济贫病救治疾苦，数十年来，通商大埠西人均有设立，而内地亦间有仿办。就宁属言，鄞有公立，慈有保黎，吾邑城中亦有公善医院，乡间尚付阙如。公民等爰集同志，募集基金，经营三载，略有成数。兹就本邑庄市镇东首横河堰地方，创设医院一所，名曰同义，取同乡尚义之意。其房舍经始于今年春初，落成于秋日。延聘毕业德医冯君季图为院长，八月间开始诊治。地当水陆交通，贫病不取资金，数月以来，医者得手，病者称心，道路传闻，远近悦服，业经呈明县知事出示保护，严禁地方痞棍滋扰在案。因思军界独立，外来军士或因言语不通动致误会，非镇军准予给示，不足以昭慎重而保安宁，为此缮具公呈并送章程一份，公叩钧鉴俯赐察核给示保护以维义举等情并附呈章程一份前来。据此，该公民等关切桑梓，创此善举，慕当仁不让之义，本博施济众之怀，热肠毅力，良深钦佩。所有呈请给示保护之处，自应照准，俾资策进。为此出示，仰军警等一体知悉，务各协力保护，以维善举。切切。此布。

中华民国九年一月四日

镇守使兼正司令官王宾

民国十八年浙江省新政视察员李炳垣
报告镇海县公共卫生事项

　　查镇海县公共卫生事项办理较有成效者，当以城区、庄市及大碶市、龙山数处及江南之小港、芦江各村。余尚未能积极进行，其不讲卫生之尤甚者厥惟蟹浦，柴桥次之。视察员到各该地方视察，见道路污秽，垃圾堆积,粪坑便缸罗列路旁,沟渠不通,积浸污水,死畜腐物浮沉其间。公安警察视若无睹,并不干涉取缔,当地村里长副亦以公安局职责所在尚不知理,彼等龌龊成性之乡村人民更无自动整洁之想,故彼此苟且相安,对于妨碍地方公共卫生事项绝不过问。至城区各街道多有清道夫、垃圾箱,惟偏僻小巷尚不能普遍,仍有乱积垃圾之处。独庄市、龙山及小港、芦江各村视见道路清洁平整,路旁粪坑亦多迁移,或改门户,或装门扇,其间民众亦多自动讲究卫生。其中最令人钦仰者,厥惟庄市之同义医院,由该处商人董杏荪等集资创建。据该院长李炳先(山东人,同济医科大学毕业生)称说,该建筑费十二万余元、常年费二万余元,皆由董某等捐募。院中设备极为完美,房舍清洁,我国所办医院,求之浙省各县中,当无出其右者。此外蟹浦之葆和医院、柴桥之芦江医院远不及之,即城区之公善、同泽、回春三医院亦多欠完备也。

镇海县政府布告第一三七号

为布告事,案据同义医院执监委员会呈称,窃敝院围墙之内除原有房屋及新筑者外,悉行辟为园林,空气清旷,冀合卫生。民国十六年间,院之西首荒冢累累,既甚有碍瞻观,且致惹人以悲感,实为医院中必应免除之要点。曾经呈请郑前县长示谕限期迁葬,逾限未迁或系孤冢,均有就地同义掩埋会代行迁葬。此外尚有荒冢八所敝处于新院舍附近(附阅简图),当以新有建筑未经确定,故仅迁丛葬之冢而未及此。今则逼近病房,杂厕榛莽,碍目殊甚,且于现在建筑大有妨碍,恳准援照旧案,迅予颁发布告,限于本年清明后两阅月内,由该冢亲属向敝院酌取相当葬费,自行迁让。如其逾限不迁,并请饬令同义掩埋会尽数迁葬于义冢公地,俾敝医院得于卫生要点免除障碍等情前来。据此,卷查此案,经郑前县长出示有案。兹据前情,除批示外,合行布告,仰该处民众一体知悉。须知医院之旁荒冢杂厕,不特有碍观瞻且妨卫生,自经此次布告之后,务速依限迁让, 如再逾限, 即饬掩埋会代为迁葬, 以重公众卫生, 勿谓言之不预也。此布。

中华民国二十年四月七日　县长曹伯权

镇海同义医院限期搬迁无主坟墓通告

本医院现正兴工建设, 所有围墙范围以内尚有荒冢多处, 皆碍工程进行, 非但有妨卫生, 且使病人触目惊心, 遍招无主领认, 不得已呈请县政府颁示限期两个月迁葬外, 届时如仍无人前来认领, 即由同义掩埋会代为迁埋。深恐或有后裔旅外未知, 为郑重计, 除由县政府出示张贴四近外, 特再登报声明, 若有主者, 期前务祈前来领迁, 幸勿自误为要。

中华民国二十年四月二十三日

镇海县政府批

同义医院执监委员会, 呈一件请饬同义掩埋会拆迁逾限之荒冢以便建筑由, 呈悉, 候令行第一区区长转饬该掩埋会另觅相当地点, 克日妥为埋葬, 此批。

县长曹伯权
中华民国二十年七月二十日

镇海县第一区区公所公函第五二号

迳复者, 准贵院函询前同义掩埋会呈请转请核示拆迁贵院墙内孤冢有否批覆等由, 准此。查此案前据该掩埋会呈请转请核示前来, 即经备文转请核示在案。嗣奉县政府指令敝所呈一件转请核示拆迁同义医院之荒冢办法由, 开呈悉, 仰即转饬同义掩埋会依照议决案, 函请同义医院

设法拆迁可也。此令等因。奉此，业已转饬该掩埋会依照议决案，函请贵院设法拆迁矣。准兹前由，相应函复，即希查照为荷。此致

同义医院

区长朱一彰七月二十八日

镇海县政府布告第二十九号

为布告事，案据同义医院呈称，窃敝医院推广建筑，深受墙内孤冢障碍，曾经呈请钧府准援民国十六年旧例，令饬同义掩埋会拆迁等情在案。嗣由该掩埋会呈请核示，旋由一区公所第五二号公函内略开，嗣奉县政府指令敝所呈一件转请核示拆迁同义医院内之荒冢办法由，内开呈悉，仰即转饬同义掩埋会依照议决案，函请同义医院设法拆迁可也，此令等因。奉此，敝医院以拆迁荒冢，诚恐或有无知乡氓突出阻挠，故为慎重起见，事前呈明请准饬令同义掩埋会拆迁。兹又谨遵明谕，定九月十日先由敝医院将该荒冢拆去，一面再由该掩埋会妥为迁葬，但恳钧府重颁布告，并请再为令饬该掩埋会届期即为迁葬，一面迅予令饬庄市公安分局派员前来监督，俾得于九月十日如期动工，敝医院急于推广建筑免此障碍等情前来。据此，卷查此案，前据该饬呈请到县，即经布告限期迁葬，逾限饬同义掩埋会代为埋葬在案。兹据前情，除指令并分别转饬届期派警督拆暨妥为迁葬外，合行布告，仰该处民众一体知悉，毋得阻挠。此布。

中华民国二十年八月二十二日

镇海县政府指令第一八一号

令同义医院，呈一件为拆迁荒冢请布告并分饬派员督拆掩埋由，呈悉，准予布告并分别转饬届期派警督查暨妥为迁葬，布告随发，仰即查收张贴。此令。

　　计发布告一道

　　　　　　　中华民国二十年八月二十三日　县长郑瑜

致庄市公安分局公函

　　迳启者，敝医院内计有孤冢八所，曾经呈请县府准予拆迁并蒙贵局长承命莅院检视在案。九月八日动工之前，将此八所孤冢编为甲乙丙丁戊己庚辛八个总号，又于八个总号内编为廿个分号，至其穴数每个分号多寡不等，计共四十一穴（另绘详图附奉呈核）。该孤冢年代久远，棺椁倾陷，一经拆开，则见第五分号尸骨尚全，余皆残缺，只能在土石中检得若干，或并无从检得。敝医院列按分号，每穴各具一棺，以为收殓，至九月十日一律拆齐。当即函请同义掩埋会派工运去。该同义掩埋会即勘定海头周路下为墓地，招工承办，迭邀敝医院派人视察，兹于十月三十一日安葬告竣，各棺按号排定，查对无误。当有贵局周巡长在场，检察各穴均以砖砌，内外敷石灰，墓前立石，署各分号。敝医院拆迁此八所孤冢业已告竣，理合具函详请为报，转县府准予销案，实为公便，此致

庄市公安分局局长何

　　　　　　　　同义医院执监委员会　常务赵有笙
　　　　　　　　附奉图一纸　二十年十一月六日

镇海县政府庄市公安分局分函

　　书悉，贵院拆迁孤冢及埋葬各节办理妥善，准予据情转呈县府销案可也，此覆

　　镇海同义医院查照

　　　　　　　中华民国二十年十一月七日　局长何缉生

4. 各种章则

总　程

按本院成立之初，定有同志会章程及医院章程二种，为本章程之蓝本。当时除同志会外，有董事会及理事会之规定为本院执行机关，而医院章程即为现在之医务规则。洎十一年始订定较为完备之总章，包涵一切，以后经十二年二月十九日、十六年三月、十七年三月、十九年一月十二日及廿二年十月廿二日等五次修正，本总章乃廿二年修正者也，至于医务规则载廿七年报告栏不赘。

编者附志

第一章　总纲

第一条　本医院由同志组织而成，定名为镇海同义医院，以示同尽义务之意。

第二条　本医院院址在镇海第一区下甲乡横河堰。

第三条　本医院宗旨为谋保持公众之健康并予贫病者相当之救济。

第二章　办法

第四条　本医院采用新医学诊治疾病，提倡新法助产，其医务规则另定之。

第五条　本医院对于贫病者赠药并得免费留院医治（三等病房为限），惟为限制计另订赠药及免费留院医治条例。

第六条　本医院对于急性传染病发生时，得经执监委员会之议决，另设治疫所。

第七条　本医院备有优先券，得享提前诊治之权利，由医务开始时分赠券十张。

甲　执监委员、经济总监、基金保管委员、会计主任每人年赠券十张。

乙　名誉董事每人年赠券十张。

丙　特别名誉董事每人年赠券廿张。

丁　凡年输常捐五元以上者,每人年赠券两张,十元者加一张,二十元者加二张,五十元者赠六张,百元以上者赠十张。

第八条　本医院休假日期另布之。

第三章　组织及职权

第九条　本医院以同志大会为最高权力机关,产生执监委员并经济总监,复由执监委员会征经济总监之同意,聘请院长,推举会计主任。其医师、司药员、看护、会计、庶务及一切员役,概由院长任免之。前项医师之任免须征执监委员会之同意,会计员之任免须征会计主任之同意。

第一〇条　凡为本医院募捐达百元以上者,均为同志,凡同志得享下列权利:

甲　同志具有选举权及被选举权。

乙　同志对于本医院进行建设改革管理各事宜,均得随时向执监委员会提出建议书。

丙　同志募捐达千元以上者推称为名誉董事,达五千元以上者推称为特别名誉董事,并悬设其肖像以资敬仰。

丁　凡募助未达百元者,亦得成为同志,但仅有选举权,迨后满足百元方有被选举权。

第一一条　同志大会每三周年举行一次,其职权如下:

甲　选举执行委员、监察委员、经济总监。

乙　审核本医院收支及预决算。

丙　会议各同志关于本医院扩充改良之建议书并得委托执监委员代行决议。

丁　追认及增删执监委员会之各项议决事项。

第一二条　执监委员会之执行部互选常务一人主持会务，又选总务股三人，经济股二人，文牍股一人。其会务如下：

甲　议决同志大会之未决事件。

乙　代理同志大会补选经济总监。

丙　选举基金保管委员会委员。

丁　议决本院各部收支预决算。

戊　议决各种规则及修正章程。

己　协同院长关于重要职员之任免。

庚　接受同志建议事件。

辛　其它关于本院一切重要事件。

第一三条　同志大会及执监委员会之议事细则，另定之。

第一四条　监察委员遇院内各部办事有所失当，得随时提出纠正，每逢执监委员会时，须负责报告本医院之收支账目，遇开同志大会时亦须作同样之报告，关于各项簿据经审查后须签名盖章以昭慎重。

第一五条　经济总监统核本医院一切经济并筹划之。

第一六条　经常费维护委员会委员由经济总监聘请维护本院经济。

第一七条　基金保管委员专司基金保管及存放事宜。

第一八条　会计主任由执监委员会公选之，稽核院中一切收支，凡院中应付支票负责盖章，会同院长编制预决算，并每于会计年度终了时编制收支报告等项。

第一九条　以上执监委员、经济总监、基金保管委员、会计主任均为名誉职，任期一律三年，得连选连任。

第二十条　院长由执监委员会聘任之，统理全院一切事务，负责执行同志大会及执监委员会之议决事项，会同会计主任编造预决算并得提案出席于执监会议。

第二一条　医务主任由院长兼任之，统辖院内关于医务设施改良整顿，并每于医务终了期间编制医务报告，统划全年度诊治状况。

第四章　集会

第二二条　本医院各项会议分定期会与临时会,为特别事故得临时召集外,其余之定期会议规定如下:

甲　同志大会,每三年四月间开常会一次。

乙　执监委员会,每年三、六、九、十二月开常会一次。

丙　职员会,院内职员每季开会一次,讨论关于院内应行职务并执监委员会决议案之执行方法。

第二三条　前项之同志大会由执监委员会召集,执监会由常务召集,职员会由院长召集。

第五章　选举

第二四条　选举名额规定如下:

甲　执行委员七人,候补二人。

乙　监察委员二人,候补一人。

丙　经济总监一人,候补一人。

丁　基金保管委员五人,候补一人。

第二五条　选举用联记名式,选举人亦自书姓名,得票最多者为当选,次多数为候补,选举票于发同志大会通知书时附发。

第六章　经济

第二六条　本医院之经费,悉由同志热心捐输经募并由经济总监之筹划而来,其支配如下:

甲　巨数捐款除建筑外,作为基本金,以其子息作为经常费用。

乙　续募特捐充临时费用,或补贴常费。

丙　常捐悉充经常费用。

第二七条　预算决算由院长会同会计主任编制,移交执监会审核议决之。

第二八条　会计年度以每年医务开始日起至终了日止为一年度。

第七章　附则

第二九条　本章程如有未尽完美之处,经执监委员会议诀得修正之。

同志大会会议规则

一　本会根据章程第三章第十一条之规定办理之。

二　同志到会向签到处签名,然后入会场,各就席次,不得紊乱。

三　公推临时主席后,由主席将编订议题逐条付议,经讨论完毕,由主席付表决。

四　本会开会须有出席者过半数之同意,方可议决。

五　对于提议事项有所讨论得就席次起立发言,但不得涉及议题范围以外之事。

六　他人发言未毕时,不得僭越讨论。

七　主席认为应付表决不得再行发言。

八　表决用起立或举手法,于计数未清之前不得变更其举动。

九　表决后到会者不得发生异议。

十　第一题表决后始行讨论第二题,未列入议题之事不得提议,待议题完毕时再行口头动议。

十一　议决事件由临时书记载入会议录,由主席签字或盖印。

十二　本规则如有未尽妥善之处得于大会时议决修正之。

执监委员会会议规则

一　本会遵照本章程第三章第十二条之规定办理之。

二　本会开会须有过半数之出席方可开议,出席者三分之二以上之同意方可议决。

三　本会开会时院长院监亦得列席陈述所见,但不列议决之数,如涉及院长院监事项应即离席。

四　本会开会时以常务委员为主席，由主席将编订议题逐条付议，如常务缺席时得推一人为临时主席。

五　本会开会由院中编订应议事件或临时口头动议为议题，开议时由主席付会宣议。

六　本会开会时只讨论议题范围以内之事，一事未毕不得议及他事，并会议未终时不得自由离席。

七　执监委员列席者如欲发言，须俟先一人言毕，其次方可发言，但监察不在表决之数。

八　执监委员如有特别事故不能到会，须先期备函请假，或派代表赴会亦须备函介绍。

九　本会会议时期得有常务委员照章酌定之。

十　本会议诀事件由书记载入会议录，由主席签字或盖印。

十一　本会议决事件如有疑难执行时，经院长院监声叙理由，得于下次开会时复议之。

十二　本规则如有未尽妥善之处，经本会之议决得修正之。

办事规则

第一条　院长执掌全院事务。

第二条　医务主任、事务主任、会计主任均由院长征询执监委员会同意聘任之。

第三条　庶务悉归事务主任负责办理，庶务员归其节制。

第四条　庶务员管理指挥茶役，治理各事。

第五条　看护生及看护员归看护长节制。

第六条　看护长应受医务主任节制。

第七条　备存药品由司药员开单呈医务主任审核后，方可照购，付款由会计主任签字。

第八条　备存药品逐日售出或由免费者领去，均须记账，医务主任随时查察检存。

第九条　院内一切杂务或添购零星物件，由庶务员开单报告事务主任，经审核后，会同院长或院监察签字，方可照办，付款由会计主任签字。

第十条　院内一切器具，须留簿存查，关于庶务者由庶务员登记，事务主任查察之，关于医务者由看护长登记，医务主任查察之。

第十一条　修造房屋或大宗物价，须经职员会讨论，依法付执监会会议，若数过大尚须待大会时通过后方可照办。

第十二条　书记由会计兼行之。

第十三条　号房、园丁、厨房由事务主任随时督察勤惰。

第十四条　如同志来院参观或同志介绍姻友来院参观均极欢迎，须由门房报告庶务员，由庶务员招待之。

第十五条　本规则如有未周到之处由职员会随时修改之。

5. 历年议案

民国六年丁巳（1917）至八年己未（1919）

本医院于民国六年丁巳六月初四日第一次进行，假座上海虹桥叶天德堂为议场，叙商者为庄君云章、包君雨塘、庄君鲁卿、庄君哲明、陈君邠禾、叶君雨庵。提议发起人暂定十名，各认捐款银五百元，赞成人无定额，以募捐至少百元为率，捐款收条由庄云章君盖印，款存新顺泰五金号，并推定包雨塘君为临时调查员，向慈溪保黎医院索阅历年报告册，调查开办、常年两项经费及建筑情形，以备将来采用。

戊午年三月十八日第二次进行，叙商者前列诸君外加入钱君芳洲、叶君佐廷、沈君俊卿、庄君云五。当时提议支款暂由临时义务书记沈俊卿君出条，向新顺泰号支领，捐簿先印二百本，由发起及赞成人分送劝募。

同年四月二十六日第三次进行，假庄市西稍木庙为会场。由临时干事庄君云章、包君雨塘、叶君雨庵分单知照。当时到会者为汤君怀琛、庄君鸿来、庄君根香、庄君可法、庄君耀廷、庄君镜蓉、陈君理臣、庄君炳照、庄君忠和、庄君宝椿、叶君余庆、叶君余良、赵君友笙、林君昌榕。公推庄镜蓉君为临时议长，汤怀琛君、庄鸿来君为购地主任，赵友笙君为请堪舆择地之代表，经众议决院基购地事宜。

同年六月二十八日第四次进行，与议者为余君民进、庄君祥泰、叶君贤刚、叶君雨庵、陈君邠禾、沈君俊卿、庄君云五、包君雨塘、庄君云章、庄君鲁卿、庄君哲明。讨论院基地点。会经堪舆家黄新丰君指定汤家对面、崇正学校对面以及横河堰上三处。嗣以横河堰上为最适宜，盖此地前临大河，交通便利，由上下河而来求医者舟楫无过坝之劳，河水清洁，远胜市上，取以洗用无碍卫生，地面空旷，空气清新，病人处此最为相宜，堰上之地多瓦砾场，藉此为基，工程较省。又延鄞县周兰荪君复评，亦云阴阳两宅均无妨碍，上下河流来脉亦佳，设立医院最为适当，于是遂议决。

同年八月十一日第五次进行，假上海虹口崇义公所开同志全体大会。到会者为楼君其梁、余君民进、余君云岫、陈君沣林、庄君云五、邵君德铭、董君俊臣、李君景奎、沈君俊卿、庄君鲁卿、吴君志芬、盛君兰荪、曹君慕管、吴君梓堂、陈君锦臣、傅君震烈、陈君邠禾、庄君祥泰、夏君鸣珂、董君翔黻、庄君云章、康君翔荣、庄君哲明、张君筱园、庄君瑞年、叶君祥兴、包君雨塘、叶君雨庵、陈君明篆、陈君博泉、叶君贻丰、张君镜宇。以上诸君均承认为本医院同志会会员。其开会秩序略述如下：(一)摇铃开会,(二)推举临时主席,(三)报告购地情形,(四)推举建筑主任,(五)定期成立,(六)定期开诊,(七)聘请医院主任,(八)组织医会,(九)同志提议事件,(十)请曹慕管、余民进二君演说,(十一)全体摄影散会。

同年八月二十五日第六次进行,仍假崇义公所为会场。到会者为余君民进、庄君云五、夏君鸣珂、陈君邠禾、余君云岫、吴君志芬、董君杏荪、殷君联芳、陈君锦臣、吴君梓堂、朱君道生、张君琴轩、沈君俊卿、庄君鲁卿、庄君哲明、叶君佐廷、庄君祥泰、庄君云章、叶君雨庵、庄君梅堂、庄君祖培。其开会秩序与前届大会大略相同,惟第四节报告同志会章程,第五节修正同志会章程,第六节讨论各事,为前届大会所无,亦有为前届所有而本届所无者,共计七节。

己未年二月二十二日第七次进行,为议决建筑事宜,召集干事部诸君在虹口叶天德堂开议。与议者为庄君云五、庄君祥泰、庄君鲁卿、张君湘卿、余君民进、陈君邠禾、叶君雨庵、包君雨塘、沈君俊卿。当经议决先造第一进,计九间及厨房五间,以便开诊,又议决将已收捐款暨购地付款,以本年二月底止先行印刷报告各会友。

同年五月二十一日第八次进行,为议决延请院长事,由慈溪保黎医院吴莲艇君介绍慈溪冯宜鹏先生为本院院长。按冯先生系上海宝隆医院毕业,现任上海同济医工专门学校解剖教员,兼任宝隆医院医生。又据包凤笙君调查,冯先生品学兼优。公决延请。当时到会者为杜君庭栽、方君式如、陈君邠禾、庄君云章、钱君芳洲、董君杏荪、曹君庆生、包君凤笙、董君俊臣、沈君俊卿、李君景奎、叶君雨庵、庄君鲁卿、庄君云五、王君才赓。

同年闰七月二十一日第九次进行,议决开诊日期,定阴历八月初三日，普通诊期礼拜二、三、五、六，收号金小洋一角，贫病诊期礼拜一、四，收号金铜元六枚，药资一律酌收。其时刻每日上午八时起，十一时半止，下午号金一体加倍，礼拜停诊，惟急诊不在此例。出诊诊资五里内一元，十里内二元，十五里内三元，二十里内四元，二十五里内五元，再远另议。舆金照庄市轿码牌酌定。当时到会者为方君式如、杜君庭栽、陈君邠水、庄君鲁卿、包君雨塘、包君雨亭、王君永全、叶君祥兴、庄君云五、叶君雨庵、沈君俊卿、庄君哲明。

同年八月初三日第十次进行，为前进九间及厨房五间落成并开院试诊之日。议决穿井及支配所用建造正屋若干间，购置器械应向瑞士国定办，定价约洋二千元，公举庄鸿来、汤怀琛、包雨塘三君为建造正屋主任，公请冯院长起草拟医院章程。是日到会者为汤君怀琛、庄君鸿来、吴君志芬、庄君祥泰、庄君云章、陈君理臣、冯君季图、梁君祖光、赵君友笙、林君昌榕、何君云章、计君抱来、沈君开铭、包君雨塘、叶君雨庵、叶君余庆、沈君俊卿。

同年九月二十四日第十一次进行，报告选举事。庄鸿来君、陈理臣君、赵友笙君、包大孝君、董天览君当选为理事员，胡元钦君为候补理事员，陈兰荪君、林兰书君当选为查账员，汤怀琛君为候补查账员。叶雨庵君提议常年经费应由同志会会友分头劝认。沈俊卿、庄云章二君提议建筑后进病房应按图样择要先行建筑，惟工程但求坚固，价格不逾五千元。公推叶雨庵君为旅沪干事部干事长，庄云章、包雨塘、庄鲁卿、庄云五、陈邠禾、沈俊卿、刘世伟、陈明篆、叶祥兴诸君为干事部干事员。是日到会者为庄君云章、叶君雨庵、陈君明篆、董君俊臣、钱君芳洲、沈君俊卿、刘君世伟、庄君鲁卿、包君雨亭、罗君稼怀、陈君邠禾、方君锡光、庄君祥泰、吴君梓堂、包君雨塘。

　　同年十一月初四日第十二次，为院中进行第一次理事会，推定赵友笙君为理事长，庄鸿来、包大孝二君为产业理事，陈理臣、董天览二君为会计理事。议决由旅沪干事部刊发理事会图章一颗，明年添聘医生助手一人，以资协理。装设电话，其经费四百余元，当时庄市警察分所亦因此添装，仅出费一百元，余由本院出资。院中会计薪水每月以十二元计算。是日到会者为赵君友笙、庄君鸿来、陈君理臣、包君大孝、董君天览并上海干事部代表叶君贻丰。

　　同年十一月二十一日第十三次进行，假叶天德堂开干事会。提议建筑第二进洋式楼房九间，深以英尺三十七尺，前后上下不用洋台，惟求坚固，价格至多为一万元，一切进行由陈理臣君转去与理事会诸君酌商办理。又议杨同声君加薪自阳历一月起，每月以十五元计算，请理事会酌核施行。是日到会者为陈君邠禾、庄君鲁卿、庄君云五、叶君雨庵、沈君俊卿、陈君明篆、刘君世伟及理事会代表陈君理臣。

　　同年十二月初一日第十四次，为院中理事会，提议屋外余地四面围墙万不可省，所需筑墙费不在屋价一万元之内，应致函于旅沪干事部酌夺施行。是日到会者为庄君鸿来、陈君理臣、赵君友笙、包君大孝。

　　同年十二月三十日第十五次，为院中理事会，议决建筑第二进洋式养病房九间，众包头开标，以宁波杨连发包价最属相宜，计洋九千八百五十元，于是准归杨连发承造，当立承揽据一纸，的限明年八月底完工，由信泰钱庄担任作保。是日到会者为庄君鸿来、包君大孝、董君天览、赵君友笙并院长冯君季图。以上为本院三年来经过开会之大略情形也。

民国九年庚申（1920）

二月二十三日下午两点钟为本年开第一次常会，提议院中医生膳金准由本院供应，延请周宗琦（景韩）先生为本院助理，每月薪水洋八十元，订约格式请冯院长主稿缮就致送。建筑割症间约计费洋二千元，准定照造，添造小间四屋，以作太平室、佣人卧室、洗衣室、杂物室，准定照徐宝记。屋基及水田仍照前价，屋基每亩一百七十元算，水田每亩一百元算。议决照买后衣月台地盘升高计加洋一百另八元，中间加阔一尺八寸，计加洋二百元；院内甬庄支票由会计员缮就，然后请会计理事陈理臣君盖印，惟建筑费之支票请建筑主任庄鸿来君盖印；每期开理事会须备点心及茶烟，至船桥费亦由院内给付。是日到会者为陈君兰荪、陈君理臣、庄君鸿来、包君大孝、庄君云五、赵君友笙。

三月十四日上午十一时开第二次常会，为议酌给赠券，（决议）凡募集本院经费数在五百元以上者各赠优先券二十枚、免费券二十枚，三百元以上者各赠优先券十枚、免费券十枚，一百元以上及未满一百元者各赠优先券五枚、免费券五枚。介绍会员入会者赠券之数视其会费多寡以为衡，但均以一年为限，会员年纳会费五元者，以赠优先券五枚、免费券五枚，五元以上者年赠优先券十枚、免费券十枚。理事员照章分赠两种券各五枚年，以示优异。为议董事会应先成立，（决议）按查同志会章程规定，每年三月中开大会一次，现在会期将届，应请组织董事会，并举定董事及各名誉董事等，俾资统一而策进行。为议建筑小屋，（决议）建造五博屋五间，其位置与厨房相并，坐西北朝东南。为议建筑漕埠，（决议）水漕既由本院掏成，汲用之权固属全归本院，建筑埠头以便挑水之用，自不可省，为此决计建筑，计工料费洋五十元，但包姓人等只得汲取水料，不得落漕洗物，再行立碑禁止。是日到会者赵君友笙、庄君鸿来、陈君理臣、包君大孝、董君天览。

五月初六日下午二时开第三次常会，为议加腰墙三道，每道计洋二百五十元，共计洋七百五十元，再加垫头木、人字梁斜直撑木、分间堂子天盘木等，共计洋八百元。是日到会者陈君理臣、陈君兰荪、庄君鸿来、董君天览、赵君友笙。

五月十二日上午十时开第四次常会，为议与周景韩先生订立合同一年，每月计薪水洋九十元。周景韩先生于本月初九日莅院就职，开会欢迎。到会者陈君理臣、陈君兰荪、赵君友笙、董君天览、庄君鸿来。

五月二十六日下午二时开第五次常会，为议临时治疫所，因瓦屋一时设备不及，暂建草房三间，并设备用具等，约计洋二百元之数。到会者陈君理臣、庄君鸿来、董君天览、赵君友笙。

八月二十六日下午一时开第六次常会，为议前董君杏荪所助三大垦牧股单一纸，计洋一千元，因该股单本院管业不便，由申干事部仍向董君婉商改助现洋一千元。本会全体赞成。修改章程，订立规则，本会公推董天览君起草，再由本会公决施行。割症间一所，计建筑费洋一千八百元，业经议决，仍招杨连发承包，限旧历十一月底完工。水龙间从缓建筑，东首围墙与前层接齐，计英尺二丈一尺七寸高，厚与前层围墙同，并建造洋式小门楼一座，以资联络而便交通，后面三围篱笆统应筑齐，以资包围余地。男女厕所急待建设，因现无相当地位，暂停进行，一俟有地即行建设。到会者庄君鸿来、陈君理臣、包君大孝、董君天览、赵君友笙。

十二月二十二日下午二时开第八次常会，为议医院病房设备木器等已向宁波江鸿鑫定就，约计定价洋一千余元，后层洋房踢脚线、板墙、窗堂门等加价洋四百五十元，东首围墙以及阴沟甬道后厫四围路板均应添置。割症间原议本年十一月底完工，旋因天寒，工程不便举行，故于十二月底另立承揽,当付定洋五百元,由信泰庄陈信梁君作保,仍归杨连发建造,限辛酉年四月底完工。到会者赵君友笙、庄君鸿来、陈君理臣、董君天览、包君大孝。

民国十年辛酉（1921）

二月二十六日上午十时开第一次常会,决议有住院求诊时须添雇男女看护人各一,每月约需工资银十二元,茶房四人,每月四元,会计叶余庆君每月应加薪水银四元,学生赵志蕃现对医院颇称熟手,应给津贴每月计银五元,置洪姓来田八亩,归医院收租生息。修改章程,公决付梓。到会者为赵君友笙、庄君鸿来、陈君理臣、董君天览。

五月十三日下午三时假上海叶天德号开同志叙商会,为本医院第二次筹款作为基金事宜。决议上海设职员一人,专司医院各项事务,由叶君雨庵向永顺丰号内选派一人担任厥职,每月由医院酌给津贴若干,俟派定后再行计议。又捐纳永远常年捐者应另行提存作为基金,不得移用。又意欲仿照四明公所募捐办法,拟借同乡会开会,邀请大团体征求募捐队分队捐募基金,以固医院根基,惟愿各同志毅力策进而资筹备。到会者为邵君德铭、吴君志芬、张君佩珍、庄君云五、王君才赓、庄君鲁卿、庄君梅堂、叶君雨庵、沈君俊卿、陈君明篆。

七月十七日上午十一时开第二次常会,决议优先、免费两券上应加平民二字,以示区别而符名实。再优免二券准以三年为有效期,逾期失效。又干事理事办事各员因历任勤劳,全尽义务,故凡前项各员及其家属(以同居为限,以来函为凭)住院养病者如住头二等病房得酌收半费,手术费全免,惟药资照收。又议产妇之住三等病房准其随带女佣,以示体谅。此外如有危急症候,亦由医生酌定或准其随带仆佣。又住院规则应添入病人出院以上午十时为限，逾期再作一日计算一条。又本院医生周景韩君，自约满后赴德留学，暂由王景阳先生代任，王先生又欲赴德留学，乃由冯院长介绍钱规一先生继任。又割症间原限四月底完工，嗣因石料参差，工作濡滞，该作头挽原中恳情展限，定于八月底完工。又本医院前庪东西两边间原有大门，今因房屋不敷于用，准将该门为窗，该石板为木板，外加东首两迭门，共计包价银四百三十元。又厕所急待应用，今包就厕所屋三间，大墙四围，共计工料银八百元，惟装饰在外。以上两项建筑，均包与徐森记承揽。因急于应用，暂为议决，待大会时再行追认。到会者为赵君友笙、庄君鸿来、董君天览、陈君理臣。

八月初三日下午三时假上海叶天德药号，召集同志开经募基本金筹备会。其开会秩序：（一）推举临时主席，公推董杏荪君。（二）借募捐事务所地址，拟借五金公会，由干事部函商。（三）酌定开办日期，公决八月初五日为开办始期，每逢星期召集职员会议进行方法。（四）酌定基本金总额，众决先定三万元，分总数为六十团，每团五百元，以干支定团名，即甲子起癸亥止。（五）承认团员应否签字，公决以签字为允。（六）捐册具名，公推方式如、叶子衡、董杏荪、陈良槐、钱芳洲、庄云五、陈邲禾、叶雨庵、楼其梁、吴志芬、包凤笙诸君。（七）请作筹募基本金序文，公推陈邲禾君起草，庄云五君修正。（八）提议设立事务所，必须分科办事，公推董杏荪君为募捐总团长，包凤笙、陈良槐二君副之，叶雨庵君为募捐总主任，刘荚生君为事务所常住主任，陈邲禾、庄云五、沈俊卿、李蕃夫、叶贻丰、倪敦甫、刘世伟诸君为文牍员，邵德铭、叶祥兴、叶成怀、庄哲明、庄鲁卿、戴星一、王才赓、陈锦臣、庄祥泰、庄祥麟、张佩珍、陈傅泉、林仁剑诸君为交际员，胡君期、钱芳洲、吴志芬、陈明篆诸君为会计员。到会者为董杏荪、庄鲁卿、张佩珍、庄祥泰、方式如、刘世伟、庄祥麟、庄云五、沈俊卿、刘荚生、陈邲禾、叶雨庵、陈明篆、陈锦臣、倪敦甫诸君。

八月初十日下午二时，假上海五金公会为本院募捐事务所开第一次职员会，其开会秩序：（一）摇铃开会，时在四点十五分钟。（二）推举主席，公推常住主任刘荚生君。（三）征集团员，请全体职员热心担任。金以由全体职员分头登门征求，能征到者即报告本事务所接洽。（四）庄鲁卿提议捐册上具名应否将初创时全体同志加入。金以具名分两层办法，一层经前次议定之干事十一人印片黏入捐册，一层由初创时全体同志名单夹入捐册内。（五）克期分送捐册，公决定本月十六日起。（六）职员胡君期、包凤笙、叶成怀三君来函告辞应否挽留，公决胡君期君系会计之职，包凤笙君系副总团长之职，均已印入捐册，未便更换，叶成怀君乃交际科员，查该科职员较多，尚可通融，只得勉从其请。（七）摇铃散会。到会者为陈邠禾、倪敦甫、叶雨庵、张佩珍（代表佩珊）、沈俊卿、庄祥麟、刘荚生、庄云五、庄鲁卿、陈明篆、李蕃夫、冯季图、叶寿臣、董杏荪、陈良槐诸君。

八月十七日下午二时开第二次职员会。其开会秩序：（一）摇铃开会。（二）全体职员分头征求团员，今报到已签字者十团，已允为签字者十二团，其余不足之团应如何设法征求，务希各抒伟见，俾得征足六十团之数，公议由到会职员竭力征求，待下次开会报告，不足再行设法筹议。（三）今日到会诸君，对于筹捐进行事宜如有卓见请为发表，以便公同讨论。由庄祥泰君发表筹捐事宜应登日报，经叶雨庵君议以宜登上海新、申两报以及宁波《四明日报》，以一星期为限，须间日登载，得延至两星期，俾众咸知，以资易于筹捐。大众赞成，请庄云五君主稿，庄祥泰君投登。（四）征求外埠团员是否由本所致函征求，或由本埠职员各就相知致函劝募，两者孰利，请讨论之。金以双方并进较为得力。（五）摇铃散会。到会者为吴志芬、叶雨庵、倪敦甫、刘荚生、庄祥泰、张佩珍、董杏荪、沈俊卿、陈明篆、陈邠禾、庄云五、庄鲁卿、钱芳洲诸君。

八月二十四日下午二时开第三次职员会。因无紧要议案，改为谈话会。其职员报告已签字者现有十四团半,已允未签字者仍十二团。又筹捐事宜已托庄祥泰君投登新申两报。到会者为庄祥泰、邵德铭、叶雨庵、包雨亭、沈俊卿、刘荚生、倪敦甫、施金生、庄祥麟、陈邠禾诸君。

九月初二日下午二时开第四次职员会,仍无紧要议案,改为谈话会。其职员报告已签字者现有十六团半,已允未签字者仍十二团。职员包凤笙君两次来函告辞,且俟下次开会再行提议。又第二次职员会议定筹款登报,新、申两报业经注销,所有甬埠《四明日报》其稿由叶雨庵君回甬之便带交董天览君就近投登,惟据董天览君云《四明日报》不及《时事公报》之广,故改登《时事公报》。到会者为吴志芬、叶雨庵、刘荚生、倪敦甫、沈俊卿、张佩珍、陈邠禾、钱芳洲、楼其梁诸君。

九月初九日下午二时开第五次职员会。其开会秩序:(一)摇铃开会。(二)报告现有缴款者两团,已签字者十七团,已允未签字者十三团。(三)包凤笙君二次辞职案,至九月初五日由叶雨庵、庄云五二君在雪窦寺下院面晤包君,当经殷勤挽留,始得包君允诺,谓为一切照案办理。(四)第四次职员会表明甬埠投登时事公报业已登记。(五)摇铃散会。到会者为周伦湘、陈邠禾、叶雨庵、叶祥兴、刘荚生、倪敦甫、沈俊卿、董杏荪、庄祥泰诸君。

九月二十三日下午二时开第六次职员会。其开会秩序:(一)摇铃开会。(二)职员会主席刘荚生君来函请假回籍,应推临时主席,公推陈邠禾君。(三)上星期职员会因四明公所北厂开幕之期,本会职员均系同乡,理合偕往参观行落成礼,是以未曾开会。(四)职员报告已缴款者四团有奇,已签字者十六团,已允未签字者十五团。(五)本院募捐事务所前经函商五金公会借用两月,今将满期而捐款尚未筹足定数,应否再行召集开议,请公决。佥以不足团数仍由各职员分头征求,惟事务所本月底止移至永顺丰号内继续进行，而职员会以下星期止，暂停召集。(六)摇铃散会。到会者为吴志芬、庄鲁卿、张佩珍、沈俊卿、叶雨庵、倪敦甫、陈邠禾诸君。

九月三十日下午二时开第七次职员会。其开会秩序:(一)摇铃开会。(二)报告已缴款者十团有奇，已签字者十二团，已允未签字者十九团。(三)募捐总主任叶雨庵君提议职员会虽暂行休息，而不足之团数仍请各职员勉力征求，以期达到原定目的，所有筹集基金是否逐年照登报告册内，抑待筹足后汇案报告，请公决。金以筹足之后作一次报告，又职员会如须公同酌商时再行临时召集。(四)募捐总主任叶雨庵君提议募捐团员应否仿宁波旅沪同乡会及四明公所募捐办法，将照相印入报告册内，请公决。金以团员照相一事且待募捐竣事召集职员会时再行提议。(五)摇铃散会。到会者为刘荚生、叶雨庵、倪敦甫、沈俊卿、庄祥泰、陈邠禾、庄鲁卿诸君。

十月初一日下午二时开第三次常会。其开会秩序:(一)开会。(二)会计兼书记员叶余庆君报告准旅沪募捐事务所总主任叶雨庵君函称，筹募基本金转请理事会诸君向城乡各方征求团员共策进行。金以基本金既由旅沪募捐事务所诸君热心积极进行，同人殊深钦佩，并无弗竭诚劝募。(三)叶余庆君提议明年开同志大会，所有各项手续因事在草创，情形未熟，应如何预备，请为讨论，俾便提早部署。金以是项手续未免繁琐，应请旅沪干事部将大会时施行等件抄寄来院以便斟酌施行。(四)院长冯季图君提议院中现有看护不敷调遣，如添用熟手薪水大而人材少，拟另招看护生两名，以资佐助而节经费。公决暂行试办，因事关预算，由本会提出候大会追认。(五)院长冯季图君提议住三等病房戒烟者每名除住院费外，另收戒烟费银六元，应请公决。金以此关变更章程，事属大会范围，本会先与旅沪干事部接洽，请将此案加入医务章程内，俟大会通过施行。(六)院长冯季图君提议,院中访病时间因天日短促应否改定自上午九时起下午四时止。佥以应会同旅沪干事部诸君妥议,将章程修改,再付大会通过施行。(七)理事长赵友笙君提议,普通诊期原定号金每名小洋一角,贫病诊期号金每名铜元六枚,现观贫病诊期求诊者众,医务上恐难遍及,不如改为每日上午每名号金铜元六枚,以昭平允。如遇星期以及清明、冬至等日例宜停诊,无如乡间务农及妇孺等,大都不知医院定章,往往有不远二三十里而来,致有向隅之叹,此事应否更变,请公众讨论。佥以此事有关院中定章,殊无表决之权,惟乘旅沪干事部正在修改会章之时,请其将此两案同行列入,俾付大会通过然后施行。(八)散会。到会者为赵君友笙、庄君鸿来、董君天览、包君大孝。

十二月二十日下午二时开第四次理事常会,由主席赵友笙报告,提议事件及到会诸君姓名暨逐条议决如下:(一)提议贫民改贫病,佥以贫病二字较贫民拟为妥,盖贫民未必皆病,而病属贫民势难坐视,本医院有鉴于此,将免费券一概酌赠贫病,非普通贫民所得染指者,故改贫民为贫病以清眉目而重实惠。(二)提议延请女医生。佥以女医生一席关系重要,不但产科为女界所宜,即普通症候凡属闺阁名媛亦必以女医施治为无嫌,由是决聘女医。兹有女医俞依真女士愿承其乏,其于产科学识经验尤富,众所钦仰,订定俸金每月二十五元。(三)提议割症间外加油墙费银二百元以图耐固而垂久远(公决执行)。到会者为赵友笙君、庄鸿来君、董天览君、陈理臣君、包大孝君。

民国十一年壬戌（1922）

三月十一日十一时追补举行开幕典礼,公推楼其梁、庄镜蓉、方式如、叶雨庵、董杏荪五君行开幕典礼,来宾约百许人,请盛蔚堂知事及来宾谢松林君演说,秩序如仪,颇极一时之盛。礼毕摄影。于午后二时开第一届同志大会,到会者为庄君云五、庄君鸿来、陈君理臣、陈君邠禾、赵君友笙、叶君雨庵、周君封山、沈君俊卿、董君杏荪、楼君其梁、方君式如、董君天览、庄君镜蓉、胡君元卿、林君兰书、包君大孝、沈君一鋆、胡君丹书、叶君贤刚、方君新吾、叶君成怀、傅君丕烈、刘君岳峻、唐君嘉祥。其开会秩序如下:(一)振铃开会。(二)推举临时议长,公推庄云五君。(三)议长宣告开会。(四)推举抽签员一位,公推叶雨庵君。当抽签留前任理事赵友笙君,今照新章改称为董事,即签留连任董事。(五)推举投票及开票管理员二位,公推赵友笙、庄鸿来二君。(六)(七)宣告选举理事及查账员开票。(八)报告事项:(甲)院长冯季图君报告己未至辛酉院务状况;(乙)查账员林兰书君报告丁巳至辛酉收支账略;(丙)会计理事陈理臣君报告壬戌年预算数;(丁)募捐总主任叶雨庵君报告筹捐基本金经过事实;(戊)建筑主任庄鸿来君报告历年建筑情形。(九)提议事项:(甲)干事部提出前订章程与今多不适宜,拟将修正,分院务、医务草定两章程付讨论,由议长逐条宣读,众无异议,遂付通过,次日施行。(乙)干事部提出大会会议草定规则付议,由议长逐条报告,众无异议,遂付通过。(丙)理事会提出已成建筑前进九间并穿驳礴筑埠头,造灶间,添聘医生,装设电话,又造养病房、割症间,置陈姓洪姓包姓田(共十八亩六分七厘),设备木器,改装门窗等。以上九项本宜由大会通过后施行,因事系初创,前项急待应用,故彼时有由理事会表决或干事员会通过。兹于第一届同志大会应各付追认,以重定章,由理事长赵友笙君说明经过事实,众无异议,遂付追认。(丁)同志提议事件,众无提议。(十)揭示当选(照新章理事改称监察):庄鸿来君得四十七票,庄云五君得四十三票,董天览君得四十票,陈理臣君三十三票,周封山君得二十九票,包大孝君得十二票,当选为董事(并签留共七位)。次多数三人,胡沇卿君得十票,蔡仲青君得十票,陈兰荪君得十票,例为候补董事。又监察二人,陈兰荪君得三十五票,林兰书君得二十四票,当选为监察。次多数二人,胡沇卿君得十票,蔡仲青君得十票,例为候补监察。(十一)振铃散会。

　　五月初六日下午一时开夏季董事常会,到会者为庄云五、赵友笙、庄鸿来、陈理臣、董天览、周封山、包大孝君。其议案如下:(一)互推分科董事,推庄云五君为董事长,推赵友笙、庄鸿来二君为医务董事,推周封山、包大孝二君为产业董事,推陈理臣、董天览二君为会计董事。(二)草定董事会会议规则,提付讨论。按该规则经逐条研究毋庸增修,遂付通过施行。(三)赠券事件。(决议)照修正院务章程办理,惟捐常年经费银五元者赠优先、免费两种券各两枚,捐常年费十元者赠两种券各四枚,捐常费二十元者赠两种券各六枚,捐常费五十元至一百元以上者赠两种券各十枚,以资劝励。(四)俞女医士束金事,(决议)由庄云五君函致庄保衡君,询明原由再酌夺。(五)挂号一人、园丁一名本经前次会议议决施行,现因经费未裕,暂行省去二人,此外凡可节省者应须节之,一俟经费有余时再行扩充。(六)现届夏秋之交,天时较长,开诊时间必须遵章办理,以免病家物议。嗣后凡董事会议决事件,当即函致院长请其依议执行,以重院务而促进行。

　　同月十一日下午一时开临时董事会,到会者庄云五、赵友笙、陈理臣、周封山、包大孝、董天览并旅沪干事员沈俊卿、叶雨庵诸君,共议决事件如下:(一)冯院长因事离院无人主持应如何进行。(决议)一切医务暂由医士钱规一君代理,如冯院长决意解职,由董事会函致同志余云岫、董杏荪二君物色相当医士以资接替。(二)董事庄鸿来君出缺,照章以次多数递补。(决议)查大会选举票,以胡沅卿、蔡仰青二君同票当选为候补董事,应备函知照,但亦依年龄而定先后,如胡君年长不就,再函知蔡君。(三)前董事庄鸿来君物故,因其有功医院殊匪浅尟,应如何酬报以昭来兹。(决议)候明年大会时与前同志庄云章、包雨塘二君之同有功绩者同时追悼,以彰有功而示纪念。(四)前淘禁漕田三分,其契于民国十年十月成立,计价银三十元应请追认。(决议)通过。(五)辛酉年五月十三日上海同志会议设旅沪职员一位,管理医院各事,惟设专员经费未免太巨，会商由叶雨庵君承认就永顺丰号友一位兼任此职，由医院每月津贴若干，待友派定再计等语，兹因上海事务益伙，急待派定，请公决。（决议）准请叶雨庵君商托倪敦甫君担任前项职务，议定每月津贴银六元以资薄酬。（六）院中常费早有预算，惟临事经费应如何处置。（决议）倘遇置产购器械修造等费固有定章，若急于应用迫不及待时，其数如在一百元以上者，须由董事会表决施行，然后再向大会追认。（七）绷子港中河陈地方有本院毗连田四亩，欲售与本院执业，请公决。（决议）如果与本院田亩毗连且价值相宜，准定置之，以厚本院产业。

同月二十三日下午二时，假上海斐伦路五金公会开旅沪临时同志会：（一）提议冯院长去留事，（决议）一致挽留。到会者：陈文鉴君、方式如君、庄祥泰君、董俊臣君、董杏荪君、陈邠禾君、赵友笙君、邵仁杰君、包凤笙君、周肇咏君、方樵苓君、傅丕烈君、叶子衡君、方椒伯君、余云岫君、沈俊卿君、叶雨庵君、倪敦甫君、林仁钊君、刘荚生君、吴志芬君。

闰五月十七日开临时董事会，到会者庄云五、胡沅卿、赵友笙、周封山、陈理臣、包大孝、董天览暨旅沪干事员陈明篆诸君，欢迎医务董事胡沅卿君接任。是日因无议事之必要，改为谈话会。

六月初五日上午十时开临时董事会，到会者庄云五君、胡沅卿君、赵友笙君、周封山君、包大孝君、董天览君暨旅沪同志吴志芬诸君。（一）冯院长已由吴志芬、赵友笙二君至车站迎接复任到院，诸君全体欢迎冯院长照常视事，王警佐亦莅院以表欢迎。（二）分设临时治疫所，（决议）设在庄市汤三和油坊旧址，定广告以资张贴。

八月二十四日上午开秋季董事常会，到会者胡沅卿、赵友笙、庄云五、包大孝、陈理臣五君。（一）拟请冯院长继续订约三年，冯院长略有允意，全体欢忭。（一）俞女医生因事解约，须有人继职，请冯院长随时延聘，并函知吴志芬君同时物色。（一）本院迭遭风灾，竹笆腰墙各处损漏，修理完全预约费银二百元之则。通过。（一）临时治疫所定于阴历八月二十九日停止，用去医费药资等，俟院中揭出下届开会报告，其方、叶、董三君所助经费，如有余款另行存起。通过。

十月十三日上午十一时开临时董事会，到会者庄云五君、赵友笙君、胡沅卿君、包大孝君、周封山君、董天览君。（一）请冯院长订正式约三年，而冯院长只允自十一年九月一号起续订一年，以资维持院务。当就旧约批准双方签名盖印在案。（一）公债票照上海干事部来函，拟再购票面一万元。查现存银仅四千四百余元，若全购债票恐有急需不济，拟先购票面五千元，余俟有款续购。（一）临时治疫所共用去银三百十五元三角零五厘，尚余银一百八十四元六角九分五厘，存院以备下年开办需用。

十一月二十八日上午十一时开冬季董事常会，到会者庄云五君、赵友笙君、陈理臣君、胡沅卿君、周封山君、董天览君。（一）议本院拟规定办事规则，前请董天览君依照上海四明医院办事规则摘录十二条，经会议决将稿寄旅沪干事部检定后再行付印。（二）议本院与慎康庄往来年内支出溢出存数之外，（决议）函商该庄经理王云章君如有欠款准结过年。（三）议女看护陈桂青女士现欲辞职，准于夏正十二月十二日离院，嗣后需要女看护再行物色。（四）议本院临时治疫所医生全尽义务，兹为酬劳起见，特设酒筵以伸谢悃。

民国十二年亥癸（1923）

正月二十七日下午二时开临时董事会，列席者胡沅卿、赵友笙、陈理臣、周封山、董天览君等。（一）主席董事长往申，应推临时主席，公推医务董事赵友笙君。(二)本院院长冯季图君辞职,佥谓前次续约,虽将原合同加批继订一年,迄今已逾半载,且当时曾经口头声明,订约期内双方均可随时活动,照此似属无甚抵触,只得勉准辞去本职。(三)本院庶务员杨同声君辞职,佥谓杨君既欲辞职,未便强留,应予照准,其所遗庶务一职,准归会计叶余庆君兼理,并加给俸金每月五元以资津贴。(四)查去年五月初六日董监常会议决,因经费未裕,挂号、园丁暂行省去,但园丁虽经规定,并未用就,固无问题,至所遗挂号职务应如何办理。(决议)挂号似属可省,准雇管门一名,能识字者兼管挂号,以节经费。(五)本院特别名誉董事董杏荪君,填款购置庄市旧汤三和油坊房屋及基地移作本院产业,将来款由董君募集,殊属可嘉。今因该屋破旧,似有不得不修之势,估需经费百余元,应请公议。佥谓既蒙董杏荪君募款购置该油坊房屋及基地作为本院产业,自应略事修理以资保管。

临时主席友笙签字

二月初四日上午九时开春季董监常会,列席者胡沅卿、赵友笙、陈理臣、蔡仲青、周封山、董天览诸君。(一)主席董事长在申,公推医务董事胡沅卿君为临时主席。(二)议冯院长既经辞职即欲离院,所有本院院长职务暂请医生钱规一君兼行代理。(三)议产业董事包大孝君出缺,照院章以次多数递补。查选举案依次应推蔡仲青君,业经函请到会就任。到会诸君代表全体同志欢迎产业董事蔡仲青君接任。(四)议院内器具什物等业由冯院长移交董事会照簿检点,均属符合。(五)议院内应用药品仍遵向例,应由代理院长钱规一君直接向药房备函添购。(六)议庶务员杨同声君辞职后所遗职务本议由叶余庆君兼理,奈叶君声请不识西文,凡关于药品方面碍难兼顾等语,既属实在情形,只得再请侯祖光君兼理药品,每月加贴俸金三元,但关于器具物件仍用国文者,由叶君兼理,以符前案而便执行。

临时主席胡沅卿签字

二月十九日下午一时召集同志常会并开临时董监会,列席者庄云五君、赵友笙君、胡沅卿君、陈理臣君、周封山君、董天览君、蔡仰青君、包大昌君、吴志芬君(倪绍钧君代表)、冯季图君(钱规一君代表)。开会秩序:(一)振铃开会。(二)推举临时主席。(三)主席宣告开会词。(四)推举抽签员二位,签留前任董事二位。(五)推举投票及开票监察员二位。(六)宣告选举董事五人、监察二人,开瓯核票。(七)推举旅沪基金监五位。(八)报告事项。(九)提议事项。(十)揭示当选董事及监察台衔。(十一)宣读当场议案。(十二)振铃散会。依秩序单,第二项公推胡沅卿君为临时主席,第三项主席宣告开会词,第四项公推钱规一、叶余庆二君为抽签员,当签留前任董事计周封山、董天览二君,第五项公推周封山、董天览二君为投票及开票监察员,第六项开票监察员宣告选举董事五人、监察二人开瓯核票。第七项推举旅沪基金监五位,未曾举行。第八项代理院长钱规一君报告上年院务医务状况,会计董事陈理臣君报告本年预算。第九项名誉董事庄保衡君提出接收常产难产及其他重要外科,应为谋乡间便利推广,以及开通风气起见,拟酌量减轻手术等费,议决以接收常产难产及重要外科,既有庄保衡君提出拟减收手术费,自应将本医院医务章程第六条、第七项之规定,修改四元为二元,修改八元为四元,外科手术费亦应分别酌减,但医院收入较少,经费如感支绌,应请庄保衡君量为补助,以资维持而垂久远。同志诸君提议董事监察基金监任期似应展长一年,同志大会似应间年举行,议决应将本医院院务章程第十一条之规定修改一年为二年,第十三条之规定修改每年为间年,以省手续而资纯熟。第十项检票结果,计当选董事五人,庄云五君得三十五票,胡沅卿君得三十票,陈理臣君得二十五票,赵友笙君得二十三票,蔡仰青君得二十二票。次多数三人,计刘岳峻君得十三票,朱彬绳君得八票,余润泉君得七票,例为候补董事。又监察二人,计包大昌君得十二票,陈兰荪君得九票。次多数计林兰书君得七票,陈庆全君得三票,例为候补监察。第十一项,主席宣读当场议案。第十二项摇铃散会。大会毕,复开临时董监会,互推分科董事,推庄云五君为董事长,推赵友笙、董天览二君为医务董事,推胡沅卿、陈理臣二君为产业董事,推周封山、蔡仰青二君为会计董事。

临时主席胡沅卿签字

三月初十日上午十时开临时董监会,列席者胡沅卿君、赵友笙君、蔡仰青君、周封山君、庄云五君。(一)议前院长冯君业已离职,院中主持乏人,应如何办理。佥以钱规一君在院有年,办事勤慎,对于医务经验亦多,应请继冯君之职为本院院长,以资熟手,期订三年,月送俸金百廿元,出诊费统归院中。(二)议优先、免费两券应如何办理。(决议)自癸亥年七月起甲子年六月终止,扣足一年为有效期间,逾期失效。(三)议上海干事部函拟再寄放申江燮昌火柴公司九月底长期规银三千两,佥以准寄放该公司九月底长期元三千两,连前共放元八千两正。

主席董事长庄云五签字

五月十二日上午十时开夏季董监常会,列席者陈理臣、庄云五、胡沅卿、蔡仰青、周封山、赵友笙、董天览、包大昌诸君。(一)议本医院所存公债票银二万元藏放医院,殊多未妥,产业董事掌管钥匙,亦有未便,实因庄市两次盗案发生,近在咫尺,殊属可虑。公决将是项债券寄交上海干事部,请设法存放较为稳妥。(二)议本医院聘请贺云甲医生为本医院医生,自民国十二年七月一号起至十五年六月三十号止,计以三年为期,期内由本医院按月致送贺云甲医生俸金九十元正并供给膳食,惟杂费由贺云甲医生自给。(三)议本医院会计叶余庆君,现因有病,已由上海干事部派徐椒生君代理,言明每月俸金十元,由叶君每月俸金二十三元内扣送,其余十三元仍送叶君。(四)议分设临时治疫所,自夏历五月十六日起至八月十五日止,仍设在庄市汤三和油坊旧址。(五)议凡患花柳病住三等病房疗养者,须纳药资银三元正。

主席董事长庄云五签字

八月十三日上午十时开秋季董监常会,列席者庄云五、胡沅卿、陈理臣、赵友笙、周封山、蔡仰青、董天览、包燕卿诸君。(一)议上海干事部函,曾放申江燮昌火柴公司九月底长期元八千两,拟届满仍行照转至甲子年三月底,应请先行公决,俾届时照办。金以本医院经费支绌,挹注较难,决议少放一千两以资应用而免出入子金受亏。(二)议本医院会计叶余庆君因病离院为日已久,察其病状非短时间可能来院视事。金以应请叶君辞职,其薪俸以八月底截止,所遗职务由替职徐椒生君补实继任,九月份起每月致送俸金十六元,但管理器具物件,应归侯祖光君兼理,月加侯君俸金二元,以资津贴。(三)议庄市裕顺行长年为本医院尽寄递及存放物件之义务,决议赠优先、免费两种券各五枚,以资酬劳。

主席董事长庄云五签字

十一月初九日上午十时开冬季董监常会,列席者胡沅卿君、赵友笙君、周封山君、董天览君、包大昌君。因是日到会诸君人数不多,以致院中提案不克议决,为特延期,改定廿三日续议,况所提议题诸多困难,当函征旅沪干事部诸公提出意见寄院并探求大概医院之办法。

十一月二十三日上午九时续开冬季董监常会,列席者胡君沅卿、赵君友笙、周君封山、陈君理臣、蔡君仰青、董君天览、包君燕卿。(一)议主席有事未及莅会应推临时主席,公推产业董事胡君沅卿。(二)议医务章程第九条规定,与同章程第五条第十二项规定显相抵触,且现在职员多籍隶外省,岁暮回里,势难强留住院,应请议定示遵。金谓假期停诊,本属通例,惟乡间风气未开,多未熟谙院章,且疾病之来,尤难预料,本院为谋便利病人求诊起见,不得不量为变通。嗣后只得请求院长于停诊期内暂为住院,如遇轻微症候不须多费手术,准予诊治,如遇危急症候必须多数医生共同施诊者概不受理,如请出诊者概不出诊,一则为便利病人计,一则为顾全医生计,实不得已之办法也。众无异议,遂通过。(三)议干事部第七十六号函称本院凡事必先经董事会通过方可施行, 若曾与董事口头接洽之事究非正式等语请设法救济。金请曾与董事口头接洽之事, 只有非订合同聘请之职员、雇员之薪金改用阴历计算, 无非为体谅各职员等收入支出均照阴历计算, 以循旧习而资便利起见, 于本医院支出, 不过每年统计受十一日之亏, 计洋三十八元之数, 似属无甚紧要, 以故暂与董事口头接洽, 姑俟常会追认。嗣后凡关于五十元以下临时开支, 得由院长主裁, 兹已经众通过, 准照前言执行。(四)议厨房贴菜似属例外, 应请如何变更办法。金谓厨房包饭, 现在百物腾贵, 本难支持, 嗣将贴菜名目取销, 准于茶房轿夫饭食名下每人每月加洋一元, 自癸亥年十二月初一日起, 照议决案执行。经众通过。(五)议轿头薪工似应与轿夫有所区别, 请议决施行。金谓轿头本有统率轿夫之责, 关系似较重大, 所有轿头薪工, 准自癸亥年十二月初一日起, 每月由医院津贴英洋一元, 以示区别而专责任, 并于轿头生计亦可顾全, 遂通过。(六)议慎康庄往来账款, 除付过外约欠款洋一千元, 应议决办法。金谓由董事会致函该庄经理王云章君, 请将欠款洋一千元准结过年, 通过。(七)议会计董事董天览君提议, 本医院所发优先券, 本极郑重, 而持此券求诊者往往以仅免号金亦易轻视之, 故提议修正条文, 以期较易醒目, 不至误会。金谓优先券后面第一条得以提前就诊句下加即作拔号论五字, 第二条免收号金句改为免收拔号金洋一元, 准于甲子年起实行。(八)议本医院临时治疫所, 今年仍由各医士全尽义务, 应如何酬劳。金谓准照旧年定例, 特设酒筵以资申谢。

临时主席胡沅青签字

民国十三年甲子(1924)

二月十九日上午九时开春季董监常会, 到者为医务董事赵友笙、董天览, 会计董事周封山、蔡仰青, 监察包燕卿诸君等。因主席董事长在沪, 公推医务董事赵友笙君为临时主席。兹将提议表决各案录下: (一)干事部提议去年九月底所放之燮昌长期，转瞬三月底将届，容否续放至九月底，又拟将募集之基金再存放燮昌一千两或二千两，请公决。金谓续放燮昌火柴公司九月底长期仍以八千两为限，如有募集基金，除应归慎康庄欠款外其余再行存放。（一）议三等病房自去年夏正三月半起至年终止，药资项下共计亏贴四百八十元零一角，今年开诊以来，住院求诊者不论贫富强半愿住宿三等病室，预计年终药资亏耗恐更不止此数，当如何设法救济，应请议定施行。金谓医院既系慈善性质，贫者固宜贴，富者迹近于贫，亦难设法救济，只得照前施行。（一）议本院免费券原为贫病求诊者而设，乃家境富裕亦往往持此种免费券来院求诊，容否设法限制以轻担负，请议决示遵、金谓免费券本为贫病而发，但富者有意蒙混，似难设法限制，只得照券施诊。（一）议割症室修理一节，去冬常会曾经提议未蒙议决。查该室目下霉坏较前尤甚，若不即行设法，恐将来修理更为费事，特再提议请公决。金谓割症室既难缓修，准托包燕卿君督查修理。（一）议干事部拟将往年夏季举办之临时治疫所改称同义时济医院，似为另一医院，不如仍照旧称为宜。（一）议董事赵友笙君临时动议医院所出支票，以及分发函件应否由董事或院长于票上加盖戳记，及院长于函稿盖戳或签字为凭，请公决。金谓支票由董事加盖戳记，暨函稿由院长盖戳或签字，均为慎重职务起见，准由院长及会计董事蔡仰青先生盖戳或签字为凭。（一）议院长钱规一君提议医院职员除订约聘请各员外，其余应否就其在职日久或办事勤劳者每年年终酌加每月薪俸一级或二级，以资奖励，请公决。金谓职员酌加薪俸确为鼓励勤劳起见，应如所拟，准于每年年终由院长考察勤劳酌加月俸一级或二级，每级以一元计算，准自十四年夏历正月起施行。

临时主席赵友笙签字

五月初七日上午十时开夏季董监常会，到者为医务董事赵友笙君、董天览君，产业董事胡沅卿君、陈理臣君，会计董事周封山君、蔡仰青君，监察包燕卿君等七人。入席后由书记徐蕉生君报告，闻主席庄董事长在申因病缺席，应推临时主席。当由到会诸君公推医务董事赵友笙君为临时主席，赵君就席后遂将提案逐条宣读付议。（一）议贺医士于二月底假赴青岛，三月中旬由贺君请陶纪先医士来院代理，四月初来函辞职，虽由院长私函挽留而终不肯打销辞意，可否准予辞职，一方即请陶医士正式继任，请议定之。佥谓贺医士辞职既未照约先期函致本会声请辞职，自难照准，应由本会去函催促销假，一面由钱院长物色相当人员以资代理，一俟贺医士复函到会再行集议核夺，以重职守而符手续。（一）议近来乡间不靖，夜间出诊，殊多危险，当如何设法预防，应请议定示遵。佥谓病家晚间请诊，须持正式函件，并派遣工人二名以上，随同医生前往诊治，以资防卫而昭慎重，一俟乡间宁静再行变通。（一）议本年夏季临时治疫所，容否照旧开办，倘仍照旧办理则该所经费由何项开支。佥谓临时治疫实为切要之图，至经费一层向由庄董事长代为劝募，应由本会函致庄君请为设法筹集，以期开办。（一）议本年二月常会议决修理割症室并公推包燕卿君督察一切，今该室屋面业已掉盖完毕，四周墙壁霉坏，据包监察云系风雨打击所致，非外涂水泥殊难补救，当如何修理，请议定之。佥谓现在本医院经费既未充裕，是项割症室既不大损坏，自应暂缓修理，况察阅墙壁霉痕，似为潮气熏染所致，只须多开窗户，即能免除潮湿而无后患。（一）议本院前厫一遇天雨，即遭水漏之患，恐系屋脊损坏之故，可否雇泥匠修理掉盖之。佥谓前厫屋脊既系渗漏，未便任其霉坏，准予包工修理，以期与后厫一律而资耐固。

临时主席赵友笙盖印

六月十四日上午十时开董监临时会，到者为医务董事赵友笙君、董天览君，产业董事胡沅卿君，会计董事周封山君、蔡仲青君，监察包燕卿君等六人。入席后由院长钱规一君报告，接旅沪干事部第三十号来函，内云庄董事长于五月十七日身故，遗缺应请诸公投票推举。当由列席者一致票推胡沅卿君补充董事长。胡君就主席后遂将提案逐条宣议。(一)议董事长推定后其产业董事之遗缺,应以次多数递补。金谓查去年选举案,依次应推刘岳峻君递补为产业董事,由本会去函邀请就职。(一)议贺云甲医生既经辞职,应否另聘医生以资接办。金谓贺医生既无法挽留,自应改聘陶铨医士为本院医生,当由本会订约延聘,自本年七月一日起至十五年六月三十日止,以二年为期。(一)议周封山先生来函,云本院与慎康庄往来额定千元为限,目下本院约欠慎康庄洋四百元,而本月开支又较往月增多,应如何设法救济,请议定示遵。金谓本医院经费既系支绌,自应致函慎康庄,请以二千元为往来额数,俾资周转而免竭蹶。(一)议本届优免券分送发照旧章办理,请议定示遵。金谓分送优免两券,自应照旧章办理,其年限以周年为期,俾资鼓励而示限制。(一)议干事部提议目下公债时价趋涨,本院所有公债若悉数售出,可照买进时加倍收价,容否售脱,请议定之。金谓公债既经涨价,自应以售脱为得计。

主席董事长胡沅卿盖印

八月二十三日上午十时开秋季董监常会,到会者为医务董事赵友笙、董天览,产业董事陈理臣、刘岳峻,会计董事周封山、蔡仰青暨旅沪干事部代表倪敦甫诸君等。由书记报告主席董事长未有莅会缺席,照章应推临时主席,众推赵友笙君为临时主席。(一)议干事部转准董君杏荪函称,西管乡雁宕庙跟陈胡氏被盗枪伤送院求治,以未带特别号金致稽时刻,不及医治。据该逝者族人函致旅沪同乡会,表示抱憾医院之意,将来应如何变通之处,请议决之。金谓夜间求诊,须纳特别号金固属常例,但嗣后如遇急危症候,无论日夜,经院长验明如果属实,即使未带特别号金,只得量为变通,先行诊治,终以急救生命为主。(一)议看护侯祖光因事辞职,现拟将庶务一职请看护苏敏中兼理,并仍照旧例月送津贴五元;至看护一职,未便久悬,应请院长设法补充,以重职务而免偏劳。(一)议本院于里三官塘所置田一亩六分,每亩计租额二百斤,水面谷二十四斤,兹该佃户嫌租额太大,向院退租,该田应如何设法,请公决之。金谓里三官塘租田请陈理臣先生就近择妥人布种。(一)议干事部拟请贵会征求周汝盘、王云章二君筹募本院捐款,请公议之。金谓周汝盘、王云章二君虽系热心公益,踊跃募捐,但现在时局不靖,筹款较难,致函一节应从缓议。(一)议干事部来函云,庄保衡君所认年捐洋三百元,虽由叶雨庵君私函催收,然迄今未见汇院,可否由贵会公函再催。金谓庄保衡君处催收捐款,准由本会致函请求,俾资挹注。(一)议医务董事董天览君递来修正优免两券背后条文两纸,请公决之。金谓优免两券背后条文须略事修正(条文从略)。(一)议申爕昌长期九月底满期,应否继续转放,请议定之。金谓上海爕昌九月底长期业经期满,准照旧数八千两续放至乙丑年三月底为限。(一)议今年被市面凋敝,基金捐特捐收入锐减,而院中开支又比往年增多,目今应如何设法维持,请议定之。金谓收支不敷本应维持,且俟市面平复,请干事部再行设法。

临时主席赵友笙签字

　　十一月十一日上午十时开冬季董监常会,到董事长胡沅青君,医务董事董天览君,产业董事陈理臣君、刘岳峻君,会计董事周封山君,监察包燕卿君等。(一)议本院目下已积欠慎康庄洋一千五百余元,除将来万国体育常会捐收到抵付外,预算年终尚短洋五六百元,请设法筹措之。金谓慎康庄年终约欠洋千数元,仍请该庄欠结过年,由董事会去函接洽,以符手续。(一)议十月初九日准旅沪干事部第五十五号函开,庄保衡先生要求本院发给产科免费券十纸等语,希公决之。金谓庄保衡君请给本院产科免费券十纸,准予照给,惟因此而致收入减少,还请庄君随时筹募,以资津贴。(一)议上月底蔡董事仰青来院,面称本院所置油车之屋有人愿买,当时曾经函致各董事征求意见,除收到覆函四件外余未得覆,今乘常会之期再行提出,希公决之。金谓变卖院产事关重大,既未得全体董事覆函,一时似难决定,应将此事暂作罢论。(一)议上次常会时厨司要求加价，曾经院长向董事会口头提出，本届会期厨司因菜蔬日昂复向院中要求加价，故重行提案，应否酌加，希公决之。金谓厨司要求加价实因百物腾贵，势难支持，准将柴费照旧例每月十元嗣后每月增加两元，病房膳食每人每日增加二分，以资维持。（一）议院长要求本院代谋住宅应否允准，请公决之。金谓院长住宅应否代谋，其代谋方法或典或租，应函请旅沪干事部核夺见复，再开董事临时会集议定之。（一）议院长赴申旅费应否由院核给，请公决之。金谓前院长赴申旅费向由院内开支，现在院长赴申，想亦因公而去，其旅费自应仍由院支，但其数以五十元为限，以示节省而重公款。（一）议庄前董事鸿来欠款应否追偿，请公决之。金谓庄前董事鸿来欠款，既由陈董事理臣接洽，应函请陈董事转行催索，以期销册而资挹注。

主席董事长胡沅青盖印

民国十四年乙丑（1925）

正月十一日下午二时半，假虹口叶天德堂药号内开旅沪干事员会，为坚固院基起见，筹商开源节流改革院务等事。先行讨论提案，预备与董监会合开联席会议提出付议。到会诸君台衔暨讨论各案开列于后：（一）提议基本金捐款，关于创议时对募捐人宣言只能提用息金，不动母金，此应守之信用。若遵董监会所议，每于院中经费支绌时常欲提挪一二千金，此乃有违前项之宣言，即是摇动院基不固之兆。查院中经费虽属支绌，若能稍求俭省当可敷衍得过，实无倒散基金之必要，现当如何使院中不提用基金请讨论之。（一）提议去岁冬季董监常会院长提出要求院中代谋住宅一所，敝部以为院长若住于医院就近可以减少告假，如遇就诊者方便许多，乡间房金定属便宜，故复函许可。不料现所租之二楼底一灶间，每年要租金四十元之巨，且另有贴堂费二十元，始料所不及，当即函询何以出如此昂贵之价。乃接复函嘱敝部代租。此时适叶树德堂沈开铭先生在申，与其商量，谓就近二楼底一灶间之屋如何代觅，大约租金在十六元、贴堂费可四元之则，即面托其回乡寻觅。复据沈君抵乡后来函，谓曾过院询悉，早于十月二十四日进苏姓之屋，想既已进去，何必再嘱代觅，显见留难。但是沈先生所谈二楼底一灶间之屋只租金十六元、贴费四元，两相比较，院中要受亏四十元，嗣后每年要吃亏二十余元，如照一分利率计算，须需基金二百余元之数，筹募殊非容易，此当年四十元之亏尚不在内。此项损失应归何方负责，请讨论之。（一）提议院中系执行机关，必须依法行事，虽有临时动议与追认二者之办法，然此二者出于迫不及待之案件，为一时权宜之计。若于不急之务，亦仿此办法，实非良策，亦请讨论之。（一）提议院中添办物件关于超出预算以外之款项，应向会计董事说明理由，酌量财政，如必不可省者，逢开会时提出，由会计董事声叙后，待通过方得添办，是否有当，请讨论之。（一）提议如盐务机关章程动用特别费上五元者须得所长批准，本院亦拟仿此办法，特别费满五元者应由会计董事允准之后，方可支付，遇常会时再行追认，亦请讨论之。（一）提议院长旅费关于院务必须院长亲自出外进行者，拟先向医务董事声明再向董监会提出通过后，方可开支。去岁冬季董监常会所议决年支旅费五十元，似不尽当，应请讨论之。（一）提议本干事部所许与院中每年经费洋五千元，乃历年院中开支。溢出此数，此间只能负五千元之额，所有溢出之数应请院中设法俭省，亦希讨论之。（一）提议已故董事庄鸿来先生所经手油车内旧料售脱之款余欠，虽董监会议定托陈理臣先生向该家属催讨，然迄今为日已久，尚未了清，应如何催其提早结束而重公款，请讨论之。（一）提议本干事部赴甬参与联席会议之各干事，其来去川资应否由院开支，请讨论之。

叶雨庵君盖印　钱芳洲君盖印　叶祥兴君盖印　沈俊卿君盖印
陈邠禾君签字　庄鲁卿君盖印　陈明篆君盖印　倪敦甫君签字

正月十九日下午二时半，假虹口叶天德堂药号内开旅沪干事员会，为赴甬参与董监干事联席会议,推举代表及干事辞职补推干事等事。到会诸君台衔暨表决各案开列于后:(一)议干事员刘世伟君客岁往渝为业,兹得来函谓沪渝遥远,本院旅沪干事一职声请辞去。公议刘君既在渝地,势难远顾,准从其请,即经公推吴志芬君以补斯职。吴君曾邀列席,当承面允,尤表欢迎。(一)议日前接院中来函,定本月二十三日在院开董监干事联席会议,本干事部应推代表参与会议,请酌夺。当公推叶雨庵、陈明篆二君为赴甬列席代表。(一)议据干事长叶雨庵君申请,于本年须出外经商,不常在沪,干事长一职难以兼顾云云。公议以叶君为本院第一发起人,对于院务任劳独多,际此院政尚未巩固之秋,本不应令其遽卸仔肩,乃叶君一再声称,以干事长职关重要,必须随时主持,若不常在沪,诸多隔阂,情由确实,势难强留,只得勉从其请。惟声明此系卸去干事长,至于干事一职应仍请叶君担承,俾竟初志。今公推董杏荪君为干事长,曾由叶君征求同意,已获董君担承,本干事部全体表示欢忱。

董杏荪君盖印　叶雨庵君盖印　钱芳洲君签字　沈俊卿君盖印　吴志芬君签字　庄鲁卿君签字　陈邠禾君签字　倪敦甫君签字　叶祥兴君签字　陈明篆君盖印

正月二十三日上午十时,在本院开董监干事联席会议,讨论院务进行事。到会诸君台衔暨表决各案开列其后:(一)提议基本金捐款,关于创议时对募捐人宣言,只能提用息金不动母金,此应守之信用。若遵董监会所议,每于院中经费支绌时常欲提挪一二千金,此乃有违前项之宣言,即是摇动院基之兆。查院中经费虽属支绌,若能稍求俭省,尚可敷衍得过,实无倒散基金之必要,现当如何使院中不提用基金,请讨论之。议决基金一项为本院命脉所关,只能提用息金,不得动用毫厘基金,如遇不得已经费不敷时,宁使另行设法筹募弥补,亦以不动用基金。为本院对外募捐宣言时信用所关也。(一)提议去年冬季董监会院长提出要求院中代谋住宅一所,敝部以为院长若住于医院附近可以减少告假,如遇就诊者方便许多。不料现所租之屋二楼底一灶披之屋每年要租金四十元之巨，且另有贴堂费二十元，始料所不及。当即函询何以出如此昂贵之价，乃据函复嘱敝部代租，显见留难。但据叶树德堂沈开铭先生所谈乡间有照样之屋只须租金十六元、贴堂费四元，两相比较，院中要受亏四十元，嗣后每年要吃亏二十余元，如照一分利率计算，须需基金二百余元之数，筹募殊非容易，而当年四十元之亏尚不在内。此项损失应归何方负责，请讨论之。议决医生住宅嘱本院代谋一节，虽经前会提议在案，但本院只能承认租金，若贴堂费为节外名目，应归医生自行担认，且现所租定之屋租价过昂，俟租契期满时应另行择租以节公费。（一）提议院中系执行机关，必须依法行事，虽有临时动议与追认二者之办法，然此二者出于迫不及待之案件，为一时权宜之计，若于不急之务，亦仿此办法，究非良策，亦请讨论之。议决临时动议与追认二者本为一时济急之计，为法律之权变，院中不宜时为援用，以后凡事应先有提议，俟全体通过后，方得照行，以重手续。如遇迫不及待及不得已之举，不在此例。（一）提议院中添办物件，如关于超出预算以外之款项，应先向会计董事说明理由，酌量财政，如必不可省者逢开会时提出，由会计董事声叙后，待通过方得添办，是否有当，请讨论之。议决照行。（一）提议如盐务机关章程动用特别费上五元者，须得所长批准，本院亦拟仿此办法，特别费用满五元者，应由会计董事允准之后，方可支付，遇常会时再行追认，亦请讨论之。议决本院特别费用照四十九次董事常会所议决，凡关于五十元以下者由院长便宜开支，兹以本院经费支绌限制费用起见，准以超出十元之数者应由会计董事允准之后，方可支付，待常会时再行追认之。（一）提议院长旅费，如关于院务必须院长亲自出外进行者拟先向医务董事声明，再向董监会提出通过后，方可开支。去岁冬季董监会所议决年支旅费五十元恐不尽当，应请讨论之。议决院长旅费照五十四次常会所决年支五十元之数，兹以院务情形与前不同，准以如关于院务必须院长出外进行者，须先向医务董事声明后方可开支，其旅费每次以二十元为限，俟常会时再行追认之。(一)提议本干事部赴甬参与联席会议之各干事其来去川资应否由院开支,请讨论之。议决干事部参与联席会议代表,其来去川资应由院开支之。(一)提议已故董事庄鸿来先生所经手油车售脱找款,虽董监会议定托陈理臣先生向该家属催讨,然迄今为日已久未见了清,应如何催其提早结束而重公款,请讨论之。议决已故董事庄鸿来先生所经手之油车售脱找款,准仍托陈理臣先生向该家属赶急催讨之。

　　胡阮青君盖印　　赵友笙君盖印　　周封山君盖印　　蔡仰青君盖印
叶雨庵君盖印　　陈邠禾君签字　　陈明篆君盖印　　包燕卿君盖印　　陈理
臣君签字

　　二月初七日上午十时开春季董监常会,到会者为董事长胡阮青君,医务董事赵友笙君、董天览君,产业董事陈理臣君,会计董事周封山君,监察包燕卿君等六人。(一)议院长住宅本由前届联席会议议决每年由医院出租金四十元,兹以院长欲为本院节省经费,嗣后租金每年准以二十四元为限,其屋归院长自行寻觅,但须距医院较近之处。众赞成。(一)议同志大会开会日期准择于旧历三月十五日,所有应行修正章程等手续,公推董天览君起草提交大会核议定之。众赞成。

　　　　　　　　　　　　　　　　　主席董事长胡阮卿盖印

　　三月十五日下午二日同志大会开会,秩序暨议决各案开列于后,到会者叶雨庵君、董杏荪君、胡阮钦君、赵友笙君、陈理臣君、周封山君、蔡仰青君、刘岳峻君、董天览君、陈明篆君、包大昌君、庄炳照君、庄祖芩君、赵渭澄君(赵志烈君代表)、陈锦臣君(陈明寿君代表)。开会秩序:(一)振铃开会。(二)推举叶雨庵君为临时主席。(三)主席叶雨庵君宣告开会词。(四)推举陈理臣、董天览二君为抽签员,签留前任董事二位,董天览君、刘岳峻君二位得签留任。(五)推举赵友笙、蔡仰青二君为开票监察员。(六)推举董杏荪、叶雨庵、吴志芬、沈俊卿、陈明篆五君为旅

沪基金监,又推举傅丕烈、钱芳洲二君为候补基金监。(七)报告事项:
(甲)院长钱规一君报告上年院务医务状况,大致谓本院办法悉仍冯前
院长之旧,惟筑风窗及石磴各一道,以资整理。收支方面因铜元出入甚
巨,致受影响。最受亏者惟外科药资,约四百余元,其次优免两券约亏银
一百五十余元。(乙)监察员包大昌君报告上年收支账略,大致谓癸亥年
底止,连上届总结亏银四百九十七元一角四分六厘,甲子年底止,连上届
总结亏银二百九十六元七角三分七厘。(丙)会计董事周封山君报告本
年预算数,大致谓收入项下约银七千九百九十四元四角,支出项下约银
九千一百二十四元,收支相抵约亏银一千一百二十九元六角,不敷之数
应请诸公设法筹募特捐以资弥补。(丁)募捐总主任请募捐总团长董杏
荪君报告筹募基本金状况,大致谓募集基金照原定之数,尚差八千有奇,
如蒙诸公群策群力,俾本院名誉日臻发达,则鄙人筹足三万元尚有把握,
众鼓掌。(八)提议事项:(甲)同志叶雨庵君提议各案开列如左:(子)本
院附设之临时治疫所,去年既未治疫,自无酬劳医士之必要,但既已支
出,应请此后注意,众无异议;(丑)本院轿夫有时因出诊稀少,有贴轿力
名目,但在出诊多时此种贴付之数应即扣除,众无异议;(寅)本院航船力
既有顺撑航船寄递物件,自可不必再由倒撑寄物,以节浮费,众无异议;
(卯)本院前订章程因日久情事变迁,施行不无窒碍,应重行修改,以臻
完善,当推定起草员二位,宁波方面董天览君,上海方面陈明篆君,修正
后待下次大会时通过施行,众赞成;(辰)本院职员薪水先时本以阳历计
算,后经院长改为阴历,但查目下社会机关多从阳历,本院不宜独异,应
仍一律以阳历计算,以应潮流,通过;(巳)本院各职员薪水,既已议决仍
照阳历计算,而厨司饭金及院役薪工等不可再以阴历计算,以照划一,众
无异议;(午)职员加薪固为鼓励勤劳起见,但如新进职员薪水应由院长
量才酌定,不能限于前任一式,宁使日后递加,庶获鼓励之效,通过。(九)
揭示当选董事及监察姓名票数:(甲)赵友笙君得二十三票,董天览君得
二十票,并签留陈理臣君得十八票,胡阮卿君得十七票,周封山君得十四

票,蔡仰青君得十四票,刘岳峻君得五票并签留,均当选为本医院董事;庄可法君得十三票,苏志甫君得四票,林兰书君得二票,均当选为本医院候补董事。(乙)陈兰荪君得十六票,包大昌君得九票,均当选为本医院监察;陈庆全君得二票,汪炳生君得一票,当选为本医院候补监察。(十)义务书记董天览君朗读议案。(十一)摇铃散会。

临时主席叶雨庵盖印

闰四月初二日下午二时半,假虹口叶天德堂药号内开旅沪基金监会。今将开会应议各事列后。到会者叶雨庵君、董杏荪君、吴志芬君、庄鲁卿君、沈俊卿君、陈明篆君。(一)叶雨庵君提议大会时推定上海基金监额定五位,然皆有职业或往他埠及旋里等外,一遇叙商时殊少筹议人材,今议决添请傅丕烈君加入为上海基金监,合前共六位,由干事部具函敦请之。(一)叶雨庵君现有外埠职业,虽常川到沪,于基金出入实难照管,前所执存折等今移请董杏荪君收执。(一)本年三月底基金项内放与平安轮船公司长期规银五千两,至九月底为期,息按足月八两五钱算,应请接洽,大众通过。

董杏荪君盖印 吴志芬君签字 叶雨庵君盖印 庄鲁卿君签字
陈明篆君盖印 沈俊卿君盖印

五月初九日上午十时开夏季董监常会,到会诸君暨议决各案开列于后,胡阮卿君、赵友笙君、陈理臣君、周封山君、刘岳峻君、蔡仰青君、董天览君。(一)票推分科董事,开票结果胡阮青君得六票,当选为董事长,赵友笙君得五票、董天览君得四票,均当选为医务董事,刘岳峻、陈理臣二君各得五票,均当选为产业董事,周封山、蔡仰青二君各得六票,均当选为会计董事,当场揭示,均各承认。(一)本届分送优免两券仍照去年办法,抑照院章办理,其背后条文是否照去年八月董事董天览先生所提出修正案刊印,请议定之。金谓准照去年旧章办理,通过。(一)本院夏季附设临时治疫所，鉴于附近地方，未尝发现疫症，不妨暂行缓办，一俟有前项事情时再行召集临时董监会核议之，至历年所分送痧药水，仍照向例办理，是否有当，请议定之。金谓临时治疫所应照旧附设，但前届议案议决事件应行取销，通过。（一）院中所装铁丝窗诸多损坏，亟待修理，案关超出预算，请核议之。金谓铁丝窗既有损坏之处，自应修补，通过。（一）院长住宅租金既由院长自理，请贵会将上次关于住宅之议决案撤销，俾清手续。金谓院长住宅租金既由院长自理，应将前案撤销，通过。

八月二十四日下午一时开秋季董监常会，到会诸君暨议决各案开列于后，胡阮卿君、赵友笙君、蔡仲青君、周封山君、陈理臣君。（一）院长钱规一君于前三日递辞职书于本会，今日开会，经本会挽留，乃钱君辞意坚决，无可挽留，准照约至三月后实行，一面致书于上海干事部，一面当另行物色。（一）临时治疫所于阴历六月十五日开办，治愈有二十八人，计药品洋三十元，苗浆洋十三元三角，又十滴药水三千瓶洋六十二元四角，以备分送之用。照向例也，议定酬劳医生，酒席洋二十元，仍照前议实行。（一）本院向甬江慎康庄往来照额定二千元，兹因进出纷繁，暂时未能支配，议定倘有逾额，本会自当负责。

九月二十二日上午十时开董监临时会，到会诸君暨议决各案开列于后，胡阮卿君、赵友笙君、董天览君、蔡仲青君、陈理臣君。（一）议挽留院长及医士以资维持院务，当经商诸钱院长，据说业经答应金川医院，于阳历十五年一月接任，无挽留之余地。后经商诸陶医士维持医务，据云如无要事当可遵约履行，但一时不克着实云云。当经函告干事部核夺。（一）议庄保衡先生致叶雨庵先生函，称产科赠券前本分赠十张，今欲常年多发数张，以广同仁云云。金谓自明年起，准予多发十张，合成二十张，以答美意。

十一月二十六日上午十时,开旅沪干事暨董事监察联席冬季常会,到会诸君并议决各案开列于后,董杏荪君、胡阮卿君、赵友笙君、刘岳峻君、周封山君、董天览君、蔡仲青君、陈理臣君、包燕卿君。(一)议钱院长将届满任,院中一切文书,均属无误,准由董事会暂行保管,以便移交。(一)议全院院务自钱院长满任日起至新任院长接办日止,就中自应有人暂行维持案。金谓维持院务,必须推定熟悉医理并近在咫尺之董事二人以资暂代,当公推赵友笙、陈理臣二君为驻院董事,于钱院长满任日起至新任院长接办日止,就中自应挽留钱院长暂行维持,蒙钱院长允如所请办理,双方通过。(一)议本院号金原定铜元六枚,兹因铜元价跌,损失颇巨,嗣后拟增加案。金谓本院号金原定小洋五分,折合铜元六枚,兹因铜元六枚只值小洋三分有奇,自应增加四枚,共计铜元十枚适合小洋五分,以符定章而免损失。通过。(一)议院中职员膳食饭司要求加价案。金谓现在百物腾贵,本院职员膳食准予每人每月加费一元以示体谅。通过。(一)议挽留钱院长维持医务应予优待案。金谓钱院长维持医务,自即日起至夏历十二月二十五日止,连薪水致送洋二百元以示优待。通过。(一)议看护兼庶务员苏敏中君辞职,暂请侯祖光君助理医务一个月,致送薪水洋三十二元。通过。

民国十五年丙寅(1926)

正月十三日上午九时,开上海干事部基金监暨董事监察联席会议,并提早开董监春季常会。到会者董杏荪君、叶雨庵君、傅丕烈君、胡阮青君、赵友笙君、周封山君、蔡仲青君、刘岳峻君、董天览君、包大昌君。兹将提议表决各案录如下:(一)议正副院长川费应否致送案,金谓院长川费年送银一百元,副院长二位各送银五十元,通过。(一)议正副院长薪水应从何日算起案,金谓院长及副院长薪水均自二月十六日算起,按月照约致送,通过。(一)议医院食谷应否置存案,金谓本医院食谷准由院买晚谷一万斤以便随时食用，通过。（一）议全院铁丝窗应否修理案，金谓全院铁丝窗择其确系破坏者应即修理，通过。（一）议本医院所有油车房屋应否修葺案，金谓本院洋台如果破漏应即修补，通过。（一）议割症间应否修葺案，金谓割症间既系损坏，目下暂行修葺，一俟经费充足改用瓷砖，通过。（一）议赠送方式如先生寿匾容否实行案，金谓方式如先生寿匾准予趁早致送，通过。（一）议庶务员应举何人兼理案，金谓庶务应由看护兼理，通过。（一）议院中进出账目应否改用阳历案，金谓院中收支一律以阳历为主，通过。（一）议院中进出铜圆角子应否照市定价案，金谓院中收支铜圆角子，准予随时照市定价，以免损耗，通过。（一）议院中似宜置备火炉案，金谓置备火炉事自不容缓，准予添设大火炉一只、小火炉十二只，以资应用，通过。（一）议院中似宜添置显微镜案，金谓旧有显微镜已不适用，准予添置新式显微镜以备实用，通过。（一）议院中应备体温箱案，金谓体温箱为医院所必需，应准购置以资测验，通过。（一）议院中应置血轮表案，金谓血轮表应准购备，通过。（一）议号房洪鹤生工资应否酌加案，金谓号房洪鹤生工资准予每月加给银一元，通过。（一）议轿夫要加工资应否准行案，金谓轿夫辛工准自本年二月起每月加给银一元，通过。

三月二十四日下午一时开提早夏季常会，到会诸公暨议决各案列左，董杏苏君、胡阮青君、刘岳峻君、赵友笙君、蔡仲青君、包大昌君、陈理臣君、李炳先君、朱传圻君、董志章君。（一）议本院须招添男女学生各二人培植院用，金云随时应招，又前学生现已学期满足，每月加薪二元，通过。（一）议产科住居三等房者实在乏力出资，准其免去医药及手术费，出诊产科不在此例，通过。（一）议本院女看护要求加薪，经众议决，女看护加洋三元，每月计洋二十元，又会计员加洋三元，计洋二十一元，以阳历五月起照加，通过。（一）议本院三等解烟费照前议加洋六元，每名计洋十二元，因花价昂贵故也，住院费另加，通过。（一）议本院职工及工役人等其洗衣费归院中认之，以为清洁起见，通过。（一）议治疫所房屋现在稍事修理，待经费有着，再行酌议，通过。（一）议治疫所据提案，另请医士一位，金云院中经费支绌，医士仍烦本院医生兼理尽义务，待治疫所房屋改造再议另请，通过。（一）议本院出诊费议定照前递加一元，贫病照前不加，通过。（一）议本院下午号金现定每名计小洋四角，只星期日每名计大洋一元，如贫者急症者不计，通过。

八月二十日下午三时，假虹口叶天德堂开旅沪干事部会，会议应决事件暨到会者诸君姓名列后。方式如君、董杏荪君、傅丕烈君、庄鲁卿君、沈俊卿君、倪敦甫君、陈明篆君。（一）议本院出诊费前经规定每五里地价一元，似有未甚明了，今特详晰如下：出院及五里内二元，十里内三元，十五里内四元，二十里内五元，二十五里内六元，三十里内七元，三十五里内八元，四十里内九元，四十里以外另议，并请董事会详定路程表悬示院中，按表取费，以绝争端，此条应请董事会通过后即日履行。（一）议接院长等来函，略谓因难胜劳怨，合词恳请辞职等云，金以本院自李院长等任事以来，毅力热忱，医务日臻发达，此时倚资方深，应请勉为其难，另具函院长等切实慰留之。（一）议庄蓉洲君因诊治其母老泻症有不满于院中之处驰书责问事，今据院中详函叙明，知李院长实出一番至心，庄君所指想系误会，准由敝同人向庄君解释了事。

八月二十二日上午十时，开秋季董监常会，到会诸公暨议决各案开列于后，胡沅卿君、陈理臣君、赵友笙君、周封山君、刘岳峻君、董天览君、陈兰荪君、包燕卿君。（一）议追认修理男女病房案，通过。（一）议出诊产科及陈兰荪君提议住院免去各费案，须以赤贫为限，并须确实保证，金谓急救赤贫难产医金舆金，限定十里以内，准予免收，或住院难产只收膳金不收医药费等费，均须由医院发贴广告，并由就地绅士掣给证明书以资介绍方生效力，通过。（一）议提议附设产科传习所案，金谓该所应呕设立,至如何进行方法且俟从长计议,兹将该案暂为保留,通过。(一)议续聘女医生案,金谓准照旧案办理,通过。(一)议追认添招男女看护生各一名案,通过。(一)议看护王使定加薪案,金谓王使定看护准照旧薪每月增加六元,合成月十二元,以一年为限,通过。(一)议出诊施打防疫针案,规定五十名以上不取医金及舆金,通过。(一)议病房床铺添置草垫案,通过。(一)议添雇女茶房案,通过。(一)议舆金增加案,金谓夜间出诊准照日间加收半数,日间无论上午下午一律照旧收取,以示双方体恤,通过。

十一月二十五日上午十时开冬季董监常会,到会诸公台衔暨议决各案开列于后,赵友笙君、周封山君、陈理臣君、董天览君、包大昌君。因董事会长胡沅青君未到,公推赵友笙先生为临时主席。(一)议新购地筑竹篱掘池填泥移路追认案,通过。(一)议头二等病房每人每日加收火炉煤费银五角,三等二角五分,不用者听便,但以春冬二季为限,通过。(一)议看护生年底考试最优者给奖以资鼓励及来年加津贴案,决议准给奖银六元,由院长酌定之。(一)议看护长左祥勋要求来年加薪及年底川资案,决议看护长自丁卯年起每月加薪二元,每年加津贴银十元,通过。(一)议现在百物昂贵,住院病人时言饭菜恶劣不堪,而厨司以血本攸关不能加善,此后病房饭菜应否加价案,决议因厨灶不良,多用柴火,准将旧灶打过,以期节省成本,余俟春季再议。(一)议加造花棚案,通过。(一)议修筑水泥平台及油漆前进房屋追认案,通过。(一)议临时治疫所经费不敷,今年计亏耗银四百十余元,请设法筹措案,决议致函于董杏荪先生,请设法筹款弥补,并致函于庄汉章先生催收产科经费银三百元,通过。

临时主席赵友笙签

民国十六年丁卯（1927）

正月二十七日上午十时，开提早春季董监常会，到会者胡沅青君、赵友笙君、周封山君、刘岳峻君、蔡仰青君、陈理臣君、董天览君、包大昌君。（一）议筹备同志大会案，金谓同志大会开会日期定于阴历三月初九日，先期应请院长编制预算、决算，以便提付大会公决，预备开大会时之一切手续，公推董天览君办理，通过。（一）议董杏记号通讯处津贴，通过。（一）议本会议决案应印发各董监，以资接洽而免隔膜案，通过。（一）议病房加瓦并修理案、临时治疫所改建案、置病床案，均俟开同志大会时提议，众无异议，通过。

三月初九日下午一时同志大会，开会秩序暨议决各案开列于后。到会者胡沅青君、刘岳峻君、周封山君、赵友笙君、包大昌君、庄炳照君、陈兰荪君、陈理臣君。开会秩序：（一）振铃开会。（二）推举刘岳峻君为临时主席。（三）主席刘岳峻君宣告开会词。（四）推举赵友笙君、周封山君为开票员，签留前任赵友笙、陈理臣二君为董事。（五）推举旅沪基金监六位，董杏荪君、叶雨庵君、吴志芬君、沈俊卿君、钱芳洲君、傅不烈君。（六）报告事项：（甲）监察员周封山君报告上年收支账略，谓丙寅年底止收入之数，号金、药资、出诊、手术、注射、住院六项，共得洋三千九百七十八元一角五分三厘；特捐、常捐、利息、租谷四项，共得洋一万六千四百四十九元三角一分九厘。而支出之款，修理、置产、花圃、家具、银水五项共洋六千七百四十五元二角三分八厘。又医科开支、药品、薪水、膳金杂项四项，共用洋一万三千二百七十九元一角五分三厘。除收药资、手术、号金、出诊、注射、住院费等七项，共洋三千九百七十八元一角五分三厘，除过净用洋九千三百零一元，如是丙寅年份收付两抵，结丈洋四百零三元零八分一厘。（乙）院长李炳先君报告上年院务状况，大致谓本院办法照章执行，惟住院方面，尚称踊跃，而三等病房住院较多，以致用费因亦加多，兼添置物件既应增而亏耗亦甚巨也。(七)提议事项:(甲)病房加瓦并修理内容案,佥谓照行,托包大昌董事先生督理。(乙)添置病床案,佥谓应添则添之。(丙)临时治疫所改建案,佥谓暂仍其旧,且俟经费充足再行建筑。(丁)临时治疫所聘请医生一位,众议待夏季常会再行酌定。(戊)院役要求加薪,佥谓照原有薪水自本月起加三成照发。(八)揭示当选董事及监察姓名票数:(甲)董天览君得十八票,赵友笙君得十五票(并签留),陈理臣君得十五票(并签留),周封山君得十四票,庄可法君得十二票,包大昌君得九票,蔡仰青君得九票,均当选为本医院董事,刘岳峻君得八票,余润泉君得八票,均为本医院候补董事。(乙)陈兰荪君得七票,林兰书君得六票,均当选为本医院监察。(九)义务书记陈理臣君朗读议案。(十)摇铃散会。

临时主席刘岳峻签

五月二十日上午十时开夏季董监常会,到会者赵友笙君、蔡仰青君、庄可法君、董天览君、包大昌君。(一)议公举赵友笙君为董事长,庄可法君、董天览君为医务董事,蔡仰青君为产业董事,周封山君、包大昌君为会计董事。(一)议院中职员加薪案,佥谓女医生自民国十六年六月一日起至十八年五月三十一日止,每月加薪五元,左看护每月加薪一元,徐会计每月加薪一元,陈女看护每月加薪二元,王看护每月加薪三元,看护生五名每月加津贴一元,通过。(一)议举办治疫所案,佥谓由董事会致函于叶子衡、方式如二先生,请渠捐募经费各两百元,以资举办,通过。(一)议规定头二等病房戒烟费案,佥谓头等病房戒烟手续、药资每名六十元,二等每名四十元,通过。(一)议产科器具添设案,佥谓应添则添之,通过。(一)议装设电灯案,佥谓电灯必不可省,准予安装,通过。(一)议裕顺电话请减少捐款案,佥谓裕顺行自本院创始以来,医药均赖伊寄送,不无劳绩,兹准减少捐款五十元以示优待,通过。(一)议饭司柴火请增加费用案,佥谓饭司柴火每月增加四元,以资维持,通过。

八月二十六日上午十时开秋季董监常会，到会者陈理臣君、庄可法君、周封山君、包大昌君、董天览君，干事部长董杏荪君。（一）议临时治疫所应如何筹备案，金谓治疫所地点不良，其俟开年春季常会再行设法改良之。（一）议治疫所医院增聘医生案，金谓因本医院只有医生三人，不及兼顾，且俟春季常会再行聘请，临时决定之。（一）议包饭贴米贴柴概行取消案，金谓手续纷繁，今议定文场每人每月计洋九元，武场每人每月计洋六元，自十月一号起算，通过。（一）议三等病房本系每日收费大洋一角七分，现因生活程度增高，每人每日加洋三分合成大洋二角计算。此就包饭而言，至于住院病人纳费应以二角五分计算，自十月一号始，通过。（一）议本院西首贴邻有似义冢非义冢地约五分余，遍地暴露，此事关于本院卫生极为重要，不得不设法迁至他处案，兹议包大昌、董天览二君责成办就，于冬季开会以前搬迁清楚，其经费由本院担任之。

十二月二十日上午十时，开冬季董监常会，到会者董杏荪君、庄可法君、包大昌君、董天览君、周封山君、赵友笙君。（一）议改筑本院东首道路案，议决准由医院出资改筑道路以便交通而利医院，通过。（一）议李院长提出救济贫民难产团，陈董事兰荪君请求免收难产手术费案，议决准于出诊费减半，注射药资酌收，通过。（一）议立已故院长冯季图先生纪念碑案，议决已故冯君季图为本院创始之院长，创办劳瘁，成绩卓著，准在本院内立碑，永留纪念，以昭有功而志不往，通过。（一）议催收常捐案，议决由本医院致函去催，通过。（一）议包姓房屋及余地由院置买案，议决准由本医院赵董事长设法掉换或出价置买，通过。（一）议购买公平烟草公司股份案（董干事长提出），议决准由本医院基本金项下拨出银币五百元购买是项股份，以资营利，通过。

民国十七年戊辰（1928）

二月初六下午二时，开春季董监常会，到会者赵友笙、周封山、包大昌、庄可法董事诸君。（一）议医院东首拟筑新路经费案，议决由业主周正房助田六分，其筑路工程由周封山董事承认担任，通过。（一）议设法收买西包房屋及基地案，议决由董事会请县政府给示劝谕，由医院出相当价值或相交换，遇必要时出较优之房产收买或交换，如再不遵办再行呈请县政府勒令变卖或交换，赵友笙、包大昌、董天览三董事负责办理，至迟以夏季常会前为限，通过。（一）议购置包氏宗祠田产案，议决由周封山董事限一个月内办妥，通过。（一）议迁移聚庆桥地址案，议决由徐宝记承包，连装拆工松桩工料一切在内共计银三百二十元，限四月底竣工，通过。（一）议添筑东首围墙并建筑大门案，议决由邬全顺承包，计工料银三千五百元，通过。（一）议追认西首填地案，议决共计银一百二十元，通过。（一）议女医生帮助药房案，议决每月加薪水银五元，通过。（一）议铜元角子案，议决每日出入照市兑换，须立兑总户，通过。（一）议账房加薪案，议决每月加薪二元，通过。（一）议看护长加薪案，议决每月加薪一元，通过。（一）议航船要求加费案，议决前已增至十六元，无庸再加，通过。（一）议医院支款拨款应有手续案，议决由院长及副院长将支发单上签字为证，通过。

二月二十日下午一时，开春季临时董监常会，到会者赵友笙、庄可法、陈理臣、包大昌、董天览、蔡仰青诸君。（一）议总理诞辰及逝世纪念应否停诊案，议决应各停诊一天，通过。（一）议本院办事规则案，议决应将此案列入章程内，通过。（一）议本院十七年度预算案，议决且俟与会会计董事核定后再行列入报告册，通过。（一）议本院董监常会会议规则、同志大会议决案内逐条修正刊入丁卯报告册以资遵守，通过。（一）议本院董监常会会议规则、同志大会会议规则、门诊出诊住院规则修正案，议决各种规则逐条修正一律照行,通过。

主席董事长赵友笙印

四月十四日下午一时,开提早夏季董监常会,到会者赵友笙、庄可法、陈理臣、周封山、董杏荪诸君。(一)议本院欲谋发展,地皮有汤姓一亩二分六厘,坐落沿河及本院之西首,该业主汤太和祀田,本院董事长赵先生负责,言定秋季常会以前设法购之。(一)议本院之西北首,有田一亩六分八厘,系薛瑞和业主,托蔡仰青先生前去说妥买定,能于四十天买就更佳。(一)议凡助本院五百元以上者,由本院敬送匾额外,再立纪念碑;凡助本院一万元以上者,由本院董事会呈请政府给奖,以示优异而资鼓励。(一)蔡仰青先生提议,倘有体面人至院参观,本院须命侍役陪领,格外优待,不得藐视,以重礼貌而尊亲邻,俾示欢迎。(一)议掘自流井,限于经费,从缓掘池,以便堆积垃圾,通过;购置电扇三只案,通过;举办临时治疫所,照办,通过。

主席董事长赵友笙印

七月初五下午一时,开夏季临时会,到会者赵友笙、周封山、包大昌、庄可法、董天览、林兰书诸君。(一)议本院于旧历六月十八夕突被武装军警搜查,住院病人诸多未便,宜如何以谋补救案,议决由本会致函浙江外海水上警察局,事前先通知院长陪同检查,如未经检查属实,请勿武装威吓,以安病人而免骚扰。(一)议本院西首房屋基地及田应设法收买案,议决西包房屋请赵友笙先生致函西包宗长包全龙,婉言劝卖,及附近田地亦请妥为办理。(一)议骆驼桥治疫所药资案,议决俟秋季常会再行议决。(一)议自贵驷桥经骆驼、团桥、刘社至本院行驶普济病人船一只案,议决准于每日上午八时由贵驷桥开至本院,下午一时由本院开往贵驷桥,请林兰书、邵金生二先生试办三个月,经费亦由林、邵二先生担任,以便普济病人,至船夫午膳由本院供给,其实行期限自本年旧历七月十五日起至十月十四日止，但每逢星期及节假照本院定章停驶。（一）议林兰书先生介绍邵金生先生为新同志案，议决通过。（一）议本院之东首大门围墙并冯故院长纪念碑工程均已落成务请参观案，议决通过。

主席董事长赵友笙印

九月初十日下午，开秋季董监常会，到会者赵友笙、周封山、庄可法、包大昌、董天览、陈理臣，干事长董杏荪诸君。（一）议本院正副院长合同将满应行挽留续案，议决准予继续任用，并加院长薪水四十元，副院长各加二十元，女医生加十元，另订合同继续三年，由董事长订定。（一）议庄董事长可法君提出本院董监常会拟改为委员会，未悉妥否，请讨论案，议决付审查。（一）议本院东首新建大门外筑路一条，计填地筑沟铺路工资伙食等计一百二十九元，又迁坟费洋十二元，议决追认。（一）议本院西首填地一方，计洋九十二元，又修竹笆种石桩等计工料洋一百十一元，追认。（一）议油漆割症间计洋七十七元，追认。（一）议本院西首竹笆被风水吹倒修理计工料洋约八十元，按此系西北首之旧竹笆，议决通过。

主席董事赵友笙印

十一月十二日下午一时，开冬季董监会，到会者赵友笙、董天览、陈理臣、林兰书、庄可法，干事员叶雨庵诸君。（一）议定第五次同志大会日期并推员筹备各项手续案，议决日期定旧历乙巳年二月二十八日下午一时，公推赵董事长暨陈理臣、董天览二董事筹备一切。（一）议本院创办已有十年，应如何举行十周纪念会案，议决日期定旧历己巳年二月二十八日上午，公推董杏荪君为筹备主任，李董朱三院长、徐会计、赵董事长及全体董监为筹备员，如何布置由筹备会酌办。（一）议本院已故董事庄云五君、胡沅卿君、庄鸿来君、庄云章君、包雨塘君、包大孝君暨冯院长季图君，应如何追悼案，议决日期定旧历己巳年二月二十八日上午，公推筹备主任及筹备员与十周纪念会同。（一）议西首沿河汤姓田填作院基,计三亩八分七厘,约填费洋二百八十元案,议决追认通过。(一)议西首沿河包姓田填作院基,计一亩,约填费洋七十元案,议决追认通过。(一)议薛姓基地加高约填费洋六十元案,议决照行。(一)议讨论购置西包屋田地案,议决由本会函请县政府函饬包全龙、包庆余、包子香斡旋,以明年清明前后为限。(一)议东首围墙及大门,计建筑费洋三千五百元,款由董干事长暂垫,请追认,议决通过。(一)议置薛姓基地一亩四分九厘二毫,计田价洋二百九十八元四角,又津贴迁坟费洋五十元,仲川十五元,又倪姓地三分计价洋六十元,请追认,议决通过。(一)议修理院舍案,议决照行,但修葺费约一百五十元为限。(一)议查西首沿河汤姓田共五亩三分,除填院基三亩八分七厘、作水路一分四厘外,余开浚为河,又包姓田一亩三分,除填院基一亩外、余亦开浚为河,请追认,议决通过。

主席董事长赵友笙印

民国十八年（1929）

三月一日下午二时,开董监会春季常会,出席董事长赵友笙君、陈理臣君、庄可法君、周封山君、包大昌君、蔡仰青君、董天览君,监察林兰书君,列席干事叶雨庵君,主席赵友笙君,记录徐蕉生君。(甲)讨论事项:(一)购置西包田地及房屋事,已挽人设法进行八次,探其态度,势似任索重价,总难成事,应用何种办法以便扩充院基之急务案。(议决)一面推董天览董事依照土地征收法办理,一面托包大昌董事以大义劝卖,预定房基地价每亩二百元,水田价每亩九十元,屋价每间连地一百六十元(视相当情形得以酌加),屋主如不愿卖而欲迁移者,得由本院将其原屋移建别处,或有愿自行移建,本院酌听其费。(二)东首大门外筑路及围墙占用董姓田,据董姓来院面称占用至一亩三分,但所用并无如此之数,应如何交涉案。(议决)保留。(乙)提议事项:(一)本院面前河塘原有石砌搬移至东首大门外,(河塘)驳之估计工资约四百元之谱,(议决)通过。

（二）续筑西北首围墙已有旅沪干事部饬邬全顺营造厂承包，约五百英尺之则，惟价须照前次增加每丈三元，（议决）通过。（三）因住院病人日多，亟宜添筑院舍以便容纳案，（议决）容开大会时如有经费再行酌定。（四）开同志大会筹备一切事宜加推朱春沂、包大昌二君为筹备主任案，（议决）通过。（五）慎康庄往来要求董监会出函负责案，（议决）以一万元为限，准由董监会致函慎康庄。

　　四月七日下午二时，开第五届同志大会，出席同志吴志芬君、陈理臣君、包大昌君、蔡仲青君、赵友笙君、董天览君、周封山君、庄可法君、林兰书君、陈子英君、叶成怀君、庄祥泰君、庄兆熊君、余文明君、薛钦文君、叶葆青君、董志章君、李景奎君、徐蕉生君、朱春沂君。（一）推举临时主席，公推董天览君。（二）推举临时记录，公推陈理臣君，主席宣开会词。（三）推举检票员、唱票员，公推吴志芬、庄可法二君为检票员，周封山、林兰书二君为唱票员。（四）推举旅沪基金监五人，公推全体留任。（甲）报告事项：（一）院长报告上年院务及医务。（二）会计董事报告本年预算及上年决算。（三）监察员报告上年收支账略。（乙）讨论事项：（一）本医院章程有未合时宜之处应须重行修订案，（议决）保留。（二）本医院力图发展应由董监干事同志全体负责案，（议决）通过。（三）添筑病房及门诊应分二步进行，先造病房，次造门诊案，（议决）通过。（四）所有基本金应责成旅沪基金监购置相宜产业案，（议决）函致该部会议核夺相机购置。散会时间已晚，开票揭示不及，容后续开。

　　四月二十日开干事董监临时联席会议，并代表第五届同志大会继续会。出席干事吴志芬君、叶雨庵君，董事董天览君、陈理臣君、周封山君、赵友笙君、蔡仲青君、庄可法君、包大昌君，监察林兰书君，公推赵友笙君为临时主席，公推陈理臣君为记录，主席宣开会词。（甲）报告事项：（一）叶雨庵干事报告开拓院基案已向汤怀瑾同其弟侄等商买水田一亩八分，然价表面虽出每亩一百五十元算，但内中汤姓自愿每亩六十元拨充本院特捐项下，价仍依每亩议定田价九十元算由。（议决）准予追认。（乙）提议事项：（一）病房不敷，久想添筑，因无经费而从缓，今悉旅沪干事部募捐已有把握，应即进行，惟必先设法开拓基地案，（议决）公推赵友笙、包大昌、顾瑞林三同志再向包业主接洽妥办。（二）本月七日下午前开十周纪念会及追悼会，午后接开第五届同志大会，时间匆促，未及开票揭示，应定日期继续开会，以完竣该项手续案。（议决）准于即日开代表同志大会，以履行未竣该项手续，接开继续第五届代表同志大会。揭晓选举事项，周安如君得六十七票，赵友笙君得六十四票，包大昌君得六十二票，张白山君得五十三票，刘占坤君得五十一票，朱础立君得四十七票，邵金生君得四十七票，均当选为本医院董事；汤衣林君得二十票，薛钦文君得十八票，均当选为本医院监察；董天览君得四十六票，庄可法君得三十七票，均为本医院候补董事；陈兰荪君得三十票，沈开铭君得六票，均为本医院候补监察。临时记录陈理臣君朗读议案。

五月三十日下午二时，开职员第五届第一次常会。出席职员李炳先、董志章、朱传圻、张湘文、陈美玉、徐蕉生、金咏研君等，主席院长李炳先，记录秘书金咏研。（甲）报告事项：（一）院长报告病人出病房时，如或污损墙壁等应即随时刷新之。（乙）提议事项：（一）女看护陈美玉工作甚劳，业允加月薪四元（院长提出），（议决）提交董监会开会时追认。（二）拟于毕业看护生中选一相当人才为看护长，帮理药房事宜（院长提出），（议决）通过。（三）看护生毕业后应给薪水，第一名拟给月薪十二元，第二名月给十元，以下八元（院长提出），（议决）于董监会开会时提出交议。（四）六月一日总理奉安典礼应停诊一天，以志哀悼（院长提出），（议决）通过。（五）分党部来函总理奉安日派代表一人、卫生队三人加入赴会案，（议决）公推徐蕉生为本院出席代表，卫生队推袁一雷、余名峰、刘慧敏三人。（六）县政府公函令本院办理普及种痘，得以半价购买中央防疫所之痘苗，拟免取苗金只取号金案,(议决)提交董监会。(七)大门东首驳岸倒坍工程紧急业已招工修理,约需费二百余元,应提出董监会追认案(庶务长提出),(议决)提交董监会。(八)本院面前新筑水泥河塘约五百二十尺,计价四千八百元(庶务长提出),(议决)提交董监会。

六月十六日下午二时,开第五届执监委员会第一次常会,出席执委赵友笙君、周安如君、朱础立君、包大昌君、张白山君、刘占坤君、邵金生君,监委薛钦文君、汤衣林君,列席同志叶雨庵君、金咏研君,公推周安如君为临时主席,临时记录金咏研君。举行就职典礼,主席报告开会宗旨(词长从略),公推刘占坤委员为唱票,张白山委员为检票,互选赵友笙委员为常务委员,互选朱础立、邵金生两委员为产业理事委员,互选包大昌、周安如两委员为会计理事委员,互选刘占坤、张白山两委员为医务理事委员。理事委员临时主席引常务及各理事委员就职后,即退席。常务委员赵友笙主席记录,代表旅沪干事部致颂词,主席致答谢词。(甲)报告事项:(一)叶雨庵干事报告扩充院基案,又购得包大芳名下火烧屋基地一间及余地一方,二共丈量计地三分,依规定地价计算应给价银六十元由。(乙)提议事项:(一)修订章程案,(议决)推定周安如、张白山两委员为审查修正院章起草员,限于二十天内藏事。(二)职员会提交讨论各案:(甲)女看护陈美玉工作劳甚允加月薪四元;(乙)看护生毕业后拟月给薪水,第一名十二元,第二名十元,以下每名八元;(丙)县政府公函本院办理普及种痘,得以半价购买中央防疫所痘苗,拟免取苗金,只收号金;(丁)河塘驳砌约需四千八百元,由上海干事部订定包工合同,已经动工。(议决)以上四案准予追认办理。(三)大门东首驳岸倒坍工程紧急,业已招工修理,约二百元,(议决)保留。(四)西包地基除包大芳外各业主皆勒掯不卖,劝谕已穷,应用土地征收法收买案,(议决)推周安如、朱础立两委员合力进行。(五)普及收产宜减轻诊费案,(议决)准照民国十四年出诊例收费,但不分日夜,惟轿金夜以起灯为限则加半,药资酌算。（六）出诊时间修正案，（议决）上午十二时以后来请出诊者作急症论。（七）注射手术减轻收费案，撤回。（八）用贵重药品须征病家同意案，撤回。（九）组织维持急症医资募捐团案，（议决）由执监会各委员每人首先承认捐款十元，再函请旅沪干事部及基金监各委员加入发起，一面广征同志合作。（十）修正出诊轿费金案，（议决）推赵友笙、汤衣林两委员负责订定。（十一）庶务应归专责另酬月薪案，（议决）承朱副院长允为通商银行支取，经常费向慎康庄支取，各照旅沪干事部及基金监，一面饬会计照办。（十四）拟由宁波永耀厂装设电灯案，（议决）推叶雨庵干事负责办理。（十五）门禁应严禁案，（议决）照本院来宾进院规则实行。

七月八日下午二时，开执监委员会临时会，出席执委赵友笙君、刘占坤君、张白山君、邵金生君、包大昌君、周安如君，列席同志叶雨庵、金咏研君、朱春沂、董志章君，主席赵友笙君，记录金咏研。（甲）报告事项：（一）周、张二委员报告审查本院章程案业已竣事由，（议决）先行录案，附件函达旅沪干事部及基金监征求意见再行核议。（二）叶雨庵干事报告本院与宁波永耀公司接电案，当经说明，业由县政府指令照准，函请宁波市政府核准照办，同时再由本院呈请市政府奉批，已饬该公司照办，由本院暂贴该公司装费银一千两，该项贴费俟乡间电灯发达再行归还云云由。（议决）追认。（三）周委员报告办理征收法案由，（议决）准照所办手续进行。（乙）讨论事项：（一）叶增寿同志函辞干事长案，（议决）函劝担任干事。（二）朱春沂函辞副院长职案，（议决）挽留。（三）预防时疫案，（议决）照办。

十月十七日下午二时，开第五届执监委员会第二次常会，出席执行委员赵友笙君、张白山君、朱础立君、邵金生君、包大昌君、周安如君，主席赵友笙君，记录周安如君。（甲）报告事项：（一）朱春沂同志报告新院舍急于动工，惟内中一部分基地为包庆余等祀产，现已挽人同往说妥，以田易田，但须以二掉一，应如何办理由，（议决）照办。（二）薛监委来函因事请假由。（三）干事部报告建筑新院舍照原定计划第一步已着手进行办理由。（四）董杏生干事长函称外埠干事部干事星散，有事召集均不到会，毋庸再有干事长名称由。（乙）讨论事项：（一）修正院章附审查报告及董杏生同志来函。（议决）修正通过，但为详慎计，交文牍股再作文字上之修正，俟下次会议时审核之。（二）购买附近土地案，（议决）照原定计划进行。（三）本院大门外筑路及东北首围墙侵用董姓田地应酌量贴费案，（议决）由常务办理。（四）本院产科医师张湘纹女士因病辞职，业聘傅日新女士接任，月薪四十五元，请追认案，（议决）通过。（五）本院各项工程繁多，业由公利营业公司推荐监工一位，月薪三十五元，请追认案，（议决）通过。（丙）临时动议：（一）院长兼医师李炳先因病辞职案，（议决）本院倚界方殷，应行挽留，惟既称因疾休养，准予给假二月，仍望负责觅代，以重职守。（二）院章既经修改，所有各职员应须重行公推案，（议决）公推董杏生同志为本院长，赵友笙同志为常务委员，朱础立、刘占坤、包大昌同志为总务股委员，邵金生、张白山同志为经济股委员，周安如同志为文牍股委员。（三）新章以何时为施行日期案，（议决）俟新任院长就职日为施行期。

民国十九年（1930）

一月二日下午二时，开执监委员会第五届第三次临时会，出席执委赵友笙君、周安如君、包大昌君、刘占坤君、监委薛钦文君，列席同志董杏荪君、叶雨庵君、李炳先君、朱传圻君，主席常务赵友笙君，记录监委薛钦文。（甲）报告事项：（一）主席报告董杏荪君前由本会举为院长案，已于今日就职由。（二）董院长报告：1. 建设新院舍案已由上海潘荣记营造厂以二万八千五百元得标承包；2. 自流井二只由上海天源凿井公司以八百元承包，业已竣工；3. 关于建筑经费募捐情形与支出账目；4. 本年度经费常费预算计尚可相抵由。(三)朱春沂同志报告购买院旁土地案：1. 已买就包志香屋基十一间计价二百七十五元；2. 包大康屋基一间及基地一方，计价九十由，(议决)准予追认。(乙)提议事项：(一)拟请叶雨庵同志为本院院监兼会计主任案，(议决)通过。(二)延聘义务秘书案，(议决)推薛监委转商金咏研君担任。(三)修正院章案，(议决)照修正各条通过，加入院监及会计主任二项新章，以即日施行。(四)产科出诊费拟仍照十五年度旧历案，(议决)暂行保留，由新院长、院监调查事实后再行酌量办理。(五)应订院章内各种规则案，(议决)先由职员会起草后再行交议。(六)确定本院经费常费标准案，(议决)按月不得超过一千元。

三月九日下午二时，开执监委员会第五届第四次春季常会，出席执委赵友笙君、周安如君、邵金生君、朱础立君、包大昌君，监委薛钦文君、汤衣林君，列席院长董杏荪君、院监叶雨庵君，主席常务赵友笙君，记录秘书金咏研君。(甲)报告事项：(一)刘占坤同志具函告假由。(二)赵委员友笙辞常务由，(议决)撤回。(三)旅沪干事部应据新章重行改组由，(议决)保留至大会时解决之。(四)上次常会公推叶雨庵同志为院监兼会计主任由，今已就职。(五)由薛监委转商金咏研为秘书由，今已就职。(六)院监报告推广院基案：1. 价买包三全同其弟有全名下所有屋基地二分四厘，依规定地价给算计银四十八元，尚有基地一分一厘与之对等掉换，照原式迁造。其费根据上年春季董监常会议案，由本院担任之，包与陈三略水木作，计拆造费四十七元并资助搬场费十二元。2. 购买包氏名下所有屋基地一分三厘，亦依议定地价算给计银二十六元由。(乙)提议事项：(一)大门东首重行驳砌现已工竣，照原价加银三百九十五元应否追认由，(议决)准予追认。(二)院役单安华病故应如何抚恤案，(议决)发给全年工费一百二十元。(三)新章医务、事务、会计各主任由院长、院监征询执监会同意聘任，从前所订合同应否更换由，(议决)准遵新章由院长、院监改换合同分别聘定。(四)医务主任聘定李炳先先生，事务主任聘定朱春沂先生，会计主任聘定叶雨庵先生，征询同意由，（议决）通过。（五）产科出诊案，（议决）产科随到者照出诊例，日间加五，夜间加倍，手术费免收。（六）三等病房免费案，（议决）每天只收饭金。（七）院旁基地纠纷案，（议决）公推叶雨庵、赵友笙、包大昌、汤衣林四同志负责办妥。（八）新章内容各项规则修正案，（议决）照修正各条讨论通过。

六月二十九日下午二时，开执监委员会第五届第五次夏季常会，出席执委赵友笙君、包大昌君，主席赵友笙，记录秘书金咏研君。（一）主席报告：1. 今日到会人数不足，流会，改为谈话会。2. 议决案由下届常会追认之。（二）循例办临时防疫医院案，（议决）暂定于七月十五日起九月十五日止。

九月二十一日下午二时，开执监委员会第六次秋季常会，出席执委赵友笙君、包大昌君、邵金生君（薛钦文代）、朱础立君（朱春沂代），监委薛钦文君、汤衣林君（徐蕉生代），列席院监叶雨庵君，秘书金咏研君，主席常务赵友笙君，记录秘书金咏研君。（甲）报告事项：（一）赵常务报告推广院基案，内：1. 向董姓东首大门外水田一亩三分三厘，计价一百二十元，另贴其租谷费三十元，已筑路用；2. 又买进高姓水田一亩三分，依议案应给价一百十七元；3. 又买进何姓水田五亩三分三厘，每亩六十五元算，计价三百四十六元，贴其佣金十九元，均已买实，惟何姓之田系备换与包庆余所有之祀田，以二亩换得一亩之用。（二）由叶院监报告：1. 置产案内本院于本年在上海东有恒路沿马路购得英册道契第三千一百七十六号，计地七分六厘二毫，又第一万两千一百三十一号，计地四分四厘四毫，二共计田一亩二分另六毫，建有三层楼洋房四宅、四层楼洋房一宅，共计价元（连佣等）五万三千两，该价元即以本院所存放于老顺记等号划出二万两作数外，又承厚德堂董及叶增寿君各捐助五千两，其余不敷之数即将此产暂作押款，一面分头募捐，集有二万余两之数，以便赎回，限于三年内集成之。该房产现已出租，按月可收租金四百二十五两，内提出若干以作经租费及修缮费，其余作为本院经常费用。2. 扩充院基案内向汤桂生购进烧炉楼屋一间，基地一分，依议案应给屋价一百六十元，给地价二十元，均已买实。(三)由事务股报告建筑案，内：1. 十九年六月份止院建设及本年下半年设置之，预计本院新院舍自去年八月兴工建筑，时间不及三个月，因承包者无力进行，致工程停顿数月，六月间经董事长与其商定进行程序，始得继续工作，约于十一月间全部可以落成。2. 新院舍中之其它设备，亦必须急为进行，以肃观瞻而图永久，故首先兴建。3. 前面之水泥道路，其水泥即由董院长在沪采办，计大门外十四方五角六分，工资七十五元四角五分。4. 大门内六十一方五角六分，工资三百二十元一角八分(惟该路中段泥土未实，致有浮动，尚须修理)。5. 设置瓦筒九十二丈三尺，工资一百三十四元三角五分，该路填土工资一百四十三元，因该路照前加高。6. 续筑西首并北首及东首大门左右之围墙，共二十四丈三尺，计砖头银六百四十九元三角，石灰一百另九元三角，木料七十二元三角六分，工资二百二十元三角，以上采办黄砂、石子、三和土五百十元九角七分。7. 西首围墙外弹石子地四十三方六角，工料银四百七十九元六角。8. 复次新旧院舍之中间适为厨房及太平间、厕所，更因诊治者颇拥挤，故下半年之进行将厨房、太平间等迁于西首，然后再建设诊治室，则本院建设亦得告一段落矣。至旧诊治室，即拆卸建于西首，作院中职员之住宿处，在新诊治室建筑时将现在之办事处暂作诊治室及三等病房。9. 又因饮料有恐慌之虑，前掘之自流井咸苦，不堪应用，于新院舍后掘沙滤井一个，所出之水味甘而冽，约计洋二百余元，尚未工竣，而董院长更有巨大计划，使饮料无缺乏之虞，正在计划之中。10. 至新院舍后面之稻田，则已招工填泥，而已购置之西包基地亦正在收拾，使无陈迹，惟盼其未购进者早日解决，而内部亦得早日完成，此外西首之堰亦正设法迁移之中。11. 又计划中之西首水泥桥则亦兴工建筑矣由。(乙)提出事项：(一)上届到会人数不足，由谈话会表决循例办临时防疫医院案，请予追认，（议决）准予追认。（二）临时治疫所捐款无着案，（议决）归并于本院办理之。（三）购置人工太阳灯一具，计价银五百七十五元，请追认案，（议决）准予追认。（四）旧优先券内所列月日与国历抵触应即修正改制案，（议决）由文牍股修正之，重行刊印。

十二月二十八日下午二时，开执监委员会第五届第七次冬季常会，出席执委赵友笙君、包大昌君、邵金生君、朱础立君（朱春沂君代）、周安如君（周封山君代），监委汤衣林君、薛钦文君（叶雨庵君代），列席院监叶雨庵君，秘书金咏研君，主席常务赵友笙君，记录秘书金咏研君。（甲）报告事项：（一）叶院监代表薛监委报告压赛堰村陈象初等二十人移助兰盆会田纠葛之经过，并声称镇海报载有县政府勒令本院交出此田云云，然本院实未接到县政府此项公文，当为函请更正由。（二）事务股报告：1. 包庆余田二亩五分，原议以二亩兑换一亩，嗣因所购备之何姓田五亩三分三厘，包庆余又以距离太远不愿兑换，议定田价三百元作为卖绝；2. 新院舍应备器具业由上海陈福记、陈永昌、王礼记三家承包，计二百五十七件，共包价银四千八百八十九元四角，又向大华铁厂购置铁床三十三只，计价银五百七十四元，其运费、税饷、装箱、打包等费均归本院自行担任由。（乙）提议事项：（一）近治疫所之木桥日久霉烂倾欹堪虑应行修整案，（议决）准予修建，其经费预定二百四十元。（二）本院花费收支为数特巨应立簿记以使经济独立案，（议决）准予照办。（三）本院药费津贴数亦不赀，外界不明真相且有烦言，应如何设法补救案，（议决）应先行确定注射价目表，但分全费、半费、免费三种，其半费、免费须由同志书面保证，方得允准，年中将津贴总数汇入药资簿记，以便稽核，各药品花色繁多，容为另定细表。（四）新院舍落成后应如何收费案，（议决）保留。（五）新院舍应置器具由事务股办理，其预算约定五千四百元请予追认案，（议决）准予追认。（六）新院舍之割症间应置器具由医务股承办，其经费若干俟估计后方可决定请予追认案，（议决）准予追认。（七）新院舍落成后旧有诊治室及厨房应有改建之计划案,(议决)保留。(八)三等病房不敷容纳应有扩充计划案,(议决)保留。(九)新院舍落成后看护员不敷分配,应再添招并划定其住宿处案,(议决)保留。(十)备与包庆余兑换所买得何姓田五亩三厘,今包庆余愿以三百元作为绝卖,此五亩三分三厘之田,应如何处置案,(议决)准作本院产业。(十一)各执监于开会时多数缺席常致流会应如何纠正案,(议决)分函各执监如有特别事情不能出席,请预先书面声明,委派代表,以尽天职,常务召集开会须于十日前发信通知。(十二)规定年假日期案,(议决)准遵国历十二月三十一日起一月十四日止停诊十五天。(十三)本医务主任上半年因病请人代理,所贴薪金及药资约计银三百元已由李主任自行听出,应否听还案,(议决)李主任效忠本院,应有相当酬报,三百元之数准予听还。(十四)改订医务规则业经定稿,请予通过案,(议决)通过。

民国二十年（1931）

三月十八日下午二时,开执监委员会第五届第八次春季常会,出席执委周安如君、赵友笙君、包大昌君、朱础立君（金咏研君代）、邵金生君,监委薛钦文君,列席院长董杏荪君,院监叶雨庵君,秘书金咏研君,主席常务赵友笙君,记录秘书金咏研君。(甲)报告事项:(一)院长报告新院舍建筑完成,计病房三十三间,浴室厕舍合八间,储藏室、办事室、器械室、割症间各一间,又玻璃阳台二间。(二)院北水泥桥竣工,定名为忠孝桥,由叶子衡先生独任经费,西首桥塊下筑路以达治疫所,其经费则由本院担任。(三)新院舍之建筑费照包价外加账二万另七百四十五元七角三分,细账另录,又酬潘荣记监工银二百三十元,又酬劳上海公利营业公司计划绘图费一千元,请予追认,(议决)准予追认。(四)事务股报告修理治疫所面前之木桥费照原额溢支一百五十元,请予追认,(议决)准予追认。(五)修筑道路费二千六百三十八元五角五分,加筑围墙费八千五百十七元九角八分，瓦筒粪管存粪池等费六百另九元八角七分，院西重弹石子地加水泥等费五百三十八元另五分，修治地面及填泥费一千另九十一元九角九分，河填外浚积泥费一百七十元，请予追认，（议决）准予追认。（六）装置新院舍卫生器具元二千七百另四两七钱六分，置办枕套被单二百元另六角，电料一百二十元，磁器一百二十元，报刻钟及船钟各一只一百二十元，请予追认，（议决）准予追认。（七）医务股报告前会追认添办新院舍之割症器械现已到院，计价元一千另二十五两五钱七分由。（八）陈象初等移助兰盆会田九亩以致纠纷，由律师辩诉得到胜诉，应出报酬费六十元，请予追认，（议决）准予追认。（乙）提议事项：（一）经常费应行编制预算案，（议决）责成职员会着手办理。（二）医药费之收支应另立簿记，（议决）责成会计照办。（三）第五届第一次常会有组织维持急症团之决议，今乏效果，应否再图进行案，（议决）由原发起人再行设法进行。（四）厨房及院役住所应行改建案，（议决）应即另行建设。（五）改良饮料案，（议决）应造清水池、蓄水池各一，其蓄水池可将院西港渚开浚，约包工六百余元，清水池俟买得相当基地后，再行开浚。（六）太平间有迁移之必要案，（议决）准即迁移。（七）院内坟基应如何迁葬案，（议决）呈请县政府谕限期迁葬，一面分登甬申二报声明，如逾期再请县政府饬由掩埋会迁葬。（八）叶氏义庄函请假用本院电杆案，（议决）准予借用。（理由）另装电话例应贴费与本院，兹因叶氏捐助于本院者为数甚巨，且为灵通消防起见，自当允准，其它不能援此为例。（九）慎康庄函请担保款额案，（议决）仍照向例由执监会全体负责。（十）病房定价案，（议决）超等三元六角，特等二元四角，头等一元五角，均以天计算，拨三分之一作为饭金，二等八角，以三角五分作饭金，三等照旧，俟新院舍落成后实行之。（十一）包姓迁坟案，（议决）津贴迁葬费一百元，其所有千岁桥下地一分五厘计价三十元由本院契买之。

六月二十一日下午二时，开执监委员会第五届第九次夏季常会，出席执委周安如君、赵友笙君、邵金生君、朱础立君（朱春沂君代）、包大昌君（徐蕉生君代），监委薛钦文，列席院监叶雨庵君，主席常务赵友笙君，记录监委薛钦文君。（甲）报告事项：（一）包执委大昌因事请假，并函托徐蕉生出席案。（二）汤监委衣林因事请假案。（乙）讨论事项：（一）本院范围扩大，内部管理应有详密计划，以资整顿案，（议决）公推医务、事务两主任会同规划，再行核议。（二）循例举办治疫所案，（议决）循例照办。（三）防疫期内医务较忙，应否添聘临时医师案，（议决）由院长、院监会同医务主任酌量办理。

八月二十三日下午二时，开执监委员会第五届第十次秋季常会，出席执委赵友笙君、邵金生君、包大昌君、周安如君（周封山代），监委薛钦文君、汤衣林君，列席院监叶雨庵君，主席常务赵友笙君，记录秘书金咏研君。（报告事项）院监报告拆迁本医院墙内荒冢，本经呈准县政府，援照十六年旧例，令饬同义掩埋会代行拆迁，一面颁白布告各在案，并在申甬及镇海本埠各报登载启事，嗣准同义掩埋函开，案准镇海第一公区公所转奉县政府指令，为转请核示拆迁同义医院内之荒冢由，内开呈悉，仰即转饬同义掩埋会依照议案，函请同义医院设法拆迁可也，此令等转知前来。准此查此案前次会议时曾经贵院院监及事务主任一同列席。兹准前由，相应函请查照等情，遂由叶院监特赴县政府向郑县长及黄科长面商相当办法。（一）请予重颁布告。（二）请再令饬同义掩埋会于九月十日即为迁葬。（三）请令饬庄市公安分局于动工拆卸时，派员前来监督。俱蒙准予照办，即于八月十八日具呈县政府专候批复。（乙）提议事项：（一）拆迁荒冢业由叶院监向县政府请办各节请予追认，（议决）准予追认。（二）七月十三日同义掩埋会慎源庄开会，本医院曾派院监及事务主任列席，对于拆迁荒冢之经费前议本医院筹划六百元，现因仿照公墓成式，费恐不敷，应酌加案，（议决）应再加筹四百元，但以一千元为限，结账时当令有盈无绌，于下次开会时详悉具报。再者迁葬日期定于九月十日,其地点由同义掩埋会择定,墓式则照普通公墓,合并声明。(三)包庆余所有基地业已征得其购买权,应议定其价格案,(议决)推定赵友笙、叶雨庵、包大昌、汤衣林四君调查确实后,依本医院议定之价照给购买之。(四)病房膳食舆论不洽,请予整顿案,(议决)责成事务主任设法整顿。

十二月四日下午二时,开执监委员会第五届第十一次冬季常会,出席执委赵友笙君、邵金生君、包大昌君、周安如君(周封山代)、朱础立君,监委薛钦文君,列席院长董杏荪君,院监叶雨庵君,秘书金咏研君,主席常务赵友笙君,记录秘书金咏研君。(甲)报告事项(词长从略)。(乙)提议事项:(一)拆迁荒冢之账目应如何结束案,(议决)函请同义掩埋会开具该项所用确数,照数解付后即行结束。(二)住病房人数应逐日填表册案,(议决)逐日由看护员将表册填清送交会计员,每月由会计员送交监委核对。(三)改革账款案,(议决)由会计主任督促会计员随时改革之。(四)李医务主任临时辞职,现已聘定费昆年博士为医务主任,请予追认案,(议决)准予追认。(五)朱、董二医士聘期已满,应续订合同案,(议决)请由院长征同董、朱二医士同意后再订合同。(六)产科洪、樊二女医士应续订合同案,(议决)照前条办理。

民国二十一年(1932)

三月二十日下午二时,开执监委员会第五届第十二次春季常会,出席执委赵友笙君、周安如君、朱础立君、包大昌君,监委汤衣林君(徐蕉生君代),列席院长董杏荪君、秘书金咏研君。(甲)报告事项:(一)上海东有恒路房屋买进价元五万三千两,去年八月间出售价元六万五千两,计盈余元一万两千两。(二)包庆余基地约一亩,计价银二百元,又残屋半间另给银一百元,业已成契。(三)去年所买公债票因价格步跌业已出售,其损失七千余元,概由董院长自行承认。(四)去年春间买得南京杨将军巷地产，计银三千五百三十二元，以备日后建筑收花。（五）为新旧院舍及门诊间联络起见，将厨房五间先拆除三间，以筑临时道路，原有花房地位不适，即将厨房所拆除之旧料另行改造之。（乙）讨论事项：（一）请诊诸多窒碍应否设法限制案，（议决）电话延请概不应诊，一面改订医务规则，交由下次会议公决。（二）筹备第六届同志大会，（议决）照章筹备，其开会日期定于四月间第四星期。（三）拆迁荒冢结束账目案，（议决）照同义掩埋会开具确数账目如数解付，连地价计银五百七十一元九角。（四）慎康庄往来应否继续案，（议决）照旧办理。

七月三日下午二时，开第五届执监委临时会，出席执委赵友笙君、刘占坤君、张白山君、包大昌君、周安如君（徐蕉生君代），监委薛钦文君，列席医务主任费昆年君、董志章君、金咏研君，主席常务赵友笙君，记录秘书金咏研君。（甲）报告事项：（一）四月廿四日开同志大会，到者寥寥，以致流会，新委无法产生，旧委无从卸职，故于今日召开临时会共同讨论。（乙）讨论事项：（一）各执监委任期已满，均应卸职，应如何办理案，（议决）具公函于院长请予酌量办理。（二）本届会中之各项文件应如何保管案，（议决）公推常务赵友笙暂为保管。

九月十日下午二时，开第五届执监委员临时会，出席执委赵友笙君、张白山君、周安如君、包大昌君、刘占坤君（陈鲁北君代），监委薛钦文君、汤衣林君，列席叶雨庵君，主席常务赵友笙君，记录秘书金咏研君。（甲）报告事项：（一）上次临时会决议本届会中各项文件委于友笙暂为保管，各执监均可卸职，原无开会之必要。兹接院长复函，略谓对于第六届执监委员选举手续尚有问题，友笙以此事关重大，本人不能负其全责，为此邀请诸公再行开会。（乙）讨论事项：（一）新执监委员尚未产生，应否重行召开同志大会案，（议决）函请院长再行定期召开。

十月二日下午一时，开第六届同志大会，出席傅丕烈君、庄祥泰君、汤衣林君、赵友笙君、叶雨庵君、包大昌君、沈开铭君、薛钦文君，列席金咏研君、徐蕉生君。（一）公推叶雨庵君为临时主席，金咏研君为记录。（二）主席宣开会词（词长从略）。（三）前常务报告第五届期内容各项状况。（四）监委报告最近三年内各项账略。（五）开选举票瓯，公推傅丕烈君、庄祥泰君为监票员，包大昌君为检票员，薛钦文君为唱票员，沈开铭、金咏研君为记票员。（六）选举结果（共收到五十八票，内废票一纸），执行委员当选赵友笙君三十五票，叶雨庵君三十一票，傅丕烈君二十二票，包大昌君二十票，林兰书君十八票，庄可法君十七票，周安如君十六票，候补董天览君十五票，周封山君十三票；监察委员当选陈兰荪君十票，薛钦文君五票，候补朱础立君四票。（七）推选旅沪基金监委五位，候补一位，公推董杏荪君、沈俊卿君、钱芳洲君、吴志芬君、叶祥兴君，候补陈明君。（八）新执监委会应定召集期，（议决）准定十月二十三日召开之。（九）由赵友笙、叶雨庵诸君演说，敦勉将来院务，语甚恳挚。

十月二十三日下午一时，第六届执监委员就职典礼，出席执委傅丕烈君、庄可法君、赵友笙君、叶雨庵君、包大昌君、周安如君（徐蕉生君代表）、林兰书君（朱春沂君代表），监委薛钦文君，陈兰荪君缺席，列席费昆年君、董志章君、金咏研君。（一）临时主席公推叶雨庵君，记录金咏研君。（二）主席宣告开会。（三）各执监委员宣誓就职。（四）票推常务，推包大昌君为检票员，薛钦文君为唱票员，金咏研君为记票员，结果傅丕烈君以三票当选。傅君当经声请赵友笙、叶雨庵二君为之协助，均行见允。

同日续开本届第一次执监委员秋季常会，主席傅丕烈君，记录金咏研君。（甲）报告事项：（一）执委周安如书面告假，请徐蕉生代表，林兰书亦书面告假，又电请朱春沂君代表。（二）前由本会所推之购地员叶雨庵、包大昌、赵友笙、汤衣林四君于八月廿三日上午九时，借座叶氏义庄开小组会议,议决本医院所未购定之地,准请邵子声先生办理,再进行土地征收法,其酬劳费若干应由购地员酌定后,请由本医院照听,但不得超过一百元。万一有派专员赴省赴京之必要,临时互推,其川旅费等亦由本医院凭该专员开单照给。(三)本日接到院长致本会函件,略举要点如下:1.改造新式厨房役室等计银一万五千二百四十七元六角,工程已有方仕记签订承包。2.昔时建筑工程由朱春沂君照管,兹恐其医务忙迫,无暇兼顾,此次工程嘱本会推举相当人才以资照顾。3.慎康庄往来已于九月底结束。4.明年各医士悉行蝉联,其合同应行续订,惟钱女医士以身体羸弱,曾托洪医士前来辞职,请予照准。(乙)讨论事项:(一)朱春沂医士请辞事务主任兼职应否允许案,(议决)冀尽医务专责,勉从其请。(二)应否另聘事务主任案,(议决)请由本院长、院监物色相当人才。(三)据上届第七次本会保留决议案旧有诊治室及厨房应有改建之必要案,(议决)准照院长来函办理之。(四)应推举照顾建筑工程人员案,(议决)公推叶雨庵、包大昌二君间日轮值照管。(五)明年各医士悉行蝉联,其合同应如何办理案,(议决)请由院长、院监酌量续订。(六)钱女士曾向院长辞职应否照准案,(议决)准予所请。

十二月八日下午一时,开第六届第二次执监委员会冬季会议,出席执委傅丕烈君、赵友笙君、庄可法君、周安如君、包大昌君,监委薛钦文君,列席金咏研君,主席常务傅丕烈君,记录秘书金咏研君。(甲)报告事项:(一)由张佩珍、刘敏斋、徐聚良、倪显庭、钱中卿、叶善性、叶善定、叶雨庵、董杏荪、庄祖苓各同志每人每年维持经常费五百元。(二)执委叶雨庵因有事赴甬来函告假由。(乙)讨论事项:(一)出诊舆金价目表业已定订,应否照行案,(议决)移交职员会核议施行。(二)补推总务、经济、文牍案,(议决)互推赵友笙君、庄可法君、包大昌君为总务,叶雨庵君、林兰书君为经济,周安如君为文牍。(三)院监兼会计主任辞职案,(议决)具函挽留。(四)事务未任用之前应如何办理案,(议决)暂由会计兼任事务,酌给津贴。

民国二十二年（1933）

　　三月二日下午一时，开第六届第三次执监委员会春季常会，出席傅丕烈君、叶雨庵君、赵友笙君、庄可法君、周安如君、包大昌君，列席董杏荪君、金咏研君、董志章君、朱春沂君、徐蕉生君，主席傅丕烈君，记录金咏研君。（甲）报告事项：（一）收到县政府委办戒烟所及通知办案公案两件。（二）院长陈述二十一年度捐款经过。（三）院监兼会计主任辞职已得挽留。（乙）讨论事项：（一）本院组织系统表及职务分掌表又医务股办事细则应须订定案，（议决）公推朱春沂君起草提交夏季常会核议。（二）会计、庶务、文牍各股办事细则提请核议案，（议决）公推周安如、赵友笙二君审查，一面移请院长暂行试办。（三）提请审查预算案，（议决）月支约除门诊住院收入一百六十元外，不得超过一千二百元。（四）时疫医院应行改善案，（议决）修理方面公推包大昌君主持，设备方面公推各医士主持。（五）院中器械、家具及一切其它各物应详悉造册案，（议决）公推赵友笙君督促各股造具清册，限一个月内完竣。（六）停止出诊案，（议决）除难产外准予停止，应即说明理由登报周知。（七）院中各项章程应否修正案，（议决）董事名称医务细则事实上有所变更，公推常务修正之，提交下次会议追认。（八）应否另用庶务员案，（议决）准由院长物色任用。

　　六月二十五日下午一时，开第六届第四次执监委员会夏季常会，出席执委叶雨庵君、傅丕烈君、林兰书君、包大昌君，监委薛钦文君，列席金咏研君、叶成坤君、费昆年君、朱春沂君，主席傅丕烈君，记录金咏研君。（甲）报告事项：（一）建筑厨房刻已完竣，计包价一万五千二百四十七元六角，其余加账等在外，又装电灯计一百三十二元三角三分六厘。（二）建筑走廊亦已竣工，计包价一千元，请予以追认。（三）旧有助来粤路股票调换公债票面八十元，现在出售出每百元十六元，算得银十二元八角，计损失六十七元二角，予以追认。（四）民十八年购有公平烟草公司股本银五百元，现在只得廿五元，亏损四百七十五元，请予追认。（五）费医务主任续订本年九月底止之连任聘书。（六）第二区党部及第二区下之十九乡公所联署来有公函，反对停止出诊。（乙）讨论事项：（一）建筑走廊竣工请予追认案，（议决）准予追认。（二）出售粤路公债请予追认案，（议决）准予追认。（三）公平烟草公司股份亏损请予追认案，（议决）准予追认。（四）已故徐会计亏欠院款七十六元二角六分四厘，应如何处置案，（议决）准将前议取消，一面登报声明。（五）上次议决之停止出诊应否复议案，（议决）准予复议。（六）复议停止出诊案，（议决）准将前议取消，一面登报声明。

七月二十日第六届第一次执监委员会临时紧急会议，出席执委傅丕烈君、包大昌君、赵友笙君、周安如君（周封山代），列席朱春沂，主席傅丕烈君，记录朱春沂君。（甲）报告事项：（一）报告开会宗旨，略谓本院医务主任费君昆年医士、朱春沂君于本届第六次本会夏季常会时函请辞职，面经挽留，无奈辞意坚决。兹接董院长来函，以诸医生均请辞职，势非另聘不可，但在被聘者非院长名义不就，盖以若无相当名义办事必感棘手，用是函请辞职，嘱召集会议，以利进行云云。本会以事属紧急，故特召集临时会议。（乙）讨论事项：（一）董院长函请辞职案，（决议）按照来函勉为照准，通过。（二）聘请新院长案，（议决）公推董杏荪先生物色，全权办理，通过。（三）医务主任及各医士均已辞职，应如何办理案，（议决）与第二项合并办理，通过。

九月二十四日下午一时，开第六届第五次执监委员秋季常会，出席傅丕烈君、叶雨庵君、周安如君、林兰书君、薛钦文君、赵友笙君、庄可法君（周子良代），列席刘棨敬君、金咏研君、沈开铭君、郭文扬君、郑子静君，主席傅丕烈君，记录金咏研君。（甲）报告事项：（一）包大昌函告病假，陈兰荪函告事假。（二）董杏荪君业已聘定刘棨敬医学士为院长，于八月一日来院就职。(三)业由刘院长聘定蔡贤沐君等为医士。(乙)讨论事项:(一)九月间两次风灾,本医院及临时医院屋舍诸多损坏应行修理案,(议决)公推赵友笙、包大昌办理之。(二)又新院舍电灯应即修理案,(议决)公推叶雨庵君办理之。(三)本院院章应行修改案,(议决)公推傅丕烈、周安如两君起草,限两星期开临时会核议施行。(四)董前院长业经辞职,应该聘为经济总监案,(议决)由常务函敦聘。(五)叶前院监兼会计主任辞职案,(议决)准辞院监,惟会计主任仍请勉为其难。

十月二十二日下午一时,开第六届第二次执监委员临时会议,出席包大昌君、薛钦文君、叶雨庵君、傅丕烈君、周安如君、赵友笙君(金咏研君代)、庄可法君(周子良君代)、陈兰荪君(陈绍章君代),列席刘棻敬君、金咏研君、蔡贤沐君、沈颂贤君、郑子静君,主席傅丕烈君,记录金咏研君。(甲)报告事项:上次会议修改院章及各项办事细则,限由起草员两星期完竣,嗣因会员散处四方,往返接洽诸费时日,故改定于今日开会。(乙)讨论事项:(一)两次飓风后篱笆摧坏殊甚,计用修理费银七十八元六角六分请予追认案。(议决)准予追认。(二)新厨房尚须弹地筑路应否进行案,(议决)公推叶雨庵君负责办理。(三)院章及各办事细则修改完竣请予核准案,(议决)修正三读,通过。

十二月二十四日下午一时,开第六届第六次执监委员会冬季常会,出席包大昌君、薛钦文君、庄可法君、傅丕烈君、周安如君、林兰书君、叶雨庵君、赵友笙君、陈兰荪君(薛钦文君代)。列席刘棻敬君、金咏研君,主席傅丕烈君,记录金咏研君。(甲)报告事项:(一)新疗养房修理电灯费银二百九十五元六角五分,细账另存。(二)风灾后修理院舍费银一百八十八元七角九分,细账另存。(三)新厨房装设电扇费银二百五十元〇〇九分,细账另存。(四)新置医生肩舆一乘,计银六十四元七角五分案须追认。(五)由监委查得药房银清有上票户七月卅一日银十三元,下注恒生票,又暂记户有董阿福七月五日银七元七角,应否函询前任斯职者云云。(六)又由监委提出药资方面只有总清,未备滚存,虽收核算,亦无以着手,以后应否添备滚存云云。(乙)讨论事项:(一)上列第四条报告案,(议决)准予追认。(二)上列第五条报告案,(议决)此账作为取消。(三)上列第六条报告案,(议决)药资独立业已取消,应毋庸议。(四)请审查廿三年度预算并审查报告意见书一并核议案,(议决)通过。(五)会计员任书记应行津贴案,(议决)按月津欠合四月。(六)叶执委请辞会计主任名义案,(议决)始允所请。(七)刘院长出示经济总监来函应如何答复案,(议决)请由刘院长据实在情形具函答复之。

民国二十三年(1934)

七月二十九日,开执监委员会第六届第七次及第八次常会,出席赵友笙君、庄可法君、傅丕烈君(刘岳峻君代)、叶雨庵君、林兰书君、周安如君、包大昌君(朱春沂君代)、薛钦文君,列席金咏研君、周封山君,主席傅丕烈君,记录金咏研君。报告院务词长从略。

九月二日开执监委员会第六届第九次常会,出席赵友笙君、傅丕烈君(刘岳峻君代)、林兰书君、叶雨庵君、包大昌君、庄可法君、周安如君(周封山君代),列席金咏研君,主席傅丕烈君,记录金咏研君。报告院务词长从略。

民国二十四年(1935)

一月二十五日,开执监委员会第六届第十次常会。出席庄可法君、林兰书君、包大昌君、叶雨庵君、周安如君(周封山代)、赵友笙君,列席董杏荪君。临时主席叶雨庵君,记录赵友笙君。报告事项:(一)本院旧有门诊室及大门平屋九间兹因新门楼业已落成，将拆除出让，以完成计划，今有戴耕莘先生托朱健行先生前来接洽，愿价银三千圆成交，所收价银暂存董杏荪先生处，备建筑花墙及修理院舍之用。（二）本院承董杏荪先生捐助恒茂地产公司股份银三万圆，但该项股票尚未领到，现由本会直接致函地产公司询问发给股票日期。

　　六月十六日，开执监委员会第七届第十一次常会。出席庄可法君、赵友笙君、叶雨庵君、周安如君（周封山君代）、傅丕烈君（朱春沂君代）、林兰书君。临时主席赵友笙君，记录林兰书君。（甲）报告事项：（一）上次会议录。（二）上年度业务、院务、经济状况。（乙）提议事项：（一）本届委员任期已满如何改选案，（议决）因同志星散，情势变迁，召集大会一时殊感困难，除设法筹划改选外，在新委员尚未产出以前仍由全体负责。（二）上年建筑门楼一座及西首花墙由陈三记承包，计币三千九百十六元六角五分（连门额子及电灯材料在内），请追认案，（议决）准予追认。（三）上年度经费不敷之数由医药项下补助币一千四百八十八元五角四分，并将所有余丈少数备抵本年份经常费之补助请核议案，（议决）前项准予追认，后项照办。（四）上次议决旧门诊室屋价拨作修理院舍及续建东首花墙之用，兹两项工程仍由陈三记承包均已完成，计修屋银二千五百十元，续建花墙银一千二百元，除收入屋价抵过外，其不敷之数由联记垫付，请追认案，（议决）准予追认。（五）上次议决筹划建筑南京地产以增生产，但因市面不景气，借款困难，若任其放弃亦属不合，应如何处理请复议案，（议决）此项产业管理既感不便，生产又无把握，一切处理请董杏荪先生全权执行。

民国二十五年（1936）

　　十二月十三日开执监委员第六届第十二次常会，出席傅丕烈君、庄子琴君、叶雨庵君、周安如君、林兰书君、赵友笙君，列席周封山君、范琮耀君、朱春沂君,主席傅丕烈君,记录周安如君。(甲)报告事项:(一)上次会议录。(二)包委员大昌函请辞职。(乙)讨论事项:(一)包委员辞职应如何处置案,(议决)在新委员未产生以前仍应全体负责。

民国二十六年(1937)

四月二十一日下午四时,开春季董事会,出席董事俞佐廷君、方稼孙君、刘敏斋君、乐汝成君,公推董杏荪君为临时主席。(一)议决本会章程,当经三读通过。(二)议决本会公推董杏荪先生为董事长,方稼孙、乐汝成先生为常务董事。(三)议决关于建设公路议案,议定以后施为起点,准由本会公函,呈请县长核准之。(四)议决本会拟聘任汤铭心医生为本院院长,由方稼孙先生前去接洽后,再由本会议决聘任之。(五)议决关于余润泉先生等来函,要求本院发给免费券,准覆函允所请,俟该券印妥时履行之。(六)议决董杏荪先生报告,兹有刘鸿生先生夫人叶女士为纪念其先父母计,愿捐助本院基金国币约五万元,但本会为答谢其盛意计,准在本院内设叶氏纪念堂并纪念室各一所,及勒石刻像与春秋两祀,以垂不朽。(七)主席报告已蒙虞洽卿先生允诺,俟本里公路接通后,捐募救护车一辆,以利贫病。(八)议决本会既已成立,对本院章程应加以修改,由本会另订颁布之。(九)议决本院发起人颇著劳绩,本会准行撰文勒石以垂不忘。(十)议决陈兰荪君前常捐助施诊免费券,约费六百元,兹本会准函请陈君,请其将该款直接捐付本院,由本院无限制发送施诊券以惠贫病。(十一)议决通告本院,本会业已成立,嘱将院章及老施诊券样式寄会并详明施诊券原有办法,此券归本会付印之。(十二)议决本院新院长就任后,着将逐月账略按月报告本会。(十三)议决嗣后凡募捐费及董事经募及捐助之经常费等款项指定储存上海中国泰康食品公司。(十四)议决本会凡有支出款项由常务董事长核准,方得领支。

七月二十三日下午六时，开夏季董事会，出席董事俞佐廷君、方稼孙君、董杏荪君、刘敏斋君、乐汝成君，董事长杏荪主席。（一）主席报告本院前具呈镇海县政府，为便利本院交通，请求建设公路，由后施站接通本院一案，嗣接张县长函，建路准允所请，惟建筑经费估计二万四千二百九十二元，着由本院筹措，但本院竭于经费，焉堪负此巨数？经鄙人迭向县方磋商，拟以国防关系向省府请求归省公建，奈省方亦竭于经济，旋经改变计划，复具呈请求路线改由后施站达本院，由本院接达洪家站，计程十公里，需费约四万元。查鄞镇慈路及镇骆路为省道，由通运长途汽车公司营业。故本院认为所建筑者为省道支路，请求向通运借款建筑完成后，仍归通运承租营业，请求省府在案。一方面挽人向省府疏通。现得消息，此项请求大约可以照准云。（议决）本院既得良好消息外，现再请俞董事佐廷以私人名义函向省方友好疏通，以增敏捷。（二）追认建筑院中草地东首水泥路案，本院大草地东首为行人往来要道，为煤屑路，而其余三方面统已筑成水泥路，致不能衔接，而病人交通咸感不便。故虽在本院经济未裕之秋，然为适应需要计，不得不亟行建设，故本院现已建就水泥路一段，计长二十六丈（英度），阔一丈二尺，计方三十一方，共计费国币六百三十四元，今特提请本会追认。（议决）本席无异议，通过。（三）主席报告建桥案，距离本院约半里内之时疫医院门前向有木桥一座，因每年修理不便，旋经改建洋松桥身，但年久失修，塌颓断行。现经鄙人发起，集合乡间同志，重行改建水泥桥，由鄙人出资三百元，合同志募集国币一千元建成新桥，盖如此可免本院再行出费，以资节省。（四）主席建议本院应预行筹措药品案，处此国家非常时期，凡属医院，将来均得为国防医院可能，故本院对于药品亟宜未雨绸缪。鄙人意见现拟向有情感之药房接洽，赊购药品，定期还款，并声明未用之药得可退还，至货款问题，由本会各董事分摊负责，应请公决案。（议决）本案准照通过，但药品经费限定国币五千元，或至多一万元为限，由本会董事分摊负责，本案公推董董事长进行办理之。（五）报告本院本年份收得捐款：1. 受到本会五董事经募共计国币五千元（即本年经常费）；2.受到各户花名列账经募共计国币二千二百六十元。（六）议决去年度本院报告册虽已印成样本，但殊欠堂皇，着急行改排方式，限一个月内完成。（七）议决本院应新订院章委托汤院长拟稿，再由本会讨论修正订定之。（八）议决难产贫病免费诊券决定依照朱传圻先生陈述办法，由本院送交各乡村里会（即乡公所）就地分发产户，比较实际，现准委托朱君办理之。陈兰荪先生主持之免费诊券则依照陈君主张办理之。（九）主席报告刘鸿生先生夫人前议捐助基金接洽经过，本案事由前经记议在案从略，此事经迭次接洽，据刘君意见，缴付银钱庄存折或转让给附业股份，然据刘夫人主张给付现款，大约本年内可先付给两万元云。（议决）本院现先行举办纪念堂及勒石刻像以示诚意。（十）议决，本会明了院方状况起见，着令院方嗣后应逐月汇造院中日记及月记表册，如关于每日门诊出诊状况以及账略人事等情统应报告。（十一）议购置爱克司光机案，事由董杏荪先报告，前据方稼孙先生提议，本院为适应现代医术起见，亟应购置爱克司光机之必要，现由兴华公司报价国币八千六百余元，又西门子报价七千九百余元。（议决）本案通过，准照购爱克司光机一部。

十一月十日下午二时，开秋季董事会，出席董事董杏荪、刘敏斋君、乐汝成君，董董事长杏荪主席。（甲）报告事项：（一）呈请省府向通运借款建筑公路案，本院于八月间奉县府训令，据省批，省亦难腾款拨补，如确有建筑必要，应由该县就地筹款设法完成，所请碍难照办。值此非常时期，本案留待后议。（二）非常时期各董事垫款案，前经口头洽妥，值此非常时期，本院捐募困难，因经费无出，暂由各董事垫出借款，每人一千元，由本院出给收据为凭，俟经济有着时应即还清之。（三）刘鸿生先生夫人为其先父母纪念捐款案，本案因突遇非常时期，欲谋实现势所困难。容设法再去接洽促其实现，但前议纪念堂应先行筹备实现。（四）前议采办爱克司光机案，本案战事影响，交通停顿，俟时局平靖时再行采办之。

（五）廿五年份报告书已经印就分发在即，呈本会公阅。（六）报告账略案，见附抄账一页。（七）非常时期药品案，本案前经议决向中英赊购在案，本院于八月份已办去一批。（乙）提议事项：（一）调整院长问题及医务、事务案，汤铭新院长以沪事所羁迄未莅院，前经洽定暂推楼医生主医务，朱医生主事务，由董、汤二君亲往调整，旋因沪战爆发未果。现悉楼、朱二君事权上未能融洽合作，长此以往，有碍院务，应如何调整案。（议决）本会现公推叶雨庵先生为本会驻院代表，统辖全院事务，凡院中经济账务及函牍往来须经叶君阅签。

二十七年一月十二日下午六时，开冬季董事会（廿六年冬因战事关系，人事流动超于平时，故延会至次年一月十二日补开之），出席董事董杏荪君、方稼孙君、刘敏斋君、乐汝成君、俞佐廷君，董董事长杏荪先生主席。（甲）报告事项：（一）报告本院收支账略及财政状况，根据院方月报账，自七月至十一月止，收项共约三千六百余元，支项共约七千三百余元，院方每月津贴约计需九百余元负债。1. 该董事垫款四千元；2. 该泰康十二月卅一日止一千二百九十二元六角八分；3. 该中英约一千余元。（乙）讨论事项：（一）讨论本院经费及处理负债善后案，（议决）本案由各董事负责捐募。（二）院方职员减俸案，（议决）减俸自本年一月份起实行之，减俸办法：1. 八十元以上一律对折；2. 十元以上一律八折；3. 十元及十元以内一律实给之；4. 十一元及十二元概给十元现数。（三）代理会计傅良弼先生驻院已半载，应否津贴或支俸，（议决）应给与俸金，请董董事长办理之。（四）本院药库应作成日记案，（议决）责成院方存药及收支应作日记，报告本会。（五）汤院长契约及支俸应如何解决案，本院前与汤铭新医生成立任用院长契约，但汤院长迄未履行契约莅任。查汤院长已支过俸金八月至十二月半俸，共七百五十元：1. 关于契约是否继续必要；2. 关于已支俸金如何处置。（议决）汤院长准留职而暂停俸。（六）欢迎叶雨庵先生任本会驻院代表，本会前经秋季会议，议决以院长未能履任，致院务方面朱、楼二君未能合作,特由本会特请叶雨庵先生为本会驻院代表,统辖全院事务,记录在卷。现承叶先生慨然俯允,足见叶君慈善为怀,爱护本院至深,本会此后之获臂助良多。今日与叶君欢叙一堂,本会全体表示钦感并致欢迎诚意。

6. 历年捐款报告

按历年捐款人、经募人台衔及捐款数目,均经详载历年报告册征信。兹为留诸永久计,重行汇刊,除民国二十七年编入该年份报告栏外,惟十九年来数额众多,手续繁琐,倘有遗漏错误之处,尚希读者见谅,并为免除重复及节省篇幅起见,仅刊捐款人及其数额,至若经募人未有细户者,仍将经募人与其数额编入,以符总数,合并附识,编者谨志。

自民国六年夏季发起至八年底止收入特捐报告

万国体育会慈善部　捐洋三千元

包凤笙　无名氏　庄云章　包雨塘　宋渭润　钱芳洲　叶葆卿
庄镜蓉　戴运来　庄保衡　虞洽卿　谢蘅牎　方丛桂轩　以上诸君各捐洋五百

新沙逊洋行　捐银三百两(申洋四百〇七元三角三分)

八巴利洋行　捐银二百五十两(申洋三百三十九元四角四分)

广昌洋行　老沙逊洋行　以上各捐银二百两(各申洋二百七十一元五角五分)

天伦洋行　捐银一百五十两(申洋二百〇三元六角四分)

壹惟洋行　瑞康洋行　以上各捐银一百两(各申洋一百三十五元七角五分)

叶培德堂捐洋四百元

阮文忠　汪炳生　朱信鱼　以上诸君各捐洋三百元

王孝莱　陈文鉴　以上诸君各捐洋二百五十元

吴麟书　邬挺生　无名氏　阮雯衷　叶韵卿　叶佐廷　邵声涛
符增康　以上诸君各捐洋二百元

刘叶氏太太　捐洋一百五十元

姚磐卿　俞诚济　郑渭安　吴声远　沈子贤　胡洁波　边文锦
王润生　边瑞馨　徐庆云　林仁剑　柳良材　蛟川隐氏　李立房　吴
志芬　史晋生　方裕兴号　渭记号　张明洽　周田泉　庄智鸿　张鹿
卿　盛竹书　项如松　高阳乐氏　中国窑业烟公司　三江公所　万昌
机器厂　叶玉华　周肇秋　庄鸿来　张延钟　倪挺枝　戴星一　严葆
庸　天津老顺记　姚元房　杜庭栽　陈藕舫　庄瑞年　曹兰彬　汤国
年　樊和甫　周星北　方桢发　张明法　沈宝笙　陈宗绪　庄哲明
曹昌猷　叶成怀　应渭渔　万嘉桥时疫医院　以上诸君各捐洋一百元

公记　捐洋九十元

和丰纱厂　康翔荣君　以上各捐洋八十元

张记　朱寅生君　以上各捐洋六十元

叶包氏太太　捐洋五十四元

邵瑞生　朱炳章　姜启楣　范回春　吴凤如　星记号　叶庄氏太
太　孙吉堂　无名氏　邵春沼　源来号　生记行　王皋荪　周有根
聚义会　楼善和　介顺行　寄春轩　王友奎万县同震银楼　义丰号
沈佐卿　阮文尉　姚朝芳　孙美鸿　董荇村　元生行　王才庚　陈良
槐　无名氏　汤礼房　徐银举　庄祖培　刘瑞棠　王金填　富阳四明
公所　岑庭芳　叶汤氏太太　以上诸君各捐洋五十元

林协记　捐洋四十五元

叶祥兴君　捐洋四十五元

董志鸿君　捐洋四十一元

张敏良　武昌宝庆银楼　资善堂　罗鸿年　夏沛树　以上诸君各

捐洋四十元

敏慎堂　义源庄　以上各捐洋三十五元

无名氏　怀宝居　蛋业承馀堂　余其昌　崇德堂　乐振葆　继郏堂　洪元臣　方锡光　陈仰京　武宝钿　同春和号　胡丹书　叶祖荫　谢荣卿　张运昌　新记公司　张明芳　元昌号　以上诸君各捐洋三十元

无名氏　益大号　张孝友房　杨芳华君　声大公司　以上各捐洋二十五元

王茂亭君　捐洋二十四元

陈秉权君　捐洋二十二元

周二东　陈志康　叶滋培　同昌祥号　倪志道　钱中卿　陈宝善　邵玉轩　树滋堂胡　凤祥楼　陶秉钧　姚顺生　董翔黻　裕丰永号　镇海庆安公所　大连宝成银楼　志成公所　瑞康号　陈瑞林　陈序冕　利昌协号　恒昌祥号　陈二梅　庄鲁卿　叶佐玉　林凤翔　顾元琛　汪金荣　德昶号　吕葆庆　同春福号　罗仁房　叶鼎奎　烟业公会　包雨亭　浙宁会馆　华昌盒片厂　顾苍翁　沈一机　森记厂　张镜宇　罗芳润　徐沛霖　叶子祥银楼　荣昌行　无名氏　朱彬绳　翁绥之　以上诸君各捐洋二十元

申茂号　捐洋十六元

永大号　协记新号　汉口凤祥银楼　汉口庆云银楼　陈钧堂　倪成房　王春泉　元昌成号　裕昌号　协隆洋行　协丰行　韩宝楚　元顺行　庄文彬　项莲荪　义昌润号　信义社　汉口天成银楼　又新号　汉口宝华祥　汉口老庆和银楼　以上诸君各捐洋十五元

徐万顺号　捐洋十四元

吴志豪君捐洋十二元

张贵福　源大号　发记号　徐琴舫　朱吟江　鲍午清　洪美玑　林澄川　春和永号　叶爽泉　徐正甫　钱裕基　李竹卿　诸味辛

任殿卿　树滋堂　同泰祥号　王明渠　新元森号　甄益三　胡桂荪　金泰丰号　合兴号　同裕糖行　征祥庄　董佑章　陈锦华　陆兆春　张祥椿　汤紫封　振成典　徐通裕　盛筱珊　周文林　张津薪　敏慎轩　汉口庆华福　汉口宝兴银楼　汉口九霞银楼　李昌年　袁祖记　胡继镛　裕记　章绍基　刘敏斋　叶兆鸿　汉口物华银楼　汉口宝成银楼　刘传绥　刘桂卿　刘传高　隐氏　方永和号　俞诚伯　阮世贵　王锦生　汪宝孝　朱声灿　周瀚章　金葆纯　吴庆来　喻义会　无名氏　孙馀生　琛康号　庆和祥号　瑞记号　周友珊　协庆公号　恒德行　陈荣芳　聚兴诚号　叶镜堂　大阪洋行　刘凤池　全益号　陆增堂　方惠和号　新大号　米业仁创堂　生源号　沈一鋆　汤锦章　协顺兴号　豆业萃秀堂　张李氏太太　沈德孝　李信孚　严锦云　刘世伟　同春和号　郑奎章　无名氏　元大庄　杨吟记　森记厂　周季欢　朱春生　姚庆祥　杨吟才　戴仁友　杨伟恩　方逸侯　陈生才　方圭璋　方新吾　薛宝昌　张爱棠　竺馥增　唐爱陆　老沙逊洋行　郑似松　叶秉璋　翁济初　宝成庄　中和裕号　义成行　嘉广生号　裕和源号　元丰润号　合利元号　李厚模　高祖阁　慎大号　葆大号　明德后号　元通号　刘梅塘　永隆号　潘介庭　许田汾　九江裕昌煤号　盛忠标　张季章　立成号　陈邠禾　陈恕房庄氏太太　严友君　余景宣　宜昌中国银行　修业堂　源茂号　裕昌煤号　罗懿生　无名氏　周滋容　协盛永号　庄跻青　董连禧　项惠卿　也愚居虞夏吟弄　穗祥号　吴生元　协泰兴号　张忍甫　钱静波　陈达斋　陈国卿　胡颂屏　荣昌各友　胡少棠　曹馀塈　韩夏琛　陈正谊堂　殷继芳　项鸿生　延丰永号　寿丰永号　万丰永号　吴云鹤　敬德堂　吴永尧　宝昌联号　宝昌慎号　叶文奎　洪益珊　蔡鸿森　瑞元号　永成行　支贻规　裕源号　合顺恒记号　竺丽生　王传诰　张尚恺　烟台宝成银楼　朱顺源　高馥荪　董年康　陈德招　董星瑞　咸鱼事务所　以上诸君各捐洋十元

同泰号　捐洋九元

叶桂庆君　捐洋七元

华馥林　叶瀛川　金同富船　忻初匡　宏裕号　咸昌号　以上诸君各捐洋六元

老九章号　永隆行　白根　叶鼎奎　葆大参号　陈全荣　陈志廉　永井　上海制罐厂　黄仲贤　朱子衡　王家祥　王文锦　周伦湘　王馥生　陈灏泉　钱松龄　王大生　汪少和　汇昌号　张成友　周彬椿　张美真　刘杏甫　晋大号　锦裕号　马运才　沈南圃　陆廷初　顺兴公司　忻宝根　杨岐兴　徐子光　刘顺信　无名氏　聚康号　聚康号各友　孙福康　陈性初　公利行　陈叶孙　李钦扬　李罗氏太太　毛鲁卿　王郇膏　协兴公号　元和生号　沈吟和　程寄生　李子铭　招商局　元丰号　倪惠房　时新昌号　王荣卿　周墅香　朱荣卿　倪仁德　郑宝琛　姚东琛　陈吟香　永丰米行　沃晋甫　新永兴号　恒通号　王和龄　祥牲泰号　裕元隆号　戚永昌号　黄少成　谢子青　五丰穗号　蒋国珍　怡春堂　笺扇庄　顾顺记号　叶祥熊　新昶号　郁珊笙　葛维安　日华号　冯景山　洪北堂　林元章　陈永瑶　陈云法　普海春号　张仁茂　恒丰泰号　立盛号　戴川房　太古洋行　盛善甫　泰丰号　祥源号　陈守怀　潘宝才　徐祥顺号　森记号　源康号　镇泰隆号　邵仁杰　恒发号　周瑞才　姜宗朝　林翼珍　郑心侯　张香山　蒋志刚　裕成祥号　钟茗笙　豫丰号　潘锡棋　承大号　大成行　顺和号　罗稼怀　喻义会　裕大号　久大号　协昌生号　锦泰昌号　源裕号　胡颂簏房　胡元钦　陈荣舫　郑敏三　孙畊尧　陈秉刚　陈子常　九江日清账房周显珍　衍康号　鼎新号　穗泰行　乌渭林　毛芝轩　聚元庄　邵顺记行　益大庄　陈心福　无名氏　费甫清　李安绥　张先生　元亨号　梅瑞芝　张忍甫　向宝顺　张明海　陆震巽　袁越泉　乐善氏　陈珊泉　源泉行　贝瑾甫　罗守衷　和源号　夏瑞刚　周邵灿　胡裕记　新丰号　同昌号　陈椿霖　李梓美

周翰章　人瑞堂李　黄鼎臣　张诚忠　协成元号　九江新慎记号
昇和祥号　王衍椒　渔业公司　李厚楣　成泰坊　陈温房　徐友源
吴梓堂　刘凤根　顺风行　姚联芳　周震房　沈子悌　王允保　宋伯
泉　贝正芳　毛雨生　安吉号　叶云屏　徐松林　汉口精华号　徐明
亮　林宏卿　金芝山　穗新坊　豫成当　周伦湘　元和生号　无名氏
王鸿顺号　毛和生　桂永康　唐岳生　俞佐震　王祖安　黄志华
贝何氏太太　立盛号　元亨号　周馥笙　裕生泰号　美昌号　瑞昌牲
号　同慎泰号　鼎新恒号　以上诸君各捐洋五元

李和笙　无名氏　宏大号　顺祥号　王福记号　金慎卿　章旌务
无名氏　孙祥源　程稼成　庄芝丰　无名氏　薛行德　胡岳麟　余
在田　虞敬甫　沙市宝成银楼　徐万兴号　恒益泰号　存义会　罗俊
方　胡如弼　以上诸君各捐洋四元

同丰源　大丰祥号　无名氏　周贵甫　解少白　曹清顺　李梅卿
常鸣钧　张炳照　王渠卿　叶瑞甫　钟麟书　罗家霖　夏显馥　锦
裕号　华昌皂厂　九江庆和银楼　陈荫庭　乐俊兴　孙桐馨　祥和源
号　慎馀新号　保康船　裕源船　源顺船　同庆船　源发号　臻祥船
胡恒昇木行　金同安船　源风船　得利船　黄振泰号　胡慎远　淮
安船　夏礼房　鸿泰号义　洪少轩　金表　袁观梅　林竹堂　朱俊臣
三泰号　翁万润号　以上诸君各捐洋三元

同和兴号　葛渭泉　唐仁志　久贵记　郑纯卿　赵宇春　春阳号
益利号　吴阿定　包大章　无名氏　庄成道　庄鸿卿　信大号　林
成记　刘珊泉　泰丰公司　倪友来　元大号　汇通电科公司　孔少耕
盈大祥号　郭少安　春记　沈昌藩　孙时康　邵子范　鲍长根　冯
祖佑　陈坤潮　徐兆恒　蔡增祥　振裕号　周永兴号　胡傲庵　虞廷
芳　陆顺成　徐矮顺　合顺长号　张宝发　陆升德　王康祚　陆桂生
赵芷芬　赵柳章　隐名氏　张新丰　陈琴生　杨卫生　王根贤　穆
增铨　史申生　陈竹生　洪仰贤　胡梃楣　高平氏太太　周德泰　俞

组贤　毛节筠　徐财发　周礼义　曹继成　岳阳轮船账房　施信利　范叔田　顾钱幸　中外药房　周葭生　隐居士　公记号　王振生　陈信裕　方全欣　李孝炳　毛鲁卿　朱纪生　汪阿祥　胡九龄　忻炳照　复大号　孔杏生　傅鸿生　杨炳甫　岑裕康　王挺生　林荫庭　杜才贵　俞作舟　唐敦裕　张大根　钱汶荇　去病　无名氏　钱惠卿　徐石荣　范纪廷　陈生财　苏楚玉　元裕号　董纪成　慎泰号　项炳荣　李炳恒　张鑑堂　李孝莱　陆久鉴　傅畊记　永泰昌号　刘云泉　倪荣锦　陈庆生　谈锦余　正和豫号　义顺兴号　同裕仁号　陈懿赓　毛芝芳　信隆号　王品笙　叶枝甫　翁惠生　戴润甫　王荣珠　钟桂福　倪春规　吴来友　谦和木行　谢文舜　姚志泳　忻庆和　义昌号　严玉麟　张宝福　徐正华　沈光通　罗昌涛　陈永庚　沙市日清公司　纪载发　孙滋生　张韶和　王杏堂　陈瑞生　许维三　张培荪　罗庆堂　陈预千　凌鞠舲　陈厚斋　张春亭　祥和成号　万泰号　茂昌号　刘和生　翁正茂　新大生号　翁学棠　明德堂　天生号　方杏春　朱祝三　傅雨堂　王勉哉　林梅舫　张廷琛　施礼庆　吴竹君　张晋源　沈贤康　陈文潮　裘宗华　施龙安　韩桂生　钱如鹤　裘顺裕　阜丰成号　懋记号　裕丰顺号　陆万兴号　明德后号　胡谦记　邬锦章　汪恒隆号　苏全卿　陈坤朝　刘桐贵　陈明篆　郁坤和　无名氏　林瑞年　于露卿　纪嘉谋　叶梅卿　乐凤翔　郑振声　张元英　张炳笙　林春芳　林荫余　裕大行　无名氏　王润甫　孙志铭　虞锡根　郑式英　裕丰号　李亨咸　福记号　傅莲水　张仰甫　张岐兴　王文学房　杨祥春　以上诸君各捐洋二元

黄南洋　潘连生　陈张氏太太　陈永嘉　陈志正　朱祥符　成松年　王载明　金百川　李丽永　陈寿生　仇日子　郑少帆　韩芝山　无名氏　陈道崇　黄山农　盛阿四　孙雨声　王文元　高秋道　太和成号　丁阿章　隐名氏　王献章　夏康民　汪百川　傅宝记　吴蓉洲　宋亦绥　方德彩　穆开春　乐嗣恩　陈家声　陈荣章　方智惠　朱

俊福　郑瑞卿　邵金水　润记号　庄保康　邬荣铨　何阿祥　唐华芳　庄永兴　胡春生　董永康　朱声科　庄智宏　董祥源　姚雨水　庄新根　孙祥来　薛德荣　李海龄　叶金林林如松　李鹤亭　周安卿　林春龄　大丰号　刘品富　李文来　朱阿满　张富根　孙阿祥　邱忠成　周记来　杨世盛　郑嘉生　董承裕　徐仁卿　陈小林　奇珍号　冯永才　王茂显　无名氏　陆福生　戴瑞表　刘云记　刘久鉴　施德坤　朱大兆　周子元　李孝荣　潘少云　姚正芳　同姓和好　周子元　同吉祥号　裕丰号　朱友三　李邦水　陈古有　陈业瑜　张阿全　吴锡咸　楼胜才　贺品记　钟秉渭　万兴号　张和卿　王锦昌　周王氏太太　陆廷章　钟毓华　张瑞甫　徐志鹏　孙庆棠　孙裕照　谢阿裕　杨志清　史芝香　程祥裕　孙鼎臣　无名氏　夏庆和　董元龙　董星华　祥源号　邵仁房　严言敏　何照荫　曾瑞椿　杨祥苏　杨桂山　冯润生　贵有君　顾洪源　曹纯芳　王晓和　元大行　徐佩珍　孙全谱　孙一心　严国槐　王和庆　周吉甫　庄安甫　隐名氏　林舜臣　郑惠卿　以上诸君各捐洋一元

朱道生　朱筱弟　邬连生　叶炳福　李茂堂　钱宏生　丁启生　汤贤根　董胜葆　孙武英　以上诸君各捐洋半元

董杏生君　捐三大垦牧股份单一股原本洋一千元

方岱年君　捐银三十两（申洋三十九元五角）

永大裕号　捐日金二十五元（折洋十一元九角三分）

同春号　捐日金十五元（折洋七元一角七分）

源昌号　同源泰号　裕源永号　以上各捐日金十元（各折洋四元七角八分）

经谒祥君　捐银十五两（申洋二十元〇七角九分）

施振惠君　瑞丰号　以上各捐番二十元（各折洋十八元八角三分）

福和号　王祖德　祥和号　康记号　新康号　林良才　恒记行　柴文卿　汤有华　枕江居俞　以上诸君各捐番十元（各折洋九元四角）

姜振庭　乐俊亨　以上诸君各捐番六元（各折洋五元六角二分）

潘肇利　沈廉卿　沈仁卿　王予生　朱根法　屠规炳　陈显文　王纪生　邱山高　虞德卿　王烈君　叶莼葆　王禹卿　范善庆　朱传发　范源来　施予顺　信春号　瑞泰号　以上诸君各捐番五元（各折洋四元七角）

共计特捐洋三万零二百十元

民国八年份常捐报告

万国体育会慈善部　捐洋二千元

叶苏氏太太　捐洋一百元

叶慎行堂　捐洋五十元

叶伯玉君　捐洋二十元

叶成怀　叶子祥　以上诸君各捐洋十元

朱顺源　庄瑞年　陈守怀　沈俊卿　刘世伟　叶爽泉　以上诸君各捐洋五元

共计常捐洋二千二百二十五元

民国九年份特捐报告

王荇琯　周瑞记　陈元房　楼其檪　汉阳东顺厂　王忍斋　李祖恩　卢鸿沧　叶寿臣　张亨通　方樵苓　陈韵泉　蔡仰青　余云岫　陈显良　唐嘉生　王烈增　袁履登　叶林氏太太　钱荫堂　以上诸君各捐洋一百元

嘉祥君　捐洋六十元

李觐丹　隐名氏　叶仲恕　叶维精　庄许氏太太　以上诸君各捐洋五十元

刘利房　捐洋七十元

傅丕烈君　捐洋三十四元

王仁房　浙宁会馆　苏古农君　老天宝号　以上各捐洋三十元

陈松泉君　捐洋二十七元

合顺恒记　捐洋二十五元

王秀堂君　宝成银楼　以上捐洋二十四元

张佩珍君　捐洋二十三元

王柏房　俞留余堂　慎康庄　黄肯堂　慎康号　泰深庄　新记公司　济南庆云金店　项宝荣　包振杰　包时镛　庄木青　郑声和　元昌成号　天宝生号　芜湖顺泰号　郑奎元　元昌成号　穆子湘　陈锦臣　周蔚甫　恒康铁号　以上诸君各捐洋二十元

保慎庄　张柏勋　高廷槐　赵渭澄　庄庆耀　胡丹书　敦余庄　以上诸君各捐洋十五元

鼎恒庄　何俊卿　王云章　耕读居　晋恒庄　慎丰庄　慎成庄　元益庄　陈志贤　成丰庄　周禹门　王鲁清　钜康庄　邹贵卿　瑞康庄　叶瑞臣　康记　严大铭　竺达夫　刘鍊卿　梁文臣　李揽芬　新康号　杨春生　李莲卿　履安堂包　包振鉴　永丰号　胡五音　源大号　顺兴号　元泰号　罗钓居　竺丽生　润德堂沈　丁文潮　叶德政　郑奎联　陈鹤亭　新泰号　以上诸君各捐洋十元

慎余庄　捐洋六元

瑞源庄　慎长庄　陆翰臣　裘宋玉　王怀明　徐宝青　彝生庄　周岳生　汇源庄　刘桂才　王岳年　蔡良初　泰亨源号　林厚卿　协源号　孙传雄　阙念桥　曹石甫　程绥三　叶兆鸿　协茂号　刘敏斋　朱祖根　胡奎林　刘显荣　杨伟生　唐鼎臣　贺信甫　胡诒昌　何德初　边永佑　张瑞卿　东桐号　朱子芳　姜春村　包择天　方慎法　包榆卿　包篪房　坤源号　周礼房　安记号　袁君　张宝泰　周柏记号　王宝康　复泰全记号　协新慎号　瑞成恒号　王恒春　丰裕鱼

行　蔡仁安　裕兴号　庆华楼　缦云庐　毛庆才　王舜臣　丁忠茂　徐春森　老慎记　庄久生　戴阶平　王烈瑞　庄宝兴　刘昇房　何大年　晋和泰号　吕小明　乐汝成　以上诸君各捐洋五元

永丰号　王兆年　韩薇郎　陈顺生　景源庄　彝泰庄　资大庄　冯吉升　安泰庄　余松房　陶秉澄　以上诸君各捐洋四元

穆增筌　金维生　王韵笙　恒大润号　徐德洪　庄鸿来　以上诸君各捐洋三元

盛圮桥　刘彤裕　陈仁甫　胡桂坤　严菊泉　陈芝生　姚咏笙　陈春源　王赍宝　顾桂生　王根甫　贾成良　陈香余　吴锦昌　郑源兴　谭少屏　姚均和　冯松联　杨起鹏　计树棠　陈开洪　曾汉卿　卞蟾卿　陈檐南　徐士荣　董芝初　无名氏　恒丰庄　叶荇才　同春庄　章恩长　同丰号　牲记号　李安房　隆记庄　慎记号　长顺号　同顺号　郑源兴　王佐卿　源升号　福号　王心海　王佑卿　朱衍载　水嘉宽　陈祖海　刘彤云　陈芝惠　以上诸君各捐洋二元

王宝全　王胜之　陈宝华　罗振郎　虞中同　徐余卿　瑞和行　郑芳杏　茂香　郑修榆　周福馨　李佑卿　朱承庆　王燕钧　水嘉能　朱继凤　杨起鹏　傅浩雨　以上诸君各捐洋一元

共计特捐洋四千一百七十三元

民国九年份常捐报告

万国体育会慈善部　捐洋二千元

叶苏氏太太　捐洋一百元

叶慎行堂　捐洋五十元

庄智鸿君　捐洋三十元

叶澄怀　叶伯玉　以上诸君各捐洋二十元

周允臧　庄木青　庄瑞年　庄哲明　叶子祥　项莲荪　陈邠禾

以上各捐洋十元

　　周伦湘　方锡光　庄鸿来　汤宸林　包启兴　沈一鋆　沈俊卿
盛兰荪　洪惠官　赵友笙　曹志香　刘世伟　丁集甫　刘世良　曹善
修　朱顺源　吴梓堂　包大昌　以上诸君各捐洋五元

　　刘鸿年　捐洋四元

　　张筱初　刘祖相　以上诸君各捐洋二元

　　共计常捐洋二千四百零六元

民国十年份特捐报告

　　叶子衡君　捐洋一千八百元

　　王镜清　麦拉　同记　以上诸君各捐洋二百元

　　颜贻德堂　乐甬生　郑松大房　方椒伯　洪贤钫　王春泉　王九
祥　以上诸君各捐洋一百元

　　方莘和号　捐洋七十元

　　李云记　隐名氏　盆记号　和源米号　王合泰号　郭渔笙　以上
诸君各捐洋五十元

　　戴苍莱君　捐洋四十元

　　陈声甫君　捐洋三十元

　　冯瑞卿　王大明　冯迓甫　孙梅堂　梁藜青　鲍午卿　以上诸君
各捐洋二十元

　　森昌永　信昌银号　以上各捐洋十五元

　　王天泉　荣裕泰　陈寿记　永生瑞号　新太号　林胜美　裕成祥
百代公司　新泰号　庄配记　陈性善　余文明　慎成号　以上诸君
各捐洋十元

　　吕义泰号　包大孝　包云卿　周顺生号　昇丰行　慎生号　仁和
木行　以上诸君各捐洋五元

中华书馆 捐洋四元

包来卿 张仁寿 曹元源 石祥麟 桂信友 羡青居 庄鸿来 以上各捐洋二元

余彩棠 夏文浩 曹关鏼 沈汤氏太太 以上诸君各捐洋一元

共计特捐洋三千九百七十七元

民国十年份常捐报告

万国体育会慈善部 捐洋二千元

叶苏氏太太 捐洋一百元

电话公司 捐洋二十四元

胡丹书 苏亮观 费昌年 周允臧 庄木青 庄瑞年 以上诸君各捐洋十元

汤宸林 洪惠官 朱声灿 庄鸿来 丁集甫 包起兴 曹善修 贝正芳 庄余生 刘世伟 刘世良 沈一鋆 包大昌 赵友笙 方锡光 周伦湘 吴梓堂 以上诸君各捐洋五元

叶云卿 徐子范 汪忠佑 孙通生 汪德存 襄阳轮船 以上诸君各捐洋二元

无名氏君 捐洋一元

共计常捐洋二千三百二十二元

民国十一年份特捐报告

叶子衡君 捐洋一千九百八十元

董杏荪君 捐洋七百二十元

方式如君 捐洋二百元

甬商维益储蓄会　九圜堂　以上捐洋一百元

冯季图君　捐洋九十元

王耀山君　四明银行　以上各捐洋五十元

任伯膺　徐沛荣　以上诸君各捐洋三十五元

无名氏　捐洋三十三元

恒隆庄　良薪荷　郑杏村　戴沧叶　以上诸君各捐洋三十元

朱大浩　唐家祥　以上诸君各捐洋二十元

徐伯熊君　捐洋十六元

沈仁卿君　捐洋十五元

周蔚甫　竺志仁　信孚银行　王利宏　张成梁　陈子京　包大生
包大发　以上诸君各捐洋十元

叶佐玉君　捐洋六元五角

升泰庄　邹义兴号　朱声榜君　以上各捐洋五元

包凤笙君　捐洋四元九角三分

邵玉轩君　捐洋三元二角一分

沈一鋆君　捐洋二元八角

赵友笙君　捐洋一元五角六分

共计特捐洋三千七百四十八元

民国十一年份基金捐报告

方叶桂轩　捐洋一千元

周瑞记　叶雨庵　叶氏　无名氏　陈映渠　庄保衡　叶务滋堂
叶韵卿　钱芳洲　陈兰荪　以上诸君各捐洋五百元

陈文鉴君　捐洋四百五十元

方稼荪君　捐洋四百元

市隐居士　方仲房　以上各捐洋三百元

董仲发君　捐洋二百九十九元

扬子保险公号司　捐洋二百七十七元五角

傅丕烈　曹庆生　陈瑞海　以上诸君各捐洋二百五十元

周允臧君　捐洋二百三十七元八角

和丰纱厂　丰大号　陈博泉　傅筱庵　洪承祁　汪炳生　史晋生
以上诸君各捐洋二百元

方永康房　捐洋一百五十元

楼其樑君　捐洋一百四十五元

刘世伟君　捐洋一百二十二元六角八分

袁燮元　朱葆三　陈宗绪　李立房　义源庄同人　叶星海　吴荫
庭　胡君期　沙市同震楼　楼善和　庄云五　曹昌猷　陈良槐　英美
烟公司　金业公所　刘莲塘　乐庚荣　童荇村　金友生　宁波明华银
行　以上诸君各捐洋一百元

无名氏　捐洋九十元

金业交易所　捐洋九十元

王才赓　捐洋六十元

沙市丹凤楼　捐洋六十元

赵茂记　盛丕华　孙楚琴　董仲生　王启宇　陆锡侯　益康庄
敦裕庄　承裕庄　安康庄　瑞康庄　安裕庄　赓裕庄　费文元楼　周
企雍　陈孝源　严蕉铭　张明法　林协记　任温如　益昌庄　元昌五
金号　钱中卿　张雩春　孙余生　童澄海　桂仁来　聚义会　陆源发
孙吉堂　徐银泉　费湘芸　吾爱庐方　黄承启　华德祥　林协记号
王家登　张琴轩　陈润荪　包凤笙　李瀛翔　丁严氏　胡颂篦房
南洋兄弟烟草公司　以上诸君各捐洋五十元

邵仁杰君　捐洋四十一元

李安绥　聚昌金号　穆志清　中英药房　唐良柜　以上诸君各捐
洋四十元

洪雁宾　益和行　聚昌金号　明华银行　民新银行　姜念祖　沙市及时公司　郑奎元　邵春沼　林仁钊　傅经堂　顾振民　庄菱晨　徐吟泉　杨井才　郑乡生　张泉水　胡丹书　胡庆元　胡少堂　永大裕号　以上诸君各捐洋三十元

卢志清　翁晋瑞　胡绥之　陈庄氏　以上各捐洋二十五元

协泰行同人　捐洋二十二元五角

林益先　张友梅　方惠和号　朱祖荫　董樵沅　奚燮生　周科文　朱承恩　慎德堂　三阳号　傅俊记　张明治　张豪功　刘鍊卿　敦义号　徐伯熊　敦昌号　冯芝行　新宝城楼　方耕三　童澄渔　水嘉鋆　刘志尧　刘全高　王永年　蛋业承余堂　朱友笙　应佐卿　张梅舫　刘景韩　征祥庄　震康号　温州广和酱园　温州乐善社　源来号　协记新号　庄跻青　范上宰　聚宝堂张　李祖华　瑞隆公司　谦和公司　泰来东号　余铭瑞　叶秉漳　同德号　方佩珍小姐　余润泉　以上诸君各捐洋二十元

承德堂　沈卿表　邵顺记　林万顺　林炳荣　无名氏　金应佩　阮文运　王予濂　以上诸君各捐洋十五元

林存祥　郑维忍　以上诸君各捐洋十四元一角

周咸昌君　捐洋十四元

怡大号　捐洋十三元

邱启堂　捐洋十二元

怡春堂　义全号　源通号　倪宝孚　袁永年　龙章号　同春福号　元泰号　张安生　陆庆祥　韩麟书　乐秀峰　陈德丰　汪焕记　贸业号　广茂号　林泽生　谢仪宾　严庚生　张丽云　陈乐宾　傅炳裕　克莱司门　长春益发合号　左子育　永和祥　同兴厚号　永昶厚号　奉天世合公号　张劲　奉天裕源公号　武陟堂　元甲辰　邵芷湘　周镇侯　会成兴号　朱鸿润　洪秉史　天合盛号　盛叔衡　庄宝铺　陈彩生　刘瑞亭　桂春富　陈良铭　张善述　郑恒记　陆伯笙　裕元

成号　新和号　元大号　新利号　致祥庄　述省氏　恒发号　震丰号　盈记号　元庆庄　晋大号　昌余号　徐建侯　吴云鹤　元和裕号　同泰祥号　费咸一　陈次青　倪宝孚　慎德堂　恒章泰号　郭伯良　潘国英　洪大房　颜祥茂号　陈孟义　福豫安号　芮少章　新永兴　恒通号　胡文儒　金克明　陈云发　坤记　庆丰号　范茂桐　陈培德堂　胡少堂　李学畅　华馥林　尚俭居　陈纶记　源泉行　穗祥号　叶宝福　周仰山　朱顺源　周科荣　乐诏廷　盛燮圭　叶永甫　朱吴氏　庄森泰　陈剑臣　陈辅臣　叶天德堂　志大行　裕和源号　存济社　元丰润号　义成号　方桢发　上海明德后　虹口聚康庄　元升行　翁绥之　康成造酒厂　庄鲁卿　同福和号　怡和昌号　邬德才　林笺寿　同泰祥号　梁文臣　新丰号　李太太　周洽甫　晋逢祥号　胡德浩　刘文照　李景奎　协聚泰号　天丰号　曹德大号　永丰号　德丰庄　曹余堃　朱忠科　颜梅生　李廷深　以上诸君各捐洋十元

瑞泰庄　善记　郑谋机　康记木行　万顺丰　福州仁记木行　公昌庄　福州永裕兴木行　敦本堂茅　新康木行　以上各捐洋九元四角

庆余堂傅　存仁堂　公昌庄　以上各捐洋九元二角六分

朱四德　洪德芹　常鸿钧　董永富　以上诸君各捐洋八元

董年康　周式玉　徐悌祥　以上诸君各捐洋六元

蔡同德号　兴记号　信昌号　协元祥号　陈殿章　义成号　协元庄　汤芝卿　泰昌号　万慎号　王寿记　安吉号　昇源号　汤宏卿　胡维清　徐人庆　同昌祥　王信扬　汤贤鏛　德和号　源大号　源顺号　怡生德号　唐介荣　润大号　怡昌号　厚成号　同三和号　联益号　福裕祥号　源昇庄　范藻记　成记公号　祥兴公号　王绣桂　何伯初　泰昌仁号　裕泰成号　邵仁枚　赵鹤臣　孙海溜　周纪发　金理堂　董大庆　张兴余　李芝土　王全根　冯永康　朱臣宝　王庆彩　钱桂生　毛宗元　王文生　史顺金　马景贤　葛珊梅　盛绍仑　祥康庄　孙永年　应春龄　陈莲卿　徐昌德　周彬椿　陆廷初　鲍长林

胡美斋　顺兴公司　逸庐俱乐部　王理和　徐伯隽　许笠山　华丰厂　舒厚仁　赵步郊　庄润生　高冠昌　张善友　孙莘畊　高伯谦　毛芝轩　锟源烟号　元利号　黄道行　申泰昌号　朱瑞性　源顺祥号　万有号　林翼珍　吴子龙　无名氏　许炳章　协昌生号　吉兴裕号　树滋堂　姚三善堂　镇泰隆号　晋大号　顺风号　卢庆乾　林忠震　巽志信　夏文标　盛沛鄂　董汝林　陈精房　陈精房　娥记　存德堂宋　顺丰厂　胡九龄　庄雄声　张友林　王祥生　吴子祥　合盛祥号　严锦云　周博庭　徐昌德　沈仁卿　周赉庭　李祖怀　梁月礼房　李祖荣　梁太太　陈也桥　曹彩山　乾大号　陈利兴　张品荣　以上诸君各捐洋五元

金式庆君　恒德号　增泰号　荣昌公司　以上各捐洋四元六角三分

源利号　敬德堂　朱志鹏　华英药房　张莲芳　胡镒茂　永泰昌　谈锦余　正和豫号　张永安　顾顺生　秦肯堂　易鼎新　以上诸君各捐洋四元

源康船　捐洋三元七角

长源号　徐正科　夏芝芳　王可城　敦仁公所　刘华庭　豫和号　王秋泉　王双全　洪庆福　胡立记　永泰号　陈聚兴号　陈荣山　王汝舟　唐华芳　滕仲文　以上诸君各捐洋三元

何六良　何五良　以上诸君各捐洋二元五角

赵基道　会和号　永安庄　不留名　宋朝勋　姓和号　全昌号　怡生号　南山茂号　许维照　吴镇卿　德和号　益大号　江燧春　许积棠　王荣庆　王修永　张季棠　李厚钧　金伯篦　寿和号　程圣记　忻辅卿　志成号　震丰号　吴振昌　吴济永　忻原莘　周亿源　张荣贵　陈穗茂　全益号　正孚信号　富康庄　曹钦章　徐长发　朱承珍　贺树德　堃记号　阜和号　仁寿堂　张林记　方葆林　俞锦林　张春泉　敦和好　庄宝廷　成渭棠　裘君　朱阿邦　张来仪　金润庠

洪庭荫　洪永坤　董芝芳　石品顺　张秀之　蔡子香　周星伯　洪士钧　屠申宝　康方济　黄福记　吴正旸　陈永泰　大中公司　黄约翰　陆锡荣　黄文生　何启民　卢志民　寿秀甫　洪德荣　高培良卓林书　江林生　张俊廷　朱钦耀　陈仁甫　贺金生　敦厚堂　王无名氏　杨瑞葆　汪陈氏　金连云　孙鸿泰　黄云记　钱振声　封孟侯胡聘贤　江先生　隆瑞德号　凌海秋　林友焕　金恒泰号　傅畊记荣记　镕记　王富生　顾谒贵　张荣才　王星舫　凤祥楼　陈发记朱有才　林芝云　朱顺才　汪诚赓　汪升范　邬颖孝　曹松林　刘品甫　顾杏生　徐德豪　赵缙位　以上诸君各捐洋二元

屠华生　沈子高　懋和号　忻世章　徐建勋　忻礼科　许九卿忻元恒　包长庚　余庆芳　沈云孙　张福生　洪文彪　同德号　方智彬　李维松　方国樑　洪君　顾葆相　刘炳法　贺先生　沈荣甫　陈宗芳　葛祖荣　王嵋青　孙宝钦　陈馥卿　裘嘉祥　叶维德　丁宝华钱世卿　陈锦文　裕记号　孔继华　费杏庄　无名氏　薛保伦　无名氏　李守善　李庆甫　方勉夫　无名氏　无名氏　清河氏　马正鳌韩章茵　黎汝财　沈根咸　何楚卿　马保罗　陈遂夫　王性甫　关恺丰　郭克庭　史观涛　樊文珏　陈气根　石上泉　陈云桃　赵功成德泰祥　太信成号　许同和　寿竹林　董和甫　田宝炘　朱荣兴孙梅记　镇裕号　协生祥号　邵仁枚　王文顾　同吉祥号　协记号王志祥　方顺来　萧炳辉　王子照　稻香村元记　朱贤蒲　普海春陈圣德　陈全林　孙生贤　五味和号　宋纯甫　邱忠成　陈月亭　洪永康　王阿法　乐阿用　包阿根　以上诸君各捐洋一元

共计基金捐洋二万零二百零九元六角八分

民国十一年份常捐报告

万国体育会慈善部　捐洋二千元

庄宝衡君　捐洋三百元

叶苏氏太太　捐洋一百元

张祖英　捐洋五十元

电话公司　捐洋二十二元

叶伯玉君　捐洋二十元

胡丹书　项莲荪　叶成怀　以上诸君各捐洋十元

陈邰禾　沈一銮　周伦湘　曹善修　刘世伟　刘世良　洪惠官
赵友笙　方锡光　汤宸林　庄余生　吴梓堂　朱顺源　贝正芳　包启
兴　包大昌　沈俊卿　以上诸君各捐洋五元

包茂生　包贤训　以上诸君各捐洋二元

共计捐洋二千六百五十元

民国十二年份特捐报告

周瑞庭君　捐洋三百元

黄瑞生　王海帆　方式如　叶子衡　以上诸君各捐洋二百元

油车旧科及租金　捐洋一百十六元二角六分一厘

王省三　恒丰康号　应子云　张继光　董惠生　吴务本堂　以上
诸君各捐洋一百元

赵晋卿　刘景翰　钱雨岚　陈志廉　江葆真　陈赓发　元德号
乌鸿彰　钱长生　以上诸君各捐洋五十元

项颂如　庄祥麟　以上诸君各捐洋三十元

沈承志堂　捐洋二十五元

连益厂　胡丹书君　骏源油行　以上各捐洋二十元

董显臣　茅生源　徐炳铨　翁惟馨　程传荪　勤记号　冯懋记
协大升　张东升　协泰丰　蔡友庆　何许人　贺云章　以上诸君各捐
洋十元

周智卿君　捐洋六元

协记号　王佐卿　唐莲福　陈庆华　李桐年　季超氏　周惠民
郦宏生　任耀庭　程兰卿　以上诸君各捐洋五元

洽丰号　吴慎春君　无名氏　以上诸君各捐洋三元

任凤奎　谢蓉卿　蔡善士　朱幼眉　周新新　周仁官　以上诸君
各捐洋二元

共计特捐洋二千六百九十八元二角六分一厘

民国十二年份基金捐报告

宋渭润君　捐洋五百元

王九祥君　捐洋八十元

倪翊卿　董瑞生　以上诸君各捐洋五十元

忻麓卿君　捐洋三十元

傅馥卿君　捐洋二十元

无名氏　捐洋十八元

方锦堂　朱寅生　以上诸君各捐洋十元

向正甫君　捐洋五元

共计基金捐洋七百七十三元

民国十二年份常捐报告

万国体育会慈善部　捐洋二千元

庄保衡君　捐洋三百元

叶苏氏太太　捐洋一百元

张祖英君　捐洋五十元

电话公司　捐洋二十四元

叶伯玉君　捐洋二十元

胡丹书　费昌年　庄木青　项莲荪　苏亮观　以上诸君各捐洋十元

沈一鋆　陈邠禾　包启发　沈俊卿　叶成怀　赵友笙　包大昌
夏鸣珂　庄余生　周伦湘　汤宸林　洪惠官　刘世良　朱顺源　以上诸君各捐洋五元

包茂生君　捐洋二元

共计常捐洋二千六百三十六元

民国十三年份特捐报告

叶子衡君　　捐洋二百元

张云江　王保勋　颜梅生　方式如　以上诸君各捐洋一百元

刘瑞堂　叶仲恕　叶维精　以上诸君各捐洋五十元

乾元德记庄　均益庄　公善记　以上诸君各捐洋三十元

夏沛澍君　捐洋二十三元

油车房屋租金洋二十二元

方文年　宝隆庄　元发庄　以上诸君各捐洋二十元

庄可法　修省堂　不留名　庄悦如　源丰永号　源丰号　昌余号
隆昌号　东盛号　同福和号　张善初　以上诸君各捐洋十元

茂记号　元大行　源余号　无名氏　邱如和　张鸿荪　义利印刷
所　以上诸君各捐洋五元

义兴号　陈利华　茂兴号　裕元成号　以上诸君各捐洋四元

任钦浩君　震源行　以上各捐洋二元

共收特捐洋一千一百十元

民国十三年份常捐报告

英国体育会慈善部　捐洋二千元

庄保衡君　捐洋三百元

叶苏氏太太　捐洋一百元

张祖英君　捐洋五十元

电话公司　捐洋二十四元

叶伯玉君　捐洋二十元

庄木青　胡丹书　苏亮观　费昌年　项莲荪　授妙大师　以上诸君各捐洋十元

赵友笙　洪惠官　沈俊卿　朱顺源　恒春庄　夏鸣珂　陈邠禾　刘世伟　刘世良　包大昌　方兰荪　周伦湘　叶成怀　包启兴　吴梓堂　方锡光　汤祖赓　汤宸林　庄余生　以上诸君各捐洋五元

包贤训君　捐洋四元

臧芝萍君　捐洋二元

陈祥麟君　捐洋一元

共计常捐洋二千六百五十元

民国十三年份基金捐报告

桂兰生　祝伊才　以上诸君各捐洋二百五十元

桂成法君　捐洋七十元

傅莲宝君　捐洋五十元

贺性哉君　捐洋四十元

陈颖章君　捐洋三十元

曹宝记　金源和　桂汝宾　应文卿　以上捐洋二十元

曹阿法　康东海　徐开顺　孙善财　王世友　张银宝　张生来

胡永全　沈财福　钱瑞根　袁根全　葛瑞堂　项荣宝　四明船业公司
　以上诸君各捐洋十元

　　张运济　田同春　严福海　曹銮记　周财之　王珊林　林瑞霖
方鸿宾　李忠定　钱金生　徐阿法　钱仲记　康先光　金来湘　贺耿
星　王庾清　张永兴　陈阿昌　以上诸君各捐洋五元

　　张作圣君　宏大宝号　以上各捐洋三元

　　周渭臣君　无名氏　以上各捐洋二元

　　共计基金捐洋一千零十元

民国十四年份特捐报告

　　叶子衡君　捐洋二百元

　　方式如　捐洋一百元

　　项崇洁堂　董杏荪君　油车竹物　以上各捐洋五十元

　　无名氏　贝效良　以上诸君各捐洋三十元

　　汪寿伦君　翁清记　以上各捐洋二十五元

　　油车房屋租金洋二十一元

　　骏源油行　新顺泰号　胡丹书君　以上各捐洋二十元

　　包尔泰　沙逊账房　童咏章　童逊基　源丰号　以上诸君各捐洋
十元

　　虞光置君　捐洋七元六角八分

　　科学仪器馆　捐洋五元三角八分

　　永德号　嘉柏账房　平和账房　新源号　茂昌号　丰记号　吕谷
几　义利局　童祖浚　童祖坚　顺昌行　以上诸君各捐洋五元

　　李定安　乐达民　飞来君　李祖庵　大连天和公司　营口天宁公
司　以上诸君各捐洋四元六角一分

　　庄炳照君　捐洋四元

奉天会文书局　无名氏　董晓初　奉天张华泰号　以上诸君各捐洋三元八角四分

冯秋甫　汪宸佑　奉天协泰号　奉天大东书局　以上诸君各捐洋二元三角一分

公记号　茂昌号　胡有年　沙逊洋行　仁大元号　聚康号　天盛公司　赵德记　盛丰号　永茂正号　包均安　李鹤亭　以上各捐洋二元

易光伯　陈绥之　傅瑞卿　郭松泉　合记号　丰记号　无名氏　姚汝贵　同泰成号　福记公司　时翔甫　无名氏　梁玉珊　一大号　张希之　张汉村　福和公司　以上诸君各捐洋一元

沈天觉　奉天协昌号　曹纯青　王鸿锦　以上诸君各捐洋一元九角二分

共计特捐洋八百七十四元

民国十四年常捐报告

万国体育会慈善部　捐洋二千元

庄保衡君　捐洋三百元

张祖英　捐洋五十元

电话公司　捐洋二十六元

苏亮观　费昌年　董占春　胡丹书　授妙大师　庄木青　项莲荪　以上诸君各捐十元

洪惠官　包子章　包起兴　方慎法　包大昌　庆记　朱顺元　庄余生　方锡光　吴梓堂　刘世良　刘世伟　汤宸林　赵友笙　方兰荪　周伦湘　沈俊卿　夏鸣珂　以上诸君各捐洋五元

陈祥麟君　捐洋一元

共计常捐洋二千五百三十七元

民国十五年份特捐报告

孙康记　方式如　陈楚湘　以上诸君各捐洋五百元

崇信纱厂　严如龄君　各捐洋四百元

陈鸿记　捐洋二百五十元

邵声涛　永大号　顾馨一　和丰纱厂　孙梅堂　贝铭忠　袁祖怀
方椒伯　祝伊才　邬志豪　徐庆云　叶子衡　以上诸君各捐洋二百
元

沈燮臣君　捐洋一百八十元

无名氏　捐洋一百六十五元

敦厚堂　捐洋一百五十元

屠雪香君　捐洋一百二十元

王云甫　刘景韩　刘升房　华大银行　公记号　陆志乾　薛文泰
公泰号　裕升昌号　张佩珍　纱布交易所　承裕堂何　张雩春　正
谊　无名氏　丰裕行　张余庆堂　袁燮元　戴玉麟　大世界　思慎堂
无名氏　荣振葆　陈志廉　戚永庆　霍守华　洪沧亭　王心贯　曹
兰彬　以上诸君各捐洋一百元

孙余生君　捐洋八十元

益泰花厂　捐洋六十元

石福记　方浚年　源兴永金号　盛松觐　卢志清　卢家穗　吴梅
卿　曹华章　元昌号　胡筠庵　吴麟书　钱中卿　公善　承善　刘同
华　楼其樑　楼恂如　朱企云　庄子范　许田汾　恒友会　周吉三
陈松源　卢少堂　以上诸君各捐洋五十元

曹昌猷君　捐洋四十元

棉业银行　包培德　乾大昌　陈蓉馆　张苓芳　关炯之　谢莲卿
以上诸君各捐洋三十元

志达号　万顺丰号　汉丰公司　大丰号　顾子槃君　以上各捐洋

二十五元

方福顺　冯凤山　张源兴　刘耀庭　息余居士　袁贞铸　袁贞键　袁贞镳　稻庐　裘增荣　张贤坤　林如荣　科发药房　关俊伯　洪澄波　刘吉生　岑廷康　陈竹房　清风明月　张兰芳　胡丹书　徐守贞　以上诸君各捐洋二十元

李晋记　油车房屋租金　以上捐洋十七元

朱春沂君　捐洋十六元

徐荣记　捐洋十五元

陈其相　捐洋十二元

源顺行　新顺泰行　大益号　瑞大行　永泰号　杨晋生　盛圮桥　张福海　顾关林　曹华棣　曹金声　同顺昌号　茂升昌号　同福和号　徐银记　源来号　赵春泽堂　姚承烈　朱贡禹　袁贞禄　张延龄　刘安庆　南洋公司　刘人房　陈瑞德　孙良才　周静斋　慎丰恒号　恒泰号　张叙贤　张兰芳　新泰山号　裘德清　叶其勋　无名氏　林益先　王定标　宏大号　萃和号　礼和号张　李志平　余赓馀　唐正绥　唐菊寅　周汝梅　张延章　戴玉麟　陆成林　孔颂馨　周伯美　方巨川　孙雨阶　刘廉巽　马省学　叶祥兴　仁记公司　包钦章　以上诸君各捐洋十元

达丰号　源生号　徐亦富　吴厚贵　方安来　无名氏　谢莲卿　徐正甫　王祖安　徐顺公南行　杨子清　姜忠铨　华天时　瑞源号　陈炳堃　甬顺祥号　庄瑞卿　长源泰号　泰昌祥号　韩霖生　顾梅卿　李瑞亭　殷惠昶　久大号　叶新年　廉保康　林厚卿　吴芝香　蔡葆初　张贤浩　丰大号　郑汝贵　吴宝琛　乐赓荣　倪承龙　张翰章　厉渔笙　徐春芳　张芝斋　于文元　徐通沛　西人　西人　庄智仁　徐献吾　张仲芳　顺泰五金号　董鹤飞　唐钻之　俞竹亭　蔡子荣　邵达人　陆高咏　张会曹　刘少筠　以上诸君各捐洋五元

利达行　李孝全君　各捐洋四元

　　王连宝　傅顺友　潘裕兴　徐新赉　李道彩　谢其康　以上诸君各捐洋三元

　　马兴隆　李金铨　黄楚山　无名氏　永泰丰　沈伦成　朱宸黻　邵茂林　邱美卿　源裕行　李名康　余燮记　李云康　董安甫　陈继茂　林克明　张氏　黄律明　张则华　贝一峰　楼成州　罗德济　郭文扬　钜康号　徐嘉善　周景梅　谢晋臣　庄香荪　朱润元　陈惠德　王隆馀　张荣生　以上诸君各捐洋二元

　　张经源　李鹤亭　刘霭君　张春敷　谢赓廷　无名氏　沈渭三　陈仁征　西人　夏臣堃　夏兆栋　常云亭　太平洋　孙仲篯　刘德照　张少棠　李瑞甫　钟振雄　以上诸君各捐洋一元

　　总共收特捐洋一万一千六百五十元

民国十五年份常捐报告

　　万国体育会慈善部　捐洋二千元

　　庄汉章君　捐洋三百元

　　张组英君　捐洋五十元

　　张祖薪君　捐洋三十元

　　电话公司　捐洋二十四元

　　庄子范　庄顺生　以上诸君各捐洋十二元

　　庄木青　费昌年　胡丹书　苏亮观　项莲荪　以上诸君各捐洋十元

　　赵友笙　包起兴　包大昌　沈俊卿　汤宸林　包子章　方锡光　夏鸣珂　方兰生　吴梓堂　洪惠官　朱顺源　刘世伟　刘世良　以上诸君各捐洋五元

　　共计常捐洋二千五百四十八元

民国十六年份特捐报告

黄瑞生君　捐洋一千零十六元

叶增寿君　捐洋一千元

无名氏　捐洋四百元

钱中卿君　捐洋三百元

兴泰号　捐洋二百七十六元

华安保险公司　乐善堂黄　乌老太太　叶子衡　以上各捐洋二百元

何绍庭　陈颖章　零户　以上诸君各捐洋一百二十元

无名氏　捐洋一百五十元

汤文记　捐洋一百十七元

傅其霖　应子云　许廷佐　方式如　以上诸君各捐洋一百元

汤女士　捐洋九十三元

渭记号　捐洋八十元

振昌号　永昌煤号　以上各捐洋七十元

瑞大号　捐洋六十元

振苏　恒安号　精益厂　经记号　张贤坤　以上诸君各捐洋五十元

源兴号　薛荣泰　源茂盛号　慎勤号　长丰号　刘升房　以上诸君各捐洋三十元

斯遂大号　同福和　徐银记　唐杏生君　以上各捐洋二十元

源祥号　陆隆盛号　戴恒记　以上各捐洋十五元

油车房屋租金十二元

陈永康　朱云记　怡大号　林辉山　以上诸君各捐洋十元

轮记号　钧窑八元

朱锡坤　徐永记　滋盛号　裕成泰号　梅新记　荣昌发　王福煊

以上诸君各捐洋五元

朱经源　树宝昌　以上诸君各捐洋三元

欧阳问秋　汤锦泉　杨宝附　戚盛芳　叶常华　黄子辉　曹宝记
以上诸君各捐洋二元

共计特捐洋五千八百六十二元

民国十六年份基金捐报告

朱祖荫　李化南　以上诸君各捐洋一百元

顾财荣君　捐洋二十元

义利印刷公司　捐洋五元

刘世伟君　捐洋二元三角二分

共计基金捐洋二百二十七元三角二分

民国十六年份常捐报告

万国体育会慈善部　宝丰煤矿公司　中国赛马会　无名氏　华成
烟公司　裕繁铁矿公司　以上各捐洋五百元

陈其观君　捐洋一百元

庄祖薪君　捐洋三十元

电话公司　捐洋二十四元

苏亮观　庄木青　胡丹书　项莲荪　以上诸君各捐洋十元

洪惠官　汤宸林　方锡光　夏鸣珂　包起兴　包大昌　包子章
吴梓堂　刘世伟　朱顺源　赵友笙　方兰荪　刘世良　沈俊卿　以上
诸君各捐洋五元。

共计常捐洋三千二百六十四元。

民国十七年份特捐报告

叶子衡君　捐洋二千零七十五元

叶增寿君　捐洋一千四百十元

董杏荪君　捐洋一千零七十五元

霍守华　洪沧亭　上海赛马会　以上诸君各捐洋一千元

无名氏　王和兴　钱中卿　馀生鸿记宝号　以上诸君捐洋五百元

协记宝行　捐洋三百八十六元

桂陈氏　捐洋三百元

董可良君　捐洋二百五十元

邵庆祥君　捐洋二百十四元

遗忠堂陈　傅其霖　周厚斋　以上诸君各捐洋二百元

王子卿君捐洋一百六十元

周安如　金友笙　王烈芳　傅炳扬　李寿山　周沐清　徐丕章　孙楚琴　陈羡孙　毛鲁卿　以上诸君各捐洋一百元

秦润卿　刘炳昌　以上诸君各捐洋五十元

永大裕宝号　捐洋三十元

和茂宝行　万顺宝行　东一宝行　永成宝行　同德宝号　同春宝号　晋大宝行　陆翰青　陈守三　汉口安泰银行　陈三略　刘子冕　以上诸君各捐洋二十元

邵金生　刘世德　以上诸君各捐洋十五元

王庆章　张瑞祥　源丰宝行　刘炳章　包振宏　余铭瑞　章绍基　大茂宝行　蔡良玉　应堃藩　林氏　晋秦宝庄　源泉宝行　敏慎堂　方萃和宝号　陈馨甫　长源宝庄　陈良卿　寿和宝行　杨辅宸　宝源宝庄　盛经臣　张令芳　吴叔云　包振家　以上诸君各捐洋十元

茂丰宝行　义成宝行　唐颖士　刘茂生　汤宸林　毕懋唐　以上诸君各捐洋五元

黄淦生　无名氏　应书赟　杨存荣　章新春　以上诸君各捐洋三元

瑞记宝行　毕荫庭君　以上各捐洋二元

共计特捐洋一万三千一百六十九元

民国十七年份基金捐报告

无名氏　捐洋五百元

何国瑞君　捐洋一百元

王月秋　王舜臣　以上诸君各捐洋二十元

张麟友　俞凤鸣　史悠康　王尧生　钟定赟　以上诸君各捐洋十元

虞光惠　曹安澜　韩严华　义利印刷局　以上诸君各捐洋五元

共计基金捐洋八百十元

民国十七年份常捐报告

万国体育会慈善部　裕繁公司　宝丰公司　无名氏　以上各捐洋五百元

庄汉章君　捐洋三百元

电话公司　捐洋二十六元

庄祖薪君　捐洋二十元

苏亮观　胡丹书　庄木青　以上诸君各捐洋十元

洪惠官　沈俊卿　朱顺源　包子章　汤宸林　赵友笙　包大昌　刘世伟　刘世良　方兰荪　夏鸣珂　吴梓堂　以上诸君各捐洋五元

共计常捐洋二千四百三十六元

民国十八年份特捐报告

孙梅堂太太谢夫人　捐洋二千五百元

应子云太太包夫人　捐洋二千五百元

袁燮元太太胡夫人　经募二千五百元

乐振葆太太沈夫人　经募二千五百元

徐庆堂张　汝南郡顾夫人　刘景韩　张继光　以上诸君各捐洋一千二百五十元

潘尚林　甄庆堂周　崇兴纱厂　乌品瑞　杨秋荪　以上诸君各捐洋一千元

隐名氏　捐洋八百元

益源纱厂　贸信公司　华成烟公司　甘克明　徐生鸿记　洪沧亭　丁鸿文　陈颖章　以上诸君各捐洋五百元

五丰公司　捐洋四百十八元

叶秉璋　邵声涛　陈五耀　安乐郡姚夫人　以上诸君各捐洋三百元

华商证券交易所　金业交易所　纶昌绸庄　大胜公司　李云书　戴畊华　冯炳南　李祖夔　厚德堂叶　天一印刷公司　陈润水　以上诸君各捐洋二百元

汤寿房　捐洋一百零八元

蔡性豪　傅丕烈　边瑞馨　叶维宽　思慎堂　瑞昌顺号　涵养轩　藤柳洋行　地皮太太　董仲生　吴麟书　叶谋询　陈楚泉　志安堂　蔡仁初　汤国年　豫和号　杨吟才　宏业公司　刘荚生　锦名洋行　董永甫　孙梅堂　叶耀振　刘占坤　邵金生　徐德华　以上诸君各捐洋一百元

江政卿君　捐洋六十元

杨宗唐　葛滋华　陈心言　无名氏　无名氏　刘彤云　沈锦槐

经记　莹记　寿记　三多轩　集庆堂　徐春芳　陆叶氏　裘良圭　以上诸君各捐洋五十元

包承云　捐洋四十六元四角

曹葛仙　王馨甫　傅达斋　以上诸君各捐洋四十元

马立仁　刘隆房　刘同华　恒泰宝行　狄芝生　无名氏　以上诸君各捐洋三十元

刘升房　捐洋二十五元

胡履平　冯调斋　刘熙鸿　张氏　源康宝庄　振大宝行　同德宝号　张彩生　孙裕祥　协和宝行　震源宝行　李鸿勋　陈承纶　罗守成　洪渭亭　曹锡鳌　麦沙逊　以上诸君各捐洋二十元

周文甫　田子明　柳衍斋　袁振声　以上诸君各捐洋十五元

协记公司　捐洋十三元

王锦兰　江星荪　李鸿安　唐维岳　刘彤裕　吴永廉　刘荐孙　刘云鹤　刘修初　刘儒山　元兴宝行　杨志清　源裕康号　东源宝行　戴企贤君　周志清　东兴康号　平安公司　孚涉堂　益利公司　刘景初　和氏　无名氏　瑞氏　金氏　王瑞棠　大慎宝行　五升昌号　袁贞键　袁贞铸　杨森义　往麦乐　赵友笙　周安如　邵金生　朱础立　薛钦文　以上诸君各捐洋十元

刘通宝　李景如　慎成祥　恒发宝行　林树春　舟山公司　永利轮船局　沪兴轮船公司　新隆公司　石远铭　同义善局　顾维生　恒大宝行　包孝荣　公记宝行　大胜公司　万元宝行　安澜会馆　丽娟女士　费辅棠　叶永兴　叶友声　无名氏　无名氏　以上诸君各捐洋五元

倪时财　蔡良玉　余名瑞　叶秉卿　水渭川　吴心甫　魏光炎　沈闻铭　赵友笙　应堃范　章绍基　黄锐昌　沈臣斐　孔静洲　高林卿　王振卿　以上诸君各捐洋四元

聚丰公司　捐洋二元

共计特捐洋三万三千九百零六元四角

民国十八年份基金捐报告

吴敦本堂　捐洋一百元

新顺泰号　协记公司　李安定　陈宁芗　长丰号　陈宁荃　以上诸君各捐洋五十元

方国瑾　陆乾记　无名氏　以上诸君各捐洋二十元

九丰号　永裕号　无名氏　以上各捐洋十元

陈鲁泉　董仲文　以上诸君各捐洋五元

共计基金捐洋五百元

民国十八年份常捐报告

叶增寿君　捐洋一千元

中国赛马会　捐洋五百元

钱中卿　庄汉章　以上诸君各捐洋三百元

无名氏　捐洋二百元

和丰纱厂　坤和号　华安保险公司　恒友会　以上各捐洋一百元

元昌号　捐洋五十元

华大号　捐洋三十元

电话公司　捐洋二十四元

屠伯系君　捐洋二十元

项莲荪　补戊辰年　胡丹书　苏亮观　庄祖薪　项莲荪　庄木青　以上诸君各捐洋十元

刘世良　刘世伟　包大昌　赵友笙　汤宸林　沈俊卿　朱顺源　方兰荪　以上诸君各捐洋五元

共计常捐洋二千九百四十四元

民国十九年份特捐报告

叶子衡君太太张夫人　陆以铭君令堂叶太夫人　以上各捐洋二千五百元

杨秋荪君　捐洋一千五百元

黄方氏　李星联君太太　以上各捐洋一千元

汉兴水电公司　捐（银四百零八两）揭洋五百六十六元六角七分四厘

方稼孙　倪挺枝　张肇元　张运济　楼恂如　陈楚湘　王皋荪君太太　以上诸君各捐洋五百元

桂叶居刘　崇德堂　李炳先　安乐郡姚夫人　顾嘉棠　刘颐漳　以上诸君各捐洋三百元

王皋荪君　捐洋二百七十五元

蔡琴生　圣瑞堂吴　徐圣禅　戴玉麟　王习甫　润德堂　惠记兴宝号　张佩珍　以上诸君各捐洋二百元

侯金记　大华药房　陈坤元　倪显庭　陈鲁生　白聘玲　陈耕莘　物品证券交易所　承裕庄　燕宁堂　文叔英　张培志女士　庄许老太太　袁老太太　零户　张映北　俞隐名　华美广告公司　以上诸君各捐洋一百元

李景韩　中外广告社　王岳峰　孙平阶　周麟振　陈尔海　沈竹林　彝训堂王　宁波旅京同乡会　求同生净土人　以上诸君各捐洋五十元

彭太太　捐洋四十元

狄芝生　徐卓英　华生制造厂　王子卿　王继生　倪太太　以上诸君各捐洋三十元

袁永定　凌海庆　陈思记　张梦文　陈汉卿　三一子　胡丹书
维罗广告公司　祥泰木行黄次伦　以上诸君各捐洋二十元

庄念椿君　捐洋十五元

王源秦君　捐洋十四元

曹蒲珊　长丰木行　生昌号　洽大行　瑞大行　傅和尚　李成元
陆坤桃　褚荣生　天庆永号　德华栈　永和栈　神州大旅社　徐启
钧　光明公司　姜椿材　徐勋记号　崇德斋　周安如　无名氏　吴黄
氏　无名氏　王张丽菊　黄福之　无名氏　乐秀记号　董振龙君老太
太　以上诸君各捐洋十元

无名氏　捐洋六元

敦厚堂万　姚少卿　徐永记号　戴福兴　梁春记号　任金高　冯
阿木　祥顺行　黄福庭　徐伯生　毛国甫　瑞云成号　陈芝葆　光华
厂　协记　源新昌　新泰昌　源新康　美新　协新昌　裕新康　瑞泰
昌　盈源祥　协泰昌　无名氏　德华兴　三义合栈　同德号　结城洋
行　光云栈　庄祥源　承德堂吴　中国制瓷公司　天津中国垦业银行
以上诸君各捐洋五元

浦叔鸿　殷兴华　协兴泰　裕新昌　经祥号　兴隆西栈　恒如栈
源如栈　宝生厚　互惠栈　晋义商行　同如栈　隆源栈　畑守　永
德堂　吴俾云　百全修　张子祥　张郁文　同生栈　梁动忠　郭宪周
吴淑臣　孙福智　吴廉崇　以上诸君各捐洋三元

裘宗樑　王耀华　洪万庆　郭文轩　陈信初　经让之　新泰号
庄尊严　裘云章　钱庆和　金守元　姚宇恩　韩鸿涛　紫瑞卿　方信
根　傅德荣　邱信益　何绥之　颜国明　刘赞臣　益昌祥　刘虎臣
姚宇仁　王声和　余占元　殷耀庭　陆琴声　周耀庭　袁天麟　王少
良　俞介棠　杨益均　如义栈　恒德栈　福兴公栈　德兴源栈　辅成
栈　晋泉栈　张化南　亨利店　樊振康　以上诸君各捐洋二元

裘佐培　裘筱珍　裘佐声　何瑞钊　裘佐堃　裘素珍　以上诸君

各捐洋一元

共计特捐洋二万零二百七十四元一角一分八厘

民国十九年份基金捐报告

厚德堂董 （元五千两）揭捐洋七千元

叶增寿君 （元五千两）揭捐洋七千元

庄应氏太太　捐洋二百元

锦昶号　捐洋一百元

汤宸辅君　捐洋五十元

俞霭生君　捐洋二十元

李震康号　锦福新号　李源泰号　以上各捐洋十元

共计基金捐洋一万四千四百元

民国十九年份常捐报告

叶子衡君十八、九年　厚德堂董十八、九年　以上各捐洋二千元

中国赛马会　叶增寿　钱中卿　以上诸君各捐洋五百元

庄汉章君　捐洋三百元

无名氏　捐洋二百元

恒友会　捐洋一百元

华安水火保险公司　坤和傅君　　以上各捐洋五十元

电话公司　捐洋二十四元

申栈　信安　甬栈　顺安　坤和保险部　以上各捐洋二十元

庄木青　苏亮观　胡丹书　项莲荪　庄祖薪　以上诸君各捐洋十元

刘世伟　刘世良　沈俊卿　夏鸣珂　包大昌　方兰荪　汤宸林

洪惠瑄　赵友笙　包子章　以上诸君各捐洋五元

共计常捐洋六千四百二十四元

民国二十年份特捐报告

傅丕烈君　捐洋二千五百元

积善堂　捐洋一千二百五十元

朱守梅　方式如　华成烟公司　张佩珍　钱芳洲　以上诸君各捐洋一千元

无名氏　捐洋八百六十元

竺梅先　捐洋七百二十二元

杜月笙　金廷荪　金太太　桂兰荪　李祖韩　余润泉　徐庆云遗产　王定标　杜氏家祠落成纪念　以上诸君各捐洋五百元

从兴公司　捐洋三百六十三元六角六分

丰文郁　俞象贤　以上诸君各捐洋三百元

林孟垂　胡芑水　金润庠　叶叔眉　陈绳之　沈生大　顾老太太　沈全甫　以上诸君各捐洋二百元

天厨味精厂　张铸青　吴翰康　炳昌行　安徽银行　叶望生　高勇醒　陶云峰　唐少候　源来行　安昌英　薛钦生　陈效佛　应铭诗　范吉和　李太太　陈松泉　章绍基　无名氏　张白山　安记号　姚德清　以上诸君各捐洋一百元

周厚斋君　捐洋九十元

周瑶溪君　贻经堂孙　无名氏　以上各捐洋六十元

谢定甫　陈元福　杨太太　明乾居士　益中公司　袁荣标　陈景彰　朱继良　来昌行　顾少卿　信诚号　周静斋　虞费文珠　以上诸君各捐洋五十元

建兴厂　启新厂　胡茂兴　天纳洋行　美迪洋行　联美洋行　橡

皮公司　陈生记　以上诸君各捐洋三十元

张文华　吴海记　陈成能　公大厂　中国铜铁工厂　颂兴号　王明德　刘同嘉　金有成　胡森甫　德大仁号　承德厂　贻成厂　瞿元元　张锦湘　以上诸君各捐洋二十元

常庆贵　吴熊渭　恒德厂　以上诸君各捐洋十五元

姚长安　李尧记　杨元麟　王源来　溥利堂　翁文琴女士　玉山盐公堂　常山盐公堂　无名氏　宝大丰厂　振宇厂　宝大源号　永新公染坊　管懋华　俞阿毛　陈松龄　以上诸君各捐洋十元

费辅仁君　捐洋九元

徐永记　陈明达　恒昌祥号　汇昌号　王福元　协生行　许孝骐　林笙甫　李承裕　高芝塈　陈锦臣　无名氏　新中庸行　项荣发　朱钦诰　周五明　郑杏荪　何五良　孙少卿　董荣发　朱焕卿　韩有刚　以上诸君各捐洋五元

成记行　捐洋四元

林澄川　顺泉号　费辅清　宝昌号　倪志孙　韩明封　吕文蔚　梦生居士　包鹿年　福兴号　穆云显　傅从　戴宇记　慎利号　费周氏　以上诸君各捐洋二元

俞善揆　叶善德　叶善源　童荇村　无名氏　苏启荣　周杏梅　费馨贵　费善英　叶善祥　叶云素女士　童叶氏　叶氏　林氏　周叶氏　费相德　包氏　以上诸君各捐洋一元

共计特捐二万一千五百三十五元六角六分

民国二十年份基金捐报告

澹然氏　公记　刘颐漳君　以上各捐洋五百元

姚杨记　捐洋二百五十元

永大裕号　汤宸辅　钟奎官　以上诸君各捐洋一百元

同益记　捐洋六十元

石东来　周封山　以上诸君各捐洋五十元

黄林卿　吴心甫　王振卿　包振宏　蔡良玉　蔡方洲　陈寿记
有名记　昶记号　益昶号　以上诸君各捐洋三十元

承裕堂　无名氏　慎记号　同昶号　汤政源　包振家　以上诸君
各捐洋二十元

唐芝芳　无名氏　无名氏　以上诸君各捐洋十五元

朱惠珊　金庆和　樊振康　包大全　陈鹤峰　赵春元　李明秀
包善泰　王子贤　包大钦　包大珠　包瑞昌　水渭川　王坤德　董绍
先　蔡天麟　蔡鸣鸣　邵子甄　顺兴昌　无名氏　无名氏　无名氏
无名氏　无名氏　无名氏　以上诸君各捐洋十元

共计基金捐二千九百二十五元

民国二十年份常捐报告

厚德堂董　叶增寿君　以上各捐洋一千元

庄汉章君　捐洋三百元

恒友会　叶寿臣君　以上诸君各捐洋一百元

孔少耕君　捐洋五十元

电话公司　捐洋二十二元

苏亮观　项莲苏　庄木青　胡丹书　以上诸君各捐洋十元

刘世良　吴梓堂　包子章　芳兰生　包大昌　汤宸林　赵友笙
夏鸣珂　刘世伟　沈俊卿　洪惠官　以上诸君各捐洋五元

共计常捐洋二千六百六十七元

民国二十一年份特捐报告

慎修堂　捐洋五千元

戴耕莘　俞佐庭　黉延芳　董厚德堂　以上诸君捐洋一千元

徐圣禅君　捐洋二百元

恒友会　捐洋一百元

无名氏　捐洋八十元

华安保险公司　坤和傅君　以上各捐洋五十元

沈南山　孔少庚　以上诸君各捐洋二十五元

四明电话公司　捐洋二十四元

坤和保险部　顾士奎君　沈浩记　信安　顺安　以上各捐洋二十元

袁铸　袁键　胡丹书　以上诸君各捐洋十元

沈记　赵友笙　包大昌　沈俊卿　方兰孙　刘世良　刘世伟　汤宸林　包志章　洪惠观　吴梓堂　以上诸君各捐洋五元

共计特捐洋九千七百四十九元

民国二十一年份常捐报告

薛润德堂　吴瑞元　庄汉章　零户　以上诸君各捐洋三百元

无名氏　叶增寿　零户　零户　以上诸君各捐洋二百元

大中国福利橡胶厂　捐洋一百五十元

徐树滋　三善针织厂　顺和成号　中英大药房　大陆大药房　洪佐庭　德泰庄　鲁麟　宝华　维昌　和丰纱厂　叶寿臣　泰兴渔轮公司　以上诸君各捐洋一百元

德荫堂　董松泉　韩芸根　立丰厂　大昌公司　以上诸君各捐洋五十元

同顺针织厂　捐洋四十元

杨永年　五洲大药房　华英大药房　汉昌药水厂　济华堂药房
董德甫　华德　何凯荣　国华公司同人　荣利昌　华成国货号　汤荣
辅　周荣彰　集成大药房　裕昇昌号　又同人　仁利行　好药房　裕
昇昌　董和甫　何胜之　以上诸君各捐洋二十元

国民大药房　乐霖　李润田　以上诸君各捐洋十五元

施保全　又同人　余礼坤　魏卜孚　马炳生　宝兴　雷祥安　姚
志锴　大丰公司　华洋　永茂号　信义　朱太太　徐大统　永泰号
李万和　以上诸君各捐洋十元

董玉棠　捐洋六元

杨裕濂　黄志堂　蔡善同　余湘官　叶尧卿　郑勉夫　严紫恒
甫和公　振业号　萧菊生　无名氏　仲氏　张建中　华耀记　以上诸
君各捐洋五元

王汝庭君　捐洋三元

董志玮　童天坤　周义康　李昌淮　黄裕生　郑氏　以上诸君各
捐洋二元

胡立茂　王安林　丁祖赓　陈章美　俞传友　陆开林　张思炳
侯鸿求　以上诸君各捐洋一元

徐聚良君　经募捐洋五百元

张佩珍君　经募捐洋五百元

共计常捐洋五千五百五十四元

民国二十二年份特捐报告

沈生记　捐洋四百元

费昆年君　捐洋二百六十一元另四分

姚长安君　经募洋一百五十六元

孔藩钦君　经募洋一百五十元

坤和傅君　华安保险公司　以上各捐洋三十元

勤慎堂　长记　以上各捐洋二十五元

大源庄　元大庄　鼎恒庄　衍源庄　彝生庄　汇源庄　同慎庄
泰源庄　余丰庄　信源庄　天益庄　景源庄　永源庄　恒生庄　彝泰
庄　益康庄　晋源庄　瑞孚庄　泰生庄　元春庄　裕源庄　瑞丰庄
慎丰庄　镇泰庄　元亨庄　敦裕庄　瑞康庄　泰涵庄　钜康庄　保慎
庄　瑞余庄　元余庄　复恒庄　五源庄　慎康庄　元益庄　恒孚庄
顺安　坤和保险部　以上各捐洋二十元

恒大庄　隆记　源记　以上各捐洋十元

魏友模君　捐洋八元

慎昌庄　莘泰庄　宝兴庄　恒裕庄　承源庄　安泰庄　豫泰庄
宝源庄　恒祥庄　通源庄　丰源庄　瑞源庄　元成庄　慎余庄　泰巽
庄　恒茂庄　源源庄　源吉庄　恒康庄　恒春庄　惠余庄　丰和庄
恒大庄　元利庄　保和庄　慎益庄　惟康庄　仁和庄　同泰庄　福利
庄　以上各捐洋六元

共计特捐洋二千零七十五元零四分

民国二十二年份常捐报告

厚德堂董　捐洋一千元

公利公司　捐洋八百五十五元一角七分

徐大统君　经募捐洋五百元

张佩珍君　经募捐洋五百元

倪显庭君　经募捐洋五百元

叶善性君　经募捐洋五百元

张季琴君　捐洋三百元

维昌洋行 捐洋一百五十元

蔡性豪 沈光衍 和丰公司 叶连陞 徐胜记 钱中卿 恒友会 叶寿臣 以上诸君各捐洋一百元

瑞丰公司 捐洋六十元

中央饭店 裕丰公司 大陆药房 杨正镛君 无名氏 徐德堂 立丰面粉公司 大昌榨油公司 以上各捐洋五十元

杂粮经纪人公司 上海面粉交易所 徐聚良君 以上各捐洋四十元

如生罐头食物厂 美球针织厂 以上各捐洋三十五元

慎成祥 美大号 华德公司 文宝印刷局 以上各捐洋三十元

孔少庚君 捐洋二十五元

四明电话公司 捐洋二十四元

卓念慈 刘少康 项莲荪 张梅记 长丰号 长和号 吴云生 刘羖如 朱锡祺 恒昌铁厂 以上诸君各捐洋二十元

钱济华君 新中华 恒泰昌洋货号同人 大丰昌洋货号同人 以上各捐洋十五元

徐彤彰 王应冬 馥昌永 黄继德堂 胡丹书 庄祖薪 久记 董和甫 陈章琰 徐培德堂 范桂馥 大丰号 张乾记 昶记号 薛成章 石东来 孙春年 以上诸君各捐洋十元

袁竹记 严祥兴 詹沛霖 生源永 张瑞康 德大恒 朱兆明 张觐记 同昌 何胜之 徐美记 陈希记 濮祺庭 秦琏琯 郑永记 陈璋记 郑广泰 美记 冯太夫人 胡堪记 张季山 大昶号 姚季康 大丰纱号 慎记号 史学孚 郑馨吾 洪品珍 协錩祥 沈如铨 丁黄雯记 洪炳泉 恒泰昌 大丰昌 赵友笙 沈俊卿 吴梓堂 刘世良 刘世伟 洪惠琯 夏鸣珂 包大昌 汤宸林 以上诸君各捐洋五元

元记 信昌成 以上各捐四元

周子锐　王胜之　李明耀　林修良　达康　陈芝卿　黄子青　曹德甫　傅子厚　叶问清　正和　刘大康　叶兆鸿　朱恩官　胡耀庭　张文涛　新源昌　王志源　谢芝林　元和　李凤章　以上诸君各捐洋二元

共计捐洋六千五百七十四元一角七分

民国二十三年份特捐报告

邵声涛　捐洋三千元

新德记　经募捐洋七百六十五元

慈记　瑞记　以上各捐洋五百元

滋仁堂　邵文楣君　皮地泰夫人　以上各捐洋二百元

荣泰厂　新裕记　叶寿臣　沈光衍　恒友会　以上诸君各捐洋一百元

蔡顺兴　捐洋六十元

王金记　张金桃　郦永兴　郭长生　震昌木行　永记鑫　泰金记　蔡元茂　顾长记　乐汝成　泰康罐头公司　以上诸君共捐洋五十元

慎勤　杨祥泰　李远堂君　以上各捐洋三十元

刘森记　无名氏　孔少庚君　以上各捐洋二十五元

四明电话公司　捐洋二十四元

邱阿水　戴顺昌　张永兴　胡开孚　林仁钊　以上诸君各捐洋二十元

陶然居杨　捐洋十五元

庄纪孟　庄宝康　庄祖新　李庆新　胡丹书　永安烟公司　以上诸君各捐洋十元

赵友生　洪伟观　汤宸林　张鸿勋　以上诸君各捐洋五元

共计特捐洋六千八百五十九元

民国二十三年份常捐报告

公利营业公司　捐洋二千二百三十四元七角二分

徐大统君　捐洋五百元

庄汉章君　振苏砖瓦公司　以上各捐洋四百元

钱中卿君　捐洋三百五十元

叶善性君　捐洋三百元

杨秋荪君　捐洋二百元

刘敏斋　刘显堂　维昌洋行　新世界饭店　和丰纱厂　徐聚良
徐胜记印刷厂　以上诸君各捐洋一百元

中央饭店　慎成祥　裕丰公司　永和号　赵叔安　王鸿生　文宝
印刷局　以上诸君各捐洋五十元

胡镛山　张佩珍　以上诸君各捐洋三十元

邬维英　大昌新厂　张梅城　以上诸君各捐洋二十元

刘筱康　王国桢　以上诸君各捐洋十元

陆成林　曹君　以上诸君各捐洋五元

共收五千五百八十四元七角二分

民国二十四年份特捐报告

张效良君　捐洋二千五百元

杨庄夫人　泗水渔隐　公利公司　以上各捐洋五百元

刘敏斋君　捐洋三百元

张咏霓君　经募洋二百五十元

金有成君　捐洋二百元

徐聚良君　捐洋一百五十五元

合家求平安　徐胜记　刘孚良　鸿胜庄　林仁钊　恒友会　以上

诸君各捐洋一百元

　　胡济民君　捐洋八十元

　　孙泉南君　捐洋六十元

　　裕升昌　锦泰昌　黄茂兴　以上各捐洋五十元

　　文宝印刷厂　捐洋三十元

　　四明电话公司　捐洋二十六元

　　马新记各工友　张洪良君　以上各捐洋二十元

　　郑奎元　郑星炎　刘修庭　张元龙　孙劼卿　徐祚康　大兴　美康　杨光耀　沈照穆　吴有梅　桂信佑　俞康年　永隆号　张发圆　上海通文油墨社　什粮经纪人公司　以上诸君各捐洋十元

　　中国花边厂　捐洋六元

　　刘瑞珠　协昌公司　钱惠澄　朱金水　郑莘川　松茂坤记　兴记号　徐振华　王凯庭　袁子青　虞舜荪　史斯才　王厚生　无名氏　以上诸君各捐洋五元

　　应宝华　汪然孝　致富船　叶国梁　以上诸君各捐洋四元

　　万顺船　陈莲芳君　以上各捐洋三元

　　刘兆骧　王诗宝　刘仲甫　邱问芳　顾相如　葛祖宏　洪湘东　张嘉禄　柴嘉生　汪成炳　以上诸君各捐洋二元

　　共计特捐洋六千三百二十九元

民国二十五年份特捐报告

　　马新记　郭鸿蜚君　以上各捐一千元

　　慎记　裕祥隆　许乐卿太太　张丽云　叶增寿　陈树源　以上诸君各捐洋五百元

　　方液仙　公善居　庆余堂陆　沈星德　以上诸君各捐洋四百元

　　边瑞馨君　捐洋三百元

张继光君　华阳染织厂　以上各捐洋二百五十元

自助团　方老太太　留春轩　徐人房　源远堂蔡　庄祥麟　张松山　陈良玉　刘显堂　金润庠　中国化学工业社　上海杂粮油饼交易所　以上诸君各捐洋二百元

振大盛记　信成昌　徐杏生　陈生升　陈慰存　曹兰荪　叶庚年　曹兰馨　徐钜亨　国香烟公司　朱健行　王建航　王常缘　天厨味精公司　以上诸君各捐洋一百元

史祖诒君　捐洋八十五元

新文化书社　捐洋八十一元二角

长丰号　捐洋六十元

李祖恩　大丰号　闽北裕闽公司　长和号　何竟武　何淑筠　刘同嘉　陈寿之　曹冠英　曲申生　蔡天芳　蔡天麟　叶谋兆　以上诸君各捐洋五十元

陈大星君　捐洋四十五元

范桂馥君　捐洋四十元

北新申庄　捐洋三十五元

潘立动　吴润身　程月莲　徐崇礼　上海蔚文印刷局　以上诸君各捐洋三十元

林亦贵　陈文彬　以上诸君各捐洋二十五元

赵柏友　李孝甫　陈连奎　陈继林　唐筱宝　陈继生　孙良骥　仁义公号　谢映斋　欧俊祥　东源　蓝智臣　陈树周　无名氏　中央书店　邓中兴　大记　裕祥隆同记　德泰成　上海会文堂书局　以上诸君各捐洋二十元

公记　捐洋十八元八角

赵锡芳　吴润生　蔡斌卿　以上诸君各捐洋十五元

洗成福　骆越凡　中央南饭店　吴高明　张有福　王和兴　周永升　郑芳华　谢克明　王美梁　钱继华　王宏卿　方济川　李泉才

周道行　丰从周　李纪惠　杨沧声　张培荆　朱秀庭　贺菽香　郭福余　复兴制本所　张玉麟　陈耀堂　上海鸿文书局　义成号　徐宝鲁　郑人贵　大丰　以上诸君各捐洋十元

夏隆昌　刘子益　葛胜如　姚豫元　张葆甫　春明书局　王福桎　王子榆　林永明　震余　方纯正　华丰印铸所　天津圣业银行　大庆永　茂丰号　以上诸君各捐洋五元

周友笙君　捐洋三元

赵葆生　邵镜清　严子良　蔡汉章　赵永传　天津恒顾公　天津缘聚和栈　天津大陆银行　刘少修　同孚栈　无名氏　王小亭　福成栈　同生栈　通益栈　以上各捐洋二元

天津晋记货栈　唐纯高君　以上各捐洋一元

共计捐洋一万三千二百九十元

民国二十五年份常捐报告

董厚德堂　捐洋一千元

徐聚良老太太　捐洋三百元

恒友会　捐洋一百元

叶寿臣君　捐洋一百元　叶寿臣君（又二十四年）一百元

电话公司　捐洋二十元

共计常捐洋一千六百二十元

民国二十六年份特捐报告

庄云房　务滋堂应　以上诸君各捐洋五百元

沈九成君　捐洋四百元

乐庚荣君　经募洋三百五十元

曹庆华君　捐洋二百元

竞成造纸公司　捐洋一百元

义生昌号　求安氏　无名氏　涌生泰号　谦泰新　洪孝先　勤康纸号　源康　安志堂　受炽记　惠和记　勤焕记　以上诸君各捐洋五十元

俞钮生　祥泰昌　信昌成　戴企贤　生源永　杨家堃　大陆煤号无名氏　以上诸君各捐洋三十元

懋记　信诚号　人丰行　恒顺　南京四明银行　川江渝　恒泰行鼎盛　鼎裕　以上诸君各捐洋二十元

孙忠房　捐洋十九元　永昌祥　捐洋十五元

胡敬修　通安祥号　宁泰祥号　胡念修　通成长号　鸿兴　无名氏　许道九　张和记　以上诸君各捐洋十元

陈慕漪君　王立德堂　以上各捐洋五元

胡四君　捐洋四元

陈太太　顾君　以上各捐洋一元

共计捐洋三千二百一十元

民国二十六年份常捐报告

俞佐廷　董杏生　方稼荪　以上诸君各捐洋一千元

刘敏斋　周文林　乐汝城　以上诸君各捐洋五百元

泰康食品公司　捐洋二百元

王月英女士　乐宝成君　恒友会　成茂食品公司　以上各捐洋一百元

四明电话公司　捐洋二十四元

共计常捐洋五千一百二十四元

7. 历年会计报告

　　民国八年，本院自六年夏创议发起后，即由发起诸君认捐数千，越明年遽达万金，爰议决就横河堰聚庆桥畔购基地七亩四分七厘。八年三月十五日（阴历）动工建造，前进九间，厨房五间，兼凿井驳岸筑埠，为开办初基，于八月初三日开诊。嗣幸热心诸公捐金筹募，自开始以迄本年年终，收款项下，如开办捐、年捐、庄息等，共计国币三万三千七百三十六元四角七分五厘，支款项下购地营造开支等，共计国币一万五千一百五十五元四角五分六厘，收支两抵，结余国币一万八千五百八十一元零一分九厘。关于支出项下分列如下：

　　购地　计国币一千七百十元八元五角。

　　营造　计国币一万零零七十元零三角五分七厘。

　　家具　计国币八百六十八元一角五分七厘。

　　器械　计国币五百零一元五角九分五厘。

　　什项　计国币六百零二元六角六分五厘。

　　医务开支　计国币一千三百九十四元一角九分四厘。

　　民国九年，上年份结余国币一万八千五百八十一元零一分九厘，本届收入特捐、庄息等共计八千零七十四元九角七分六厘，而支出营造及医务开支等共计二万零八百二十六元五角二分。收支两抵，结余国币五千八百二十九元四角七分五厘。建筑病房工程已于年底告竣，割症间原议年内动工，嗣后承包人要求展至明年开工建筑，至此即可告一段落。惟病房与夫割症间内装饰设备在在需款，本届结余之数仅足相抵，以至于下年份之开支当须另筹矣。兹将各项支出分列于后。

　　购地，计国币一千三百零三元四角五分。

　　营造，计国币一万三千五百三十五元六角九分五厘。

家具,计国币一千三百七十五元零四分九厘。

器械,计国币八百十五元一角九分。

医务开支,计国币三千七百九十八元一角三分六厘。

民国十年,本院开办三年,先后购置田地二十六亩,筑室大小三十余间,墙里驳岸及院内家具器械一切设备约共用款达五万元。本年收入特捐、常捐、庄息等共计国币六千六百三十元零六角二分六厘,支出营造,家具、器械及医务开支共一万三千五百十一元二角四分九厘,收支两抵,连同上届结余一万五千八百二十九元四角七分五厘,除过尚短一千五十一元一角四分八厘,幸于本年秋由旅沪干事诸君发起基本金捐以资挹注,当时规定六十团,每团认捐五百元,以筹足三万元为额,本年底已缴款者为数约一万有奇。兹将支出项下分列如下:

营造,计国币四千三百七十二元七角一分。

家具,计国币二千八百九十元零六分八厘。

器械,计国币一千八百九十六元八角八分。

医务开支,计国币四千三百四十一元五角九分一厘。

民国十一年,自上年发起募集基金以来,经营一年有半,共计捐得国币二万零二百零九元六角八分。本年赖此捐款所生息金稍事挹注常费,所收常捐、特捐、庄息等共计八千四百八十一元七角零六厘,而支出营造、开支等共九千八百三十四元九角三分三厘。本年收支两抵,结短一千三百五十三元二角二分七厘,连同上届共短二千四百零四元三角七分五厘。其支出项下分列如下:

营造,计国币五百四十三元四角六分六厘。

购地,计国币三十元。

家具,计国币四百四十六元三角三分。

器械,计国币二千八百二十四元四角。

临时开支,计国币六百九十五元四角二分五厘。

医务开支,计国币五千二百九十五元三角一分二厘。

民国十二年,基金捐规定目标为三万元,上年底止共捐得二万零二百零九元六角八分,不足之数,原冀于本年份募足,无如因市面凋疲,难以进行,只捐得七百七十三元。至于特捐、常捐以及利息、租谷等收入,合计为七千零二十一元八角八分二厘,支出总数为五千一百十四元六角五分三厘,收支两抵,结余一千九百零七元二角二分九厘,与上届亏短之数并计,则尚亏四百九十七元一角四分六厘。其支出细数如下:

修理,计国币一百五十五元零四分六厘。

家具,计国币一百二十二元一角九分。

医务开支,计国币四千八百三十七元四角一分七厘。

民国十三年,本年份基金捐蒙董杏生、刘瑞棠、傅丕烈三君共募得国币一千零十元,照旧提存不动外,而特捐、常捐、利息等收入共计五千八百五十元零六角四分六厘,支出共计五千六百五十元零二角三分七厘,与上届短亏之数并计,则尚亏二百九十六元七角三分七厘。其支出细数分列如下:

修理,计国币二百六十七元五角一分七厘。

家具,计国币一百十九元五角二分八厘。

医务开支,计国币五千二百六十三元一角九分二厘。

民国十四年,本年因受江浙战事影响,收入捐款不多,特捐及常捐二项合计只二千九百九十元,连同租谷利息并计共为五千七百三十六元零三分四厘,而支出则为五千九百八十八元二角六分三厘,收支两抵,计亏二百五十二元二角二分九厘,幸于十一年购存五年及七年公债各一万元,本年全数售出,得获盈余七千六百六十八元,方得转亏为丈。兹将支出分列如下：

　　修理，计国币六十六元零一分。

　　银水，计国币七十一元二角零九厘。

　　医务开支，计国币五千八百五十一元零四分四厘。

　　民国十五年，本年份承干事长董杏生君锐意整顿，对于院务医务均有明显改进，故捐款收入虽巨而各项支出亦属不赀，全年收入为一万六千四百四十九元三角一分九厘，而支出则为一万六千零四十六元二角三分八厘，收支两抵，尚余四百零三元零八分一厘。其支出细数分列如下：

　　修理，计国币一千九百三十九元零六分七厘。

　　购地，计国币五百元。

　　花圃，计国币一千一百三十六元零二分六厘。

　　家具，计国币三千零零七元八角六分五厘。

　　银水，计国币一百六十二元二角八分。

　　医务开支，计国币九千三百零一元。

　　民国十六年，自董杏生君担任干事长以来，三年于兹，对于院务既多兴革，而扩充院基尤为注意，全年收入一万一千三百七十四元四角六分二厘，支出一万三千六百三十元零二分四厘，收支两抵，结亏二千二百五十六元零六分二厘。兹将支出项下分列如下：

　　修理，计国币一千零零九元零七分。

　　购地，计国币一千四百三十一元四角。

　　花圃，计国币一千一百零一元七角七分。

　　家具，计国币六百零一元八角二分。

　　银水，计国币一百三十二元八角三分一厘。

　　医务开支，计国币九千三百五十三元六角三分三厘。

民国十七年，本届收入特捐、常捐共一万五千六百零五元，连同利息等合计一万九千九百零六元零八分六厘，而支出亦达一万九千七百八十元零八角六分七厘之巨，盖经董杏生君力图扩充，各种建设添置为数不赀。兹将支出分列如下：

修理，计国币八百八十元零六角七分二厘。

购地，计国币一千零八十七元四角。

花圃，计国币五百三十三元三角六分三厘。

家具，计国币二千三百九十八元二角三分。

银水，计国币一百四十二元六角五分九厘。

营造，计国币四千六百九十元零五角一分。

医务开支，计国币一万零零四十八元零三分三厘。

民国十八年，本年因建筑产科医院需费颇巨，故有建设特捐之发起，全年收入特捐三万三千九百零六元四角，实创历年募捐之新记录，常捐收入为二千九百四十四元，连同利息合计共为三万九千零五十一元八角三分三厘，支出则为四万四千六百五十五元五角七分八厘，收支两抵，结亏五千六百零三元七角四分五厘。其支出细数如下：

修理，计国币四百六十三元二角八分六厘。

购地，计国币九百二十元。

花圃，计国币三百五十三元五角八分。

家具，计国币一百八十元零七角六分六厘。

银水，计国币一百八十四元八角一分四厘。

营造，计国币三万一千零九十一元六角一分三厘。

医务开支，计国币一万一千四百六十一元五角一分九厘。

民国十九年，本院自上年决定扩大计划，进行不遗余力，因是经济程度复年增长，本年度收入特捐二万零二百七十四元一角一分八厘,常捐六千四百二十四元,连同房租、租谷共计三万零三十元零九角九分一厘,支出之数建设、添置等项计达五万余元,经常费一万一千余元,共支出银七万二千二百三十九元八角零六厘,收支两抵,不敷四万六千六百二十一元二角八分八厘。又遵照第五届同志大会议决案,将原有基金及厚德堂董、叶增寿君各捐银五千两购置上海东有恒路价值五万三千两之房产为基金,捐款尽数提充,尚短二万五千两,即以该产押解抵补,本年租金收入三千数百元,而息金支出亦三千数百余,适足抵充。兹将支出各项分列如下:

修理,计国币五百四十六元三角五分。

购地,计国币二千八百三十二元一角四分八厘。

花圃,计国币六百四十元零七角四分四厘。

家具,计国币一万二千七百三十元零八角四分三厘。

银水,计国币二百零六元九角七分五厘。

营造,计国币四万零四百零六元一角一分一厘。

利息,计国币三千五百二十七元三角七分二厘。

医务开支,计国币一万一千三百四十九元二角六分三厘。

民国二十年,上年度因购置上海东有恒路房产及建筑产科医院,以致原有基金悉数抵充外不敷甚巨,借款达六万两,利息支出不赀,幸东有恒路房产适有相当受主,乘机出售,照原价得盈一万二千两,移以填补,尚有六千二百七十九元一角七分二厘之余丈,连同特捐、常捐、房租等,合计本年度收入共为三万五千七百六十四元五角三分五厘,支出总数为二万五千四百九十一元六角六分三厘,收支两抵,结余一万零二百七十二元八角七分二厘,与上年短亏之数并计,则尚亏三万六千三百四十八元四角一分六厘。其支出细数如下:

修理,计国币六百九十五元五角六分九厘。

购地,计国币四十二元。

地产,计国币三千五百三十二元。

花圃,计国币一百三十四元一角零五厘。

家具,计国币一千六百四十四元七角七分。

营造,计国币六千八百二十四元九角七分。

银水,计国币三百七十元零九角二分三厘。

经常开支,计国币二千零五十五元九角八分一厘。

医务开支,计国币九千九百九十一元三角四分五厘。

民国二十一年,本年捐款等收入共计一万五千三百六十六元二角八分,而支出方面因建筑厨房、仆室,为数颇巨,共计一万五千三百六十六元五角九分,收支两抵,结亏一万五千九百七十元零三角一分,连同上届短亏之数,共为五万二千三百十八元七角二分六厘。其支出细数如下:

修理,计国币一千二百零九元二角八分九厘。

地产,计国币三百零一元三角八分。

花圃,计国币五百五十二元七角三分一厘。

家具,计国币一千二百五十四元六角七分三厘。

营造,计国币一万零六百三十三元六角零六厘。

银水,计国币三百五十八元五角一分三厘。

利息,计国币八百六十八元四角二分八厘。

经常开支,计国币二千七百八十八元七角九分八厘。

医务开支,计国币一万三千三百六十九元一角七分二厘。

民国二十二年,本届捐款等收入共计八千九百九十元零五角一分六厘,支出共计二万八千二百零八元九角九分三厘,收支两抵,结亏一万九千二百十八元四角七分七厘,连上届短亏共计七万一千五百三十七元二角零三厘。其支出细数如下:

修理,计国币一千五百七十八元九角二分七厘。

花圃,计国币五百零二元七角零八厘。

家具,计国币六十六元七角八分。

营造,计国币九千五百六十八元八角三分六厘。

银水,计国币一百二十元零八角一分九厘。

利息,计国币二千七百七十五元零七分一厘。

器械,计国币七十九元五角。

经常开支,计国币一千八百零二元二角七分二厘。

医务开支,计国币一万一千七百十四元三角八分。

民国二十三年,历年因建设扩充收支不敷,至去年底亏短达七万一千余元,虽以捐得基金抵充,结至本年度止共负债三万八千四百六十八元八角八分。至于本年捐款等收入共计一万二千四百六十四元七角二分,全年支出共计一万五千七百八十七元六角七分。其细数分列如下:

修理,计国币五十五元四角七分。

花圃,计国币二百三十六元九角四分。

营造,计国币四千二百十三元八角三分。

银水,计国币十四元零五分。

利息,计国币三千三百零八元九角七分。

治疫费,计国币二百二十八元四角五分。

经常开支,计国币八百一十一元六角九分。

医务开支,计国币六千九百十八元二角七分。

民国二十四年,本年捐款收入六千三百二十九元,连同售出南京地产三千元及旧屋料三千元、租谷等五十元,合计为一万二千三百七十九元,支出总数为一万四千四百九十八元九角三分。其细数分列如下:

修理,计国币二千九百零八元四角六分。

花圃,计国币三百零五元零三分。

营造，计国币一千二百十四元六角三分。

银水，计国币五元一角七分。

利息，计国币三千七百十一元八角三分。

经常开支，计国币二千四百七十一元八角五分。

医务开支，计国币三千八百五十二元。

民国二十五年，本年因各项开支力持撙节，所有医务收支统归朱春沂医士负责办理，本院按月津贴朱医士经常费三百元，以是全年捐款等收入除去经常费、利息等项，得偿还旧欠七千二百四十七元九角一分。细数分列如下：

购地，计国币二百零七元七角五分。

修理，计国币一百十八元四角四分。

利息，计国币三千一百二十元零九角七分。

花圃，计国币一百二十八元二角五分。

经常开支，计国币三千六百七十二元五角。

民国二十六年，本年乘各董事之热心捐助劝募，虽有八一三事变，对于医务仍得维持不辍，以尽非常时期后方之职责。且因沪战爆发，同乡纷纷回籍，本邑人口骤增，尤以时值秋令，疟疾流行，故医务特别忙繁，而医药消耗因以大增。本年份收入常捐等共计八千三百九十三元八角四分，全年支出一万三千一百二十六元二角九分，收支不敷四千七百三十二元四角五分，则由各董事暂时垫付。兹将支出项下分列如下：

修理，计国币四百三十七元八角。

花圃，计国币二百二十八元零五分。

家具，计国币四十六元五角六分。

营造，计国币六百三十四元。

利息，计国币二千一百二十一元一角。

经常开支,计国币二千五百八十三元零一分。

医务开支,记国币七千零七十五元七角七分。

民国二十七年,详二十年报告栏。

以上为本院历年收支大略情形,至若详细账目俱载历年报告册不赘。关于医务开支一项,系医务上除去药资号金等收入后不敷之数,其收支状况另列历年医务收支表于后,并制历年基金、常捐、特捐收入及收支总表各一以资参考。

历年基金收入报告表

年份	银额						
	万	千	百	十	元	角	分
民国十一年份	2	0	2	0	9	6	8
民国十二年份			7	7	3	0	0
民国十三年份		1	0	1	0	0	0
民国十六年份			2	2	7	3	2
民国十七年份			8	1	0	0	
民国十八年份			5	0	0	0	0
民国十九年份	1	4	4	0	0	0	0
民国二十年份		2	9	2	5	0	0
合计	4	0	8	5	5	0	0

历年特捐收入报告表

年份	银额							
	十	万	千	百	十	元	角	分	厘
民国六年至八年		3	0	2	1	0	0	0	0
民国九年			4	1	7	3	0	0	0
民国十年			3	9	7	7	0	0	0
民国十一年			3	7	4	8	0	0	0
民国十二年			2	6	9	8	2	6	1

续表

年份	银额								
	十	万	千	百	十	元	角	分	厘
民国十三年			1	1	1	0	0	0	0
民国十四年				8	7	4	0	0	0
民国十五年		1	1	6	5	0	0	0	0
民国十六年			5	8	6	2	0	0	0
民国十七年		1	3	1	6	9	0	0	0
民国十八年		3	3	9	0	6	4	0	0
民国十九年		2	0	2	7	4	1	1	8
民国二十年		2	1	5	3	5	6	6	0
民国二十一年			9	7	4	9	0	0	0
民国二十二年			2	0	7	5	0	4	0
民国二十三年			6	8	5	9	0	0	0
民国二十四年			6	3	2	9	0	0	0
民国二十五年		1	3	2	9	0	0	0	0
民国二十六年			3	2	1	0	0	0	0
民国二十七年(百捐)		3	1	6	2	3	9	0	0
合计	2	2	6	3	2	3	3	7	9

历年常捐收入报告表

年份	银额								
	十	万	千	百	十	元	角	分	厘
民国六年至八年			2	2	2	5	0	0	0
民国九年			2	4	0	6	0	0	0
民国十年			2	3	2	2	0	0	0
民国十一年			2	6	5	0	0	0	0
民国十二年			2	6	3	6	0	0	0
民国十三年			2	6	5	0	0	0	0
民国十四年			2	5	3	7	0	0	0
民国十五年			2	5	4	8	0	0	0
民国十六年			3	2	6	4	0	0	0

续表

年份	银额								
	十	万	千	百	十	元	角	分	厘
民国十七年			2	4	3	6	0	0	0
民国十八年			2	9	4	4	0	0	0
民国十九年			6	4	2	4	0	0	0
民国二十年			2	6	6	7	0	0	0
民国二十一年			5	5	5	4	0	0	0
民国二十二年			6	5	7	4	1	7	0
民国二十三年			5	5	8	4	7	2	0
民国二十五年			1	6	2	0	0	0	0
民国二十六年			5	1	2	4	0	0	0
民国二十七年				3	2	4	0	0	0
合计		6	2	8	5	6	8	9	0

历年基金收入报告表

年份	银额
民国十一年份	2020.968
民国十二年份	77.300
民国十三年份	101.000
民国十六年份	22.732
民国十七年份	81.000
民国十八年份	50.000
民国十九年份	1440.000
民国二十年份	292.500
合计　4085.500	

历年特捐收入报告表

年份	银额
民国六年至八年	30210.000
民国九年	4173.000
民国十年	3977.000

续表

年份	银额
民国十一年	3748.000
民国十二年	2698.261
民国十三年	1110.000
民国十四年	874.000
民国十五年	11650.000
民国十六年	5862.000
民国十七年	13169.000
民国十八年	33906.400
民国十九年	20274.118
民国二十年	21535.660
民国二十一年	9749.000
民国二十二年	2075.040
民国二十三年	6859.000
民国二十四年	6329.000
民国二十五年	13290.000
民国二十六年	3210.000
民国二十七年（百捐）	31623.900
合计	226323.379

二十年收支总表

收入项目	银额	支出项目	银额
捐款	330035269	基地	12005648
利息	21863151	建筑	137510457
公债盈余	7668000	器械家具	33935584
房产盈余	6269720	修理	12501614
房租	8774870	花圃	5853297
租穀	1395586	医药材料	88751678
什项收益	3438790	经常费	207574390
医药	94648702		
差额	24038580		
合计	498132068	合计	498132668

历年医务收支表

民国八年（阴历八月开诊至年底止）

收药资 $459.002	支药品 $978.710
手术及注射 63.116	薪水 705.000
号金及出诊 239.123	膳食 203.016
	杂项 279.029
共计 $771.561	共计 $2165.755
结亏 $1394.194	
$2165.255	

民国九年

收药资 $1538.554	支药品 $2884.145
手术及注射 241.737	薪水 2884.145
号金及出诊 1079.170	膳食 586.701
	杂项 787.357
共计 $2859.461	共计 $6657.597
结亏 $3798.136	
$6657.597	

民国十年

收药资 $2783.895	支药品 $3058.330
手术及注射 87.000	薪水 3526.498
号金及出诊 1037.423	膳食 871.970
住院 534.650	杂项 1327.761
共计 $4442.968	共计 $8784.559
结亏 $4341.591	
$8784.559	

民国十一年

收药资 $2061.101	支药品 $2576.040
手术 149.000	薪水 4310.257
注射 324.642	膳食 1321.817

续表

号金及出诊 967.538	杂项 1042.579
住院 353.100	
共计 $3855.381	共计 $9150.693
结亏 $5295.312	
$9150.693	

民国十二年

收药资 $1569.722	支药品 $1528.554
手术 139.000	薪水 3981.520
注射 101.244	膳食 1394.531
号金及出诊 849.863	杂项 908.209
住院 315.538	
共计 $2975.397	共计 $7812.814
结亏 $4837.417	
$7812.814	

民国十三年

收药资 $1551.205	支药品 $1678.052
手术 177.800	薪水 4171.514
注射 96.692	膳食 1420.324
号金及出诊 713.647	杂项 791.164
住院 231.518	
共计 $2800.862	共计 $8061.054
结亏 $5263.192	
$8064.054	

民国十四年

收药资 $1317.444	支药品 $1667.572
手术 125.300	薪水 4595.950
注射 90.249	膳食 1374.076
号金及出诊 895.448	杂项 817.643
住院 166.756	

续表

共计 $2004.97	共计 $8455.241
结亏 $5851.004	
$8455.241	

民国十五年

收药资 $2156.256	支药品 $4203.513
手术 120.000	薪水 4819.991
注射 601.378	膳食 2099.105
号金及出诊 774.850	杂项 2156.544
住院 325.669	
共计 $3978.153	共计 $13279.153
结亏 $9301.000	
$13279.153	

民国十六年

收药资 $2103.617	支药品 $3136.767
手术 112.514	薪水 5192.592
注射 714.241	膳食 2513.392
号金及出诊 848.388	杂项 2517.044
住院 227.403	
共计 $4006.163	共计 $13359.795
结亏 $9353.632	
$13359.795	

民国十七年

收药资 $2930.739	支药品 $5052.387
手术 137.500	薪水 5426.343
注射 912.343	膳食 2423.363
号金及出诊 937.858	杂项 2473.784
住院 409.404	
共计 $5327.844	共计 $15375.877
结亏 $10048.033	

续表

$15375.877	

民国十八年

收药资 $3286.665	支药品 $6599.514
手术 120.000	薪水 6042.400
注射 1111.936	膳食 2422.560
号金及出诊 965.054	杂项 2636.939
住院 755.895	
共计 $6239.895	共计 $17701.414
结亏 $11461.519	
$17701.414	

民国十九年

收药资 $4890.469	支药品 $7744.517
手术 122.866	薪水 6977.170
注射 2248.135	膳食 3972.700
号金及出诊 1402.998	杂项 3138.873
住院 919.529	
共计 $9583.997	共计 $20933.260
结亏 $11349.263	
$20933.260	

民国二十年

收药资 $4883.932	支药品 $8010.682
手术 88.800	薪水 6719.450
注射 2655.109	膳食 2641.020
号金及出诊 1094.037	杂项 2722.607
住院 1483.526	
共计 $10202.414	共计 $20093.759
结亏 $9891.345	
$20093.759	

民国二十一年

收药资 $3512.013	支药品 $6884.379
手术 101.000	薪水 10514.754
注射 1865.250	膳食 2881.750
号金及出诊 1403.544	杂项 1459.466
住院 1489.370	
共计 $8371.177	共计 $21740.349
结亏 $13369.172	
$21740.349	

民国二十二年

收药资 $2738.660	支药品 $3896.593
手术 205.440	薪水 9201.214
注射 1141.270	膳食 2356.780
号金及出诊 755.353	杂项 1758.235
住院 660.719	
共计 $5501.442	共计 $17215.822
结亏 $11714.380	
$17215.822	

民国二十三年

收药资 $2201.58	支药品 $3150.37
手术 408.50	薪水 6424.66
注射 1378.14	膳食 1485.80
号金及出诊 793.17	杂项 1233.03
住院 594.20	
共计 $5375.59	共计 $12293.86
结亏 $6918.27	
$12293.86	

民国二十四年

收药资 $839.54	支药品 $1634.64
手术 234.00	薪水 3389.00

续表

注射 685.06	膳食 693.00
号金及出诊 444.37	杂项 612.03
住院 273.70	
共计 $2476.67	共计 $6328.67
结亏 $3852.00	
$6382.67	

民国二十五年

医务收支统归朱春沂医士负责办理,本院按月津贴朱医士经常费三百元,故该年份收支并无记录。

民国二十六年

收药资 $765.69	支药品 $4352.66
手术 115.00	薪水 4073.20
注射 310.82	膳食 1857.96
号金及出诊 949.70	杂项 1133.51
住院 2200.35	
共计 $4341.56	共计 $11417.33
结亏 $7075.77	
$11417.33	

8. 历年医务报告

查本院对于历年医务报告,民国十九年前仅有诊号表、分症表及住院人数表等,嗣后有医务概况之记载,关于一年中乡间病症之流行以及诊治状况庶几得其大概。兹为便于检查及参考起见,汇刊于后,并制各种统计图表,以资比较,希垂察焉。

民国八年

诊号表

月份	门诊	出诊
八月	725	7
九月	571	10
十月	437	15
十一月	406	16
十二月	274	28
总数		
合计	2489 人	

分症表

杂症	耳病	花柳病	皮肤病	痨症	眼疾	脓疮	疥疮	疟疾	总数
896	75	137	276	114	189	423	125	254	2489

民国九年

诊号表

月份	门诊	出诊
正月	347	7
二月	549	24
三月	675	20
四月	560	33
五月	535	21
六月	604	33
七月	727	29
八月	886	26
九月	789	53
十月	808	78
十一月	435	18
十二月	430	14

续表

月份	门诊	出诊
优先券	229	
免费券	299	
总数	·7873	356
合计	8229 号	

分症表

花柳病	脓疮	痨症	皮肤病	眼疾	疟病	耳病	疥疮	杂症	总数
444	823	329	626	362	798	247	576	4024	8229

民国十年

诊号表

月份	门诊	优先券	免费券	出诊
一月	499	14	15	12
二月	670	18	8	30
三月	899	13	29	29
四月	614	12	18	37
五月	567	11	9	36
六月	589	4	3	27
七月	893	16	20	42
八月	869	7	14	52
九月	816	7	6	53
十月	624	13	2	30
十一月	538	6	8	19
十二月	348	2	3	3
总数	7926	123	135	373
合计	8557 号			

住院人数表

月份	头等	二等	三等
四月	4	4	10
五月	1	3	10
六月	2	5	10
七月	1	9	13
八月	5	5	19
九月		9	11
十月		4	5
十一月	3	3	13
十二月		2	3
总数	13	44	94
合计	151 人		

分症表

产妇人科	种牛痘	牙科	耳科	眼科	花柳科	皮肤科	外科	内科	总数
101	156	403	429	596	857	1992	1646	2377	8557

民国十一年

诊号表

月份	门诊	优先券	免费券	出诊
一月	391	3	10	27
二月	562	5	2	49
三月	850	8	4	50
四月	846	3	6	27
五月	329	2	3	16
闰五月	329	4	3	20
六月	587	12	21	26
七月	736	16	41	48
八月	625	19	21	23
九月	616	19	37	27

续表

月份	门诊	优先券	免费券	出诊
十月	630	22	37	22
十一月	549	10	24	16
十二月	351	5	17	36
总数	7401	128	226	337
合计	8132 号			

住院人数表

月份	头等	二等	三等
一月			6
二月	2	6	6
三月	2	4	11
四月	1	6	11
五月		2	8
闰五月		1	6
六月		6	9
七月		5	8
八月		2	15
九月		4	14
十月		2	9
十一月		4	11
十二月	1	5	8
总数	6	47	122
合计	175 人		

分症表

产妇人科	种牛痘	牙科	鼻耳咽喉科	眼科	花柳科	皮肤科	外科	内科	总数
106	602	463	537	474	801	1980	1507	1662	8132

民国十二年

诊号表

月份	门诊	优先券	免费券	出诊
一月	504	16	15	14
二月	920	22	22	24
三月	774	7	14	11
四月	502	8	15	6
五月	538	13	18	20
六月	725	25	25	12
七月	882	29	41	28
八月	986	44	51	15
九月	947	22	42	20
十月	745	22	38	15
十一月	700	18	33	18
十二月	491	17	10	8
总数	8714	243	324	191
合计	9472 号			

住院人数表

月份	头等	二等	三等
一月	1	4	11
二月		4	13
三月		4	9
四月		3	10
五月	1	5	6
六月	1	4	10
七月		5	10
八月	1	2	15
九月		1	21
十月		1	18
十一月	1	4	16
十二月	1	6	15

续表

月份	头等	二等	三等
总数	5	43	154
合计	202 人		

分症表

产妇人科	种牛痘	牙科	鼻耳咽喉科	眼科	花柳科	皮肤科	外科	内科	总数
124	258	442	469	653	939	2603	2181	1803	9472

民国十三年

诊号表

月份	门诊	优先券	免费券	出诊
一月	508	7	18	13
二月	865	26	19	10
三月	1266	53	23	10
四月	680	24	20	13
五月	607	10	17	10
六月	797	20	30	6
七月	837	22	8	5
八月	922	19	18	11
九月	834	21	30	10
十月	858	11	18	8
十一月	698	12	11	13
十二月	371		5	21
总数	9243	225	217	130
合计	9815 号			

住院人数表

月份	头等	二等	三等
一月		2	7
二月		5	21

续表

月份	头等	二等	三等
三月		3	17
四月		4	6
五月		3	8
六月		7	13
七月		7	13
八月	1	5	17
九月		7	23
十月		3	15
十一月		2	14
十二月		2	9
总数	1	51	36
合计	214 人		

分症表

产妇人科	种牛痘	牙科	鼻耳咽喉科	眼科	花柳科	皮肤科	外科	内科	总数
103	403	530	434	459	991	3026	2016	1854	9815

民国十四年

诊号表

月份	门诊	优先券	免费券	出诊
一月	593	2	9	11
二月	873	11	22	11
三月	1051	21	17	13
四月	937	12	15	14
润四月	747	14	10	11
五月	673	10	12	11
六月	1013	17	27	17
七月	1071	8	9	21
八月	1034	11	29	15

续表

月份	门诊	优先券	免费券	出诊
九月	843	10	32	22
十月	705	10	20	12
十一月	523	8	15	8
十二月	318	6	10	7
总数	10381	140	227	173
合计	10921 号			

住院人数表

月份	头等	二等	三等
一月		1	6
二月		2	15
三月		3	17
四月		6	14
闰四月		3	10
五月		4	13
六月		7	19
七月		9	15
八月		4	18
九月		2	13
十月		2	6
十一月		1	5
十二月		1	5
总数		45	156
合计	201 人		

分症表

产妇人科	种牛痘	牙科	鼻耳咽喉科	眼科	花柳科	皮肤科	外科	内科	总数
106	319	766	547	766	1040	3176	2185	2016	10921

民国十五年

诊号表

月份	门诊	优先券	免费券	出诊
一月	917	29	27	23
二月	829	16	17	10
三月	719	19	12	14
四月	554	21	13	19
五月	591	21	19	11
六月	691	33	15	41
七月	866	21	10	31
八月	698	7	10	8
九月	715	8	10	10
十月	647	3	8	6
十一月	453	6	6	7
十二月	390	3	6	6
总数	8070	187	153	186
合计	8596 号			

住院人数表

月份	头等	二等	三等
一月		2	8
二月		14	14
三月	1	13	11
四月	3	6	20
五月	3	13	20
六月	1	11	23
七月		15	24
八月	2	17	11
九月		11	18
十月	1	5	19
十一月		7	17

续表

月份	头等	二等	三等
十二月		6	9
总数	11	120	194
合计	325 人		

分症表

产妇人科	种牛痘	儿科	鼻耳咽喉科	眼科	花柳科	皮肤科	外科	内科	总数
106	0	294	520	405	3521	0	2246	1504	8596

民国十六年

诊号表

月份	门诊	优先券	免费券	出诊
一月	254	2	1	4
二月	639	11	6	15
三月	873	3	8	8
四月	714	13	10	10
五月	508	5	7	12
六月	690	9	14	5
七月	808	16	9	17
八月	1064	13	14	26
九月	798	27	15	11
十月	717	12	14	11
十一月	624	3	13	14
十二月	337	2	7	5
总数	8026	116	118	138
合计	8596 号			

住院人数表

月份	头等	二等	三等
一月		1	8
二月		2	14
三月	1	6	17
四月		14	20
五月		12	15
六月		12	16
七月	1	11	21
八月	2	14	21
九月	1	9	10
十月	2	9	13
十一月		8	20
十二月		3	14
总数	7	101	189
合计	325 人		

分症表

儿科	耳鼻喉科	眼科	产妇科	皮肤花柳科	内科	外科	总数
245	605	512	193	3012	2189	1642	8398

民国十七年

诊号表

月份	门诊	优先券	免费券	出诊
一月	343	3	10	4
二月	623	5	15	4
闰二月	813	18	6	14
三月	900	8	21	11
四月	712	38	30	13
五月	872	15	19	14
六月	719	6	5	10

续表

月份	门诊	优先券	免费券	出诊
七月	983	9	21	14
八月	961	3	12	30
九月	1057	6	15	27
十月	787	1	19	17
十一月	529	8	4	19
十二月	268	11	6	9
总数	9581	121	173	186
合计	10061 号			

住院人数表

月份	头等	二等	三等
一月	1	3	6
二月		7	18
闰二月		8	17
三月		8	17
四月		5	27
五月		4	22
六月		27	25
七月		25	39
八月		26	35
九月	1	11	29
十月	1	4	30
十一月	1	16	29
十二月		10	12
总数	4	154	306
合计	194 人		

分症表

耳鼻喉科	眼科	小儿科	产妇人科	皮肤花柳科	内科	外科	总数
682	520	319	241	3308	2412	2579	10061

民国十八年

诊号表

月份	门诊	优先券	免费券	出诊
一月	460	2	18	5
二月	1390	4	19	8
三月	1499	19	18	13
四月	816	12	12	10
五月	770	4	9	12
六月	759	26	11	23
七月	999	6	18	28
八月	102	10	30	22
九月	886	23	30	14
十月	774	15	20	17
十一月	482	2	19	12
总数	9946	204	123	164
合计	10337 号			

住院人数表

月份	头等	二等	三等
一月	1	7	12
二月	2	14	24
三月	2	20	29
四月	3	18	19
五月		20	24
六月	1	16	30
七月	2	16	22
八月	1	20	26
九月	2	15	22
十月	1	8	21
十一月	1	4	15
总数	16	158	244
合计	418 人		

分症表

耳鼻喉科	眼科	种痘在内小儿科	产妇人科	皮肤花柳科	内科	外科	总数
647	510	989	241	3239	2314	2397	10337

民国十九年医务概况

一、本院地处乡陬,居民率以治稻为生,港汊交错,时而泛溢,时而干涸,污秽积滞,于其间卫生上形成极大之障碍。寻常饮料皆将雨水积盛以缸,孑孓丛生,繁殖为蚊,致为疟疾之寄生,无冬无夏,临诊所得,而恶性疟尤占多数,投以古方药剂,殊不对症,难得完全治疗且患慢性之传染,此种地方病所宜注意者一。

二、农人以耕种自给,清晨昏暮涉足于荒烟蔓草间,蒙犯雾露,中毒浸淫,以致踝膝之下,渐发浮肿,旋且溃烂,遂成为一种职业病矣,此宜注意者二。

三、普通家庭缺乏医学常识,对于孩童食物绝不注意,积滞微生,多患蛔虫,脸黄体羸,不但为发育上之障碍,抑且时感痛苦,变症环生,此宜注意者三。

诊号表

月份	门诊	优先券	免费券	门诊
一月	214	3	5	19
二月	575	9	19	12
三月	1048	20	27	16
四月	988	17	20	27
五月	828	10	16	20
六月	784	12	15	29
七月	926	14	2	56
八月	1258	18	4	44

续表

月份	门诊	优先券	免费券	门诊
九月	1359	20	5	32
十月	1084	12	3	20
十一月	1053	6	2	25
十二月	766	8	2	16
总数	10883	149	120	316
合计	11468 人			

住院人数表

月份	头等	二等	三等
一月		4	4
二月	2	7	19
三月	1	7	23
四月	2	5	24
五月	1	4	18
六月	2	14	27
七月	3	22	29
八月	3	19	35
九月	3	22	43
十月	5	20	34
十一月	3	12	28
十二月	3	12	29
总数	28	148	313
合计	489 人		

分症表

耳鼻喉科	眼科	种痘	助产	皮肤花柳科	内科	外科	总数
1226	1039	396	98	3145	2826	2738	11468

民国二十年医务概况

本年度门诊共一〇三八八号，内计优先一一〇号，免费一四〇号，出诊二九五次，住院四七四人。属于内科者，曾发现患肺寄生虫病者数人，患姜片虫者一人，此二种皆于公众康健有关者也。虎列拉曾有人发现，然只数人。痢疾则本年度流行最剧。患脑膜炎者为数亦众。属于小儿科者，除种痘外均杂乎其症，无记载之可言。至于耳目喉鼻科，以拔牙及沙眼为最多，此皆由于口腔卫生及公众卫生殊欠注意也。产科难产为百分之三十七，顺产为百分之六十三，出诊助产大都为难产，与住院生产者适成反比例。外科及皮肤花柳科均属常见之症，故不赘。

诊号科别表

月别 \ 科别		内科	外科	皮肤花柳科	产科妇人科	小儿科	耳目喉鼻科
一月	住院	8	9	4	4		
	出诊	18			8		
	门诊	62	64	102	1	24	97
二月	住院	7	13	12	7	1	
	出诊	25			4	1	
	门诊	85	105	113		40	105
三月	住院	7	14	12	7		
	出诊	26			4		
	门诊	121	138	146	6	207	158
四月	住院	12	15	10	5	650	
	出诊	23			4	2	
	门诊	96	132	207	5	356	201
五月	住院	13	15	11	5		
	出诊	17			2		
	门诊	101	173	232	7	291	194
六月	住院	4	7	8	4		
	出诊	12			2	2	
	门诊	154	208	291	6	146	210

月别＼科别		内科	外科	皮肤花柳科	产科妇人科	小儿科	耳目喉鼻科
七月	住院	8	9	7	3		
	出诊	25	1		4		
	门诊	239	214	301	4	176	204
八月	住院	18	19	9	3		
	出诊	1			8		
	门诊	215	199	276	4	151	103
九月	住院	19	19	10	3	1	
	出诊	42			9	4	
	门诊	308	229	219	5	195	147
十月	住院	14	14	6	8	2	
	出诊	26	11		6		
	门诊	269	335	194	10	183	189
十一月	住院	14	12	8	8		
	出诊	14			6	1	
	门诊	154	196	105	12	146	221
十二月	住院	12	14	7	5		
	出诊	6			6	2	
	门诊	126	201	149	8	104	177
总数	住院	136	160	104	62	4	
	出诊	235	12		63	12	
	门诊	1930	2264	2379	68	2028	2006

民国二十一年医务概况

迩年本院从事建设，故于医务设备未能兼筹并顾。本年度费昆年先生主任医务，鉴社会之需要及本院之情形，故先作初步之设备，如化验室之整理，三等病房之重行设置，诊治室之扩充，待诊室之改革以及三等产室、重症室之添置，因简就便，俾使粗具雏形，而于医务得相当之工作,于求诊者缜密之检验。惟乡间交通不便,故求诊人数未能十分发展,门诊共计男性六千六百五十四人,女性四千一百十四人,内初诊者男性三千三百六十一人,女性二千三百四十一人,住院留医计二百八十四人,出诊计二百八十三人。兹将分科统计列表如左:

(一)内科,百分之十三.六五。

呼吸疾病,二百三十五人,内计患肺结核者一百七十四人。

消化器病,一百十七人。

急性传染病、霍乱一百四十四人。本症自七月二十九日始发现于姚家世仓,其后蔓延各乡,至八月底势稍杀,续有发现,至十一月一日尚有患之者,死亡率计百分之九.八,受霍乱万克醒注射者七千余人。痢疾三十八人,伤寒三人,脑膜炎二人,天花一人,白喉三十人,流行性腮腺炎二十八人,瘰疹九人,文生氏喉炎十人。

寄生虫病、钩虫病三人,疟疾六十八人,回归热一人,蛔虫二十八人。

中毒八人。

戒烟七人。

其他六百六十九人。

(二)外科,百分之三十六.二五。

下腿疮,八百五十五人。

创伤,五百三十人。

其他,两千四百八十四人。

(三)产科百分之一.四

常产一百二十四人,难产二十九人,流产一人,早产四人。

(四)小儿科,百分之七.三六,内种痘初种者一百七十一人,复种四百九十七人。

(五)妇人科,百分之一。

(六)性病科,百分之一.〇二。初期梅毒九人,白浊五十人,软性下疳五十人。

（七）皮肤病科百分之二三．二一

湿疹，二千一百五十九人。

湿疮，二千一百五十九人。

其他，二百十八人。

（八）眼科，百分之四．七二。

（九）口腔科，百分之五．三四。本科拔除蛀牙及小儿拔牙占百分之九十八。

（十）耳科，百分之七．〇五。本科患者多为中耳炎，尤以小儿多患之，

总计就诊者年龄，各科以小儿占多数，尤以皮肤口腔及耳科为尤甚，患处虽为局部，然于小儿康健均有关系；复次患肺结核者之年龄均在十六岁与廿五岁之间，且兼患刺激性神经衰弱。凡此种种于民族盛衰为一最大之关键，希为注意焉。

民国二十二年

诊号表

月份	门诊	住院	出诊
一月	181	18	6
二月	474	11	12
三月	694	18	5
四月	1310	13	8
五月	800	13	2
六月	610	31	8
七月	873	33	3
八月	994	14	19
九月	1016	28	18
十月	1012	30	16
十一月	775	19	18
十二月	776	24	9
共计	9515	272	124

分症表

科别	耳鼻喉科	眼科	齿科	性病科	皮肤科	妇科	产科	儿科	内科	外科	共计
人数	751	331	442	193	2737	79	128	1193	922	2862	9639

民国二十三年医务概况

乡村社会一切较都市落后,固理所趋。然而医务方面,因与都市环境职业之各异,故一般之疾病亦不相同。一切可恐怖之急性传染病虽因乡村卫生之落后,预期一经发现,其蔓延较都市为尤甚。然按之实际,则不尽然。据从前记载,霍乱流行较为广泛外,其他因住户密度之稀散,未必尽如理想者。但在夏秋季疟疾、痢疾发作颇甚,而急性及亚急性之胃肠炎则常见之。关于胃肠疾病之成因颇多,饮食之不洁与不精,固无论已。而口腔卫生,皆无从说起。在诊察时,一视其口腔,牙齿龋齿种种齿疾均有见之,不论男女老幼均属如此,则肠胃之疾固易成也,宜矣。肠之寄生虫患者颇多,而皆漠视之。十二指肠钩虫病,不仅农人易于传染,即妇人亦有患之者。此种情形均足影响民族健康,狭义言之则减少其工作能力,然均不注意之。此实须赖教育之救济,而能启迪普通医学卫生常识也。

结核一症,不仅为我国卫生上重要问题,各国均深为注意,致力于预防及治疗。一般之预防现已进展至相当程度,而最为重要者则为早期之诊断。然早期患者多不注意,以为受寒伤风等,静养数日即可复原,殊不知即早期浸润之症象耳。是以患初期结核者,鲜有来问津者,必俟病状剧烈,则始来求治,良可慨叹。患者多在及壮之年龄。近代医者认人身对结核菌之抵抗力在发育时最弱,是则为健全民族计,对于结核上之预防应积极进行耳。

产科年有发展,惜不能尽如吾人所望。盖吾人之所望者,在求新法助产之推进,期难产之减少,许多难产若得早期注意有避免可能。然本院所接触者多为因困难而始延请或来院者,但以乡村而言,则固尚能自慰,若积极推进则更有希望。本年多胎妊娠凡三次,双胎者二,三胎者一。

外科所常见者,为下腿溃疡,其存在之经年累月,疗之顽固抵抗,实为乡间医院主要之问题。而发病之原因既异常复杂,复因造成创伤之诱因尤多,往往一发不可收拾。若医治之不得其法,溃烂益甚。此种腿疮在暑天时所见尤多,因此时农作较忙,损伤最易,又受虫豸咬咂更益破裂,往往因工作忙碌或不介意并不求医,用蜡纸草叶贴于疮面,于是溃疡益甚,始来求治,诊视数次得进步或觉进步甚少,又止而不治,及疮液蔓延分化又来求治,时治时止,拖延时日,转瞬间已阅多时,而溃疡亦随时而扩大,终日流液,恶臭四溢,身体日弱而面黄肌瘦。在本院最久治者已及十载,时治时止,疮面大至手掌,其臭气令人掩鼻。下腿溃疡之治疗已有种种之方法,惟括而言之,除以药品辅助外,则全仗包扎之得法,故院中一切消耗以此为最甚。皮肤科多为湿疹、疥癣癞等,而麻疯一症亦有见之,依病人之心理,凡所患为恶症多不欲医者直说,然一切有传染危险之疾病,岂能讳而不言乎?

对于种痘,经数年之努力已得相当之进步,试测验其来种之心理尚不能明了为天花之预防。种痘一法,在吾国医学上有久远之历史,特其原理未尝普及于民间,而以讹传讹,随成今日之误解。但现在为父母者所以乐为其子女种痘者,正此误解之所造就耳。种痘方法,虽极简单,然不能疏忽,因皮肤造成创伤,故种后必须妥为包扎,以免复杂传染。至种痘时期,以冬季最相宜,但习惯已成,大都均在春季。

分诊表

科别	五官科	花柳皮肤科	小儿科	妇产人科	外科	内科	共计
初诊人数	572	1058	1423	197	1913	592	5755
复诊人数	836	2419	126	1683	2502	724	890
附记:五官科(本科包括眼耳鼻舌喉口腔等器官),小儿科(本科包括种痘及小儿营养障碍,其他分列各科)							

诊号表

月份	门诊	住院	出诊
一月			
二月			
三月	759	186	12
四月	165	234	19
五月	1254	422	9
六月	539	263	13
七月	864	268	21
八月	1213	530	8
九月	1023	419	8
十月	952	952	19
十一月	855	855	16
十二月	629	629	12
二四年一月	458	189	17
二月	359	272	11
共计	10397 人	3632 人	148 次

民国二十四年医务概况

本年度门诊人数较上年稍减，而留院者则增多，盖本院所在虽处于各乡村之中心，然均在十里以外，而鄞慈镇及镇骆公路又作弓形包围。最受胁迫者即农村破产，虽有疾病，逼于经济，当来院求治时，两重痛苦表现于吾人之眼帘。吾人固极力安慰，不仅谋解除因疾病所遭受者，更进而谋经济之解决，藉减轻因疾病所增加之担负。盖许多病者医药无力，求神问巫，殊堪怜悯。此中情形最显明者即贫产救济团来请助产者增多，计有九十一名，为最高之记录。

产科方面遭受不幸者二次，一为子痫及肾脏病，一为受伤之内出血。前者为一多胎妊娠自然分娩，产后突然痉挛，不数时而死亡。后者因腹部受击引起阵痛，剧度之内出血不救而死。子痫为妊娠中毒症之最恶劣者，多胎妊娠最易得之，而产后之发作，其豫后又为不良。此种疾病端在先期之预防，非医药所能完全奏效，故在早期妊娠即宜随时受医者指导，摄生静养，节饮食为最要着。至产褥热则曾见三例，皆为淋菌所诱发，均得良好之结果。故产科之责任不仅在分娩时之观察，应于产前产后常作访问，此则尚待此后之进行耳。

小儿科在乡间亦占重要之地位。查小儿死亡率之弧线有二型，一即夏季之营养障碍，一在冬季之气管枝肺炎。气管枝肺炎多为百日咳及麻疹之继发症，来此治疗已至重笃之期，实感挽救之难。而营养障碍似更较多，此间婴儿皆为自哺，断乳之期，约在三周岁，而平时乳哺予取予求，并不节律，一方面予婴儿过量之营养，他方面则养成不良之习惯。虽因营养障碍所致之死亡率并不甚高，但卒因之身体反见瘦弱，常致消化不良，时索果食，感受蛔虫病。临诊时常有三四岁小儿因腹痛而求治，检视粪便在一个视圈内即可见无数虫卵。每次临诊时坚嘱其父母此后之注意，但言之谆谆听者藐藐。一个小儿一年之内常有患数次者，虽发育如旧而肌瘦肤黄，失其焕发之状态，扰乱其学业，是于民族之康健有莫大之隐忧，故必须谋彻底之解决以资补救。即在其乳哺期间予以节律之饮食，养成其良好之习惯，为父母者不可过分溺爱，否则爱之适足以害之。

就小儿营养而论，则又不得不述及小儿之口腔矣，而牙齿又为重要讨论之问题。小儿拔牙者颇多，虽有因换齿而拔除，但大多数尚非其时，所拔者多为中上门齿，其磁面均将蛀蚀殆尽，只留牙根，尖端则又露出于牙床外，此尖端刺破上唇内表皮成为溃疡，拔出之后溃疡短期内即可痊愈，而牙床则因早期受压迫永久，齿之地位常不整齐，十岁以上之儿童臼齿多蛀成空洞。虽然口腔卫生之不讲究，而牙床骨髓炎则并无一例，惟淋巴腺之肿大常有之。牙齿之蛀蚀亦为钙盐新陈代谢失换之表示，然反观软骨病只有一例。某外人尝谓：中国人之居室光线不充足，因窗户多用纸糊，但此纸糊之窗户谅能吸收紫外光，而普通玻璃尚无此功效。此说尚待证明。

　　霍乱之流行在乡间亦易蔓延，然其预防在现时状况只能趋于消极的，即将疫苗接种，同时并以霍乱预防图说及苍蝇传病图指示于社会。疫苗接种务期普及，由院中分派医师至各乡村巡回施行，但以交通不便，时间经济耗费颇大，年来幸告平安。故本年出外接种未曾举行，但来院受接种者则人数颇多，是亦可见对于霍乱已有相当之认识矣。

　　金鸡纳霜为治疗疟疾之特效药尽皆知，比年来天德出品之扑疟母星及阿涤平等其功效更为显著。此二药之高价固不待言，即金鸡纳霜之价值，亦甚昂贵。此间之患者多为恶性或所患已久，依照诺固德氏之治法，金鸡纳霜一全剂之量为五公分，价值数角，然市上所售者每粒不过铜元数枚，与吾人处方者相较，质量既不相同而价值又相距天渊。然吾人之立场必不能违反真实之学理，以迎合社会无益之心理，但此种情形适足予无知者口实，殊为遗憾耳。

分症表

科别	五官科	花柳皮肤科	小儿科	妇人产科	外科	内科	共计
初诊人数	506	997	1504	239	2064	623	5933
复诊人数	748	2132	205	1093	1612	814	7604

附记：五官科包括眼鼻耳喉口腔等器官，小儿科专指种痘及营养障碍等。

诊号表

月份	门诊	住院	出诊
二四年三月	1271	308	24
四月	1429	224	14
五月	756	266	25
六月	574	337	13
七月	752	373	7
八月	903	452	16
九月	904	312	17
十月	895	523	13

续表

月份	门诊	住院	出诊
十一月	806	377	9
十二月	464	385	11
二五年一月	264	269	3
二月	451	267	6
总数	9464 人	4093 人	134 次

民国二十五年医务概况

当本年度开始时，即遵县政府令举办戒烟事宜，故住院人数突然激增，以本院院舍之宽敞足敷容纳也。而四月间又为种痘时期，故门诊亦颇忙碌，均为本院之新纪录。在农作告紧时，诊务亦得稍暇，但自七月起，则住院门诊又呈繁纷之态，自十月起则又下降，盖乡村通常之状态。以平均计之，门诊每日为三十人，住院每日为十四人，逐日收容之比数为〇．九九，而出院为〇．九一，住院之死亡率为〇．〇三，出诊则间日一次。

各种法定急性传染病，本年常见为白喉、猩红热二种，其结果皆为良好，惟医治开始率在第三四天，常需要巨量之血清，盖予病家重大之担负，予吾人医治之困难，幸尚非恶性之症象。猩红热则由他处受传染蔓延至全家，然均良好，并无其它合并症之发生。依历年之记载，本年为霍乱流行年，幸得从早之预防，并未发生，只有数个类似者。本年既有此种之成绩，则将来更应努力推进，是则社会之幸。脑脊髓膜炎本年只见一例。

其它内科状况仍如往者，无足再述。

外科虽下腿疮溃为常见之疾病，无复更述。一般外科结核症，则本年有数例，为股关节，为椎脊关节。患此种疾病，予吾人最恶劣之印象，瘘孔数出，脓液旁流，一病多时而求即为治愈，岂可得乎？肠塞酸痛亦有数例，惜就诊过迟，不及施手术术为之救治，阑尾炎则未见之。

产科为本年最吃紧之工作，分娩病理固不论，妊娠病理，如子痫、肾脏炎等有数例，一例在分娩时发作，已现肺气枝管炎，趋于危急，不及救治，其它则均平安渡过。后产期之变化本年度均得平安，但亦有二例患破伤风而至不治。在出诊与住院之比较，则出诊多为手术助产，而住院则反之，一切手术产当以住院为妥善，但多图侥幸而受痛苦。更观妊娠病理变化者之增多，故必须另谋补救方法，且出诊施行手术，产后褥期之经过为医者所欲深晓，然交通不便，时间经济耗费颇大，致产后之访问阙如，此吾人所引为遗憾，亦当同时谋一解决者也。本年度对于助产出诊先作一次之预试，即在减低出诊之费，俾产家得早期可延医指示。但统核一切费用，确难如吾人之所期望，于无可奈何中收诊费，不拘何时，均照平诊例，然在乡村经济落后，更拘于旧习，亦徒费一片心耳。

分症表

科别	外科	内科	妇产科	花柳皮肤科	五官科	小儿科	共计
人数	2414 人	1162 人	182 人	2141 人	1369 人	1875 人	9143 人

诊号表

月份	门诊人数	出诊次数
三月	908	15
四月	1833	18
五月	867	12
六月	626	17
七月	813	20
八月	841	23
九月	911	19
十月	671	14
十一月	650	18
十二月	555	21
总数	8675 人	173 次

住院人数表

月份	前月留医人数	进院人数	出院人数	逐日计数	死亡人数
三月	5	62	48	729	1
四月	15	18	25	303	
五月	8	19	21	267	
六月	6	23	14	295	
七月	15	38	31	458	1
八月	21	35	37	666	
九月	20	25	29	423	1
十月	15	32	35	447	3
十一月	10	24	25	279	1
十二月	8	19	18	321	2
合计	123 人	295 人	283 人	4188 人	9 人

民国二十六年医务概况

本年度之医务，上半年度实较廿五年份为少，至八月份以后则月有增加，虽半由院务之改革、医师之增聘有以致之，要亦由中日战起，乡间人口激增之故也。

肺结核一症实为我国最重要卫生问题之一，而初期患者每以受寒伤风咳嗽而忽之，及其病象转剧，始求医诊治，但患者又未能长期休养，故常难奏效，且民间对于卫生常识之缺乏，既不能与病者隔离而居，又往往任病者随意吐痰，致传染愈广，良可浩叹。但本院以经济之故，而爱克司光犹付缺如，对于检查病理实有许多不便，殊为遗憾，只可俟之于异日耳。

疟病在本年度实为普遍流行病，而人每多漠视之，必以为发三四次方可治疗，此不止人生之康健受其影响，且蚊蚋之传染亦愈多愈易，以致患者亦有旋愈与旋发者，比比皆是，且间有自怨言治之过早以致复发，闻之可笑亦复可悯。

霍乱症为本年度最繁重工作，惟在八一三中日沪战初起之际，沪甬间之交通梗阻，药价既贵，购备尤难，幸各方之努力奔走，而本院之临时医院得以未尝一日停顿，差堪自慰。除一面广为救治外，一面再施打防疫针，以防疫势之扩大。查患者多劳动界，此或饮食有不洁之所致。昔人云病从口入，信不虚也。本乡疫初起于大市堰、徐家堰一带，其后蔓延于各乡，求诊者共一百六十二人，死亡人数计二十二人。

其他各科之状况与往者仍无大异，故不再述。

民国二十七年详二十七年报告栏

分症表

科别	外科	内科	产妇科	皮肤花柳科	五官科	小儿科	共计
人数	2836	1675	250	2187	1765	1743	10456

诊号表

月别	门诊人数	出诊次数
一月	512	5
二月	392	8
三月	703	9
四月	730	9
五月	662	4
六月	526	7
七月	754	14
八月	879	23
九月	1363	43
十月	1328	30
十一月	1246	19
十二月	1177	13
总数	10272	184

住院人数表（略）

历年求诊人数表

年次（年别）	门诊总数	住院人数	产妇科人数	出诊次数
第一年（八年）	2489			76
第二年（九年）	7873			356
第三年（十年）	8557	151	101	373
第四年（十一年）	8132	175	106	377
第五年（十二年）	9472	202	124	191
第六年（十三年）	9815	214	103	130
第七年（十四年）	10921	201	106	173
第八年（十五年）	8596	325	106	186
第九年（十六年）	8398	297	193	138
第十年（十七年）	10061	464	241	186
第十一年（十八年）	10337	418	241	164
第十二年（十九年）	11468	489	98	316
第十三年（廿年）	10388	474	193	295
第十四年（廿一年）	10768	284	158	283
第十五年（廿二年）	9639	272	207	124
第十六年（廿三年）	10397	3632		148
第十七年（廿四年）	9598	4093		134
第十八年（廿五年）	9143	4188	182	173
第十九年（廿六年）	10456	5248	250	184
第二十年（廿七年）	14260	（人数450 日数 5343）	194	188

备考：八九两年因病房尚未建就，无住院人数，产妇科未分，廿三、四两年，产妇人数亦未分，故无可查考。

二十周年门诊总数分类比较表（略）

二十周年术诊总数分类比较图（略）

9. 二十七年度报告

概 况

自本会同人支持本院机构轴心以来，已两易寒暑。两年以来之建白虽无荦荦以足称述，第本院处此二年，无日不震撼于惊涛骇浪之中，而本院仍得鼓其片筏达病黎于彼岸者，斯非诸大善士善因之呵护而何耶？是则本会暨本院同仁极尽支撑之余，差引为告慰者也。

若言本院去年经济，本会以丁此时艰，捐募大难，然九仞之山基于一篑，爰有百寿捐之倡举，幸赖各界多仁侠之士，从善如流，结果成绩优胜。故去年份得偿付旧债二万金，减轻积负。至言医务，去年份病人指数激增，医药收入倍加。言技术，本院自去秋聘任吴莲艇先生长院以来，当然实至名归，信而可证。谨布区区，以供正评。惟是遥睇故乡现状，大有山雨欲来风满楼之概，吾人深冀徼天之幸，俾本院永固，梓里常春，是则馨香而祝者也。

中华民国二十八年春
驻沪镇海同义医院董事会谨识

组织状况

董事会、董事长	董杏生		
董事	俞佐廷		
常务董事	方稼孙	乐汝成	
董事会			
驻院代表	叶雨庵		
干事	陈仲久	董志章	
募集基金干事	叶桐年		

续表

院长	吴莲艇		
医务主任	许仁浩		
医师	徐尧德		
助产师	刘美锡		
会计兼事务	傅良弼		
药剂员	胡心石		
护士长	庄漪兰		
会计	傅婧珏		
男护士	庄善庆		
护士	庄菊卿	冯秀霞	朱幼婷
号房	洪凤池		

驻沪镇海同义医院董事会简章

第一条　宗旨　本会以同志五人组织而成,定名为驻沪镇海同义医院董事会,专以保障同义医院基础及维护该医院经济等。

第二条　会址　本会会址在上海南京路七六六号至七六八号泰康食品公司内。

第三条　人数　本会董事会全体五人,设有一人缺席者,须由其他四人负责延聘足数以维院务。

第四条　责任　本会董事都系热心公益维护本院者,故每年每人须经募或捐助一千元以上俾充院中经常费用。

第五条　职权　本会董事有延聘医师、任免职员及改良院务并院中一应建设之重要职权,并负责保管本院基金存放事宜。

第六条　干事　本会另行延聘干事二人,须有医学之常识或经验者,专司院中医务上之一切责任,购置器械,会同董事会聘用医师,改革医务上之一切事宜(不负经济责任)。

第七条　本董事会每年定常会四次,分春夏秋冬四季举行,于必要时得随时召集临时会议。

　　第八条　董事长及常务董事　本会设董事长一人，常务董事二人，由董事中推举之。

　　第九条　召集　本董事会开会时由董事长召集之。

　　第十条　附则　本简章有未尽善处得随时修正之。

董事会二十七年议决录

　　日期　民国二十七年一月十二日

　　时间　下午六时

　　会址　假座同孚路三一五弄廿一号方公馆

　　出席董事　董杏生　刘敏斋　乐汝成　俞佐廷　方稼孙

　　开会如仪：董杏生先生主席

　　议案

　　（一）报告本院收支账略及财务状况

　　根据院方月报账自七月至十一月止收支，

　　收项共约三千六百余元，

　　支项共约七千三百余元，

　　院方月津贴约计需款九百余元。

　　负债

　　一、该董事垫款四千元，

　　二、该泰康（十二月三十一日止）一千二百九拾元六角八分，

　　三、该中英（非常时期药款）一千余元，

　　四、朱医生该中英药款四百余元（此款尚未解决），

　　共约七千元。

　　（二）讨论本院经费及处理负债善后案，议决，本案由各董事负责捐募。

（三）院方职员减俸案，议决，减俸自本年一月份起实行之。

减俸办法：

甲　八十元以上一律对折。

乙　十元以上一律八折。

丙　十元及十元以内一律实给之。

丁　十一元及十二元概给拾元实数。

（四）代理会计傅良弼先生驻院已半载应否津贴或支俸，议决，应给与俸金，请董董事长办理之。

（五）本院药库应作成日记案，议决，责成院方存药及收支应作日记报告本会。

（六）汤院长契约及支俸应如何解决案，本院前与汤铭心医生成立任用院长契约，但汤院长迄今未履行契约莅任，查汤院长已支过俸金，八月至十二月半俸共七百五十元。一、关于契约是否有继续必要，二、关于已支未支俸金如何处置，议决，汤院长准留职而暂停俸。

（七）欢迎叶雨庵先生任本会驻院代表，本会前经秋季会议议决，以院长未能履任，致院务方面朱、楼二君未能合作，由本会特请叶雨庵先生为本会驻院代表统辖全院事务记录在卷。现承叶先生慨然俯允，足见叶君慈善为怀，爱护本院至深，本会此后之获臂助良多。今日与叶君欢叙一堂，本会全体表示钦感并欢迎诚意。

日期　民国二十七年三月二十四日

时间　下午二时

会址　假座本埠同孚路方公馆

出席董事　董杏生　方稼孙　刘敏斋　乐汝成

列席者　叶雨庵　董志章

开会如仪：董杏生先生主席

议案

（一）董董事长报告该联记户负债案,本院前局（董事会未成立前）所该联记户名下债二万余元之款,此款准由鄙人努力设法筹募清理之,特此报告。

（二）讨论本院本年度经济预算案,本会所已进行之百寿捐款案,已荷各董事积极开始捐募中,然以各董事之毅力与热忱,相信此举定能收良速的效果,今以本年捐款收入与支出两比:

收入：百寿捐一万元及俞董事未缴垫款一千元。

支出：一、应还泰康垫款二千余元,

二、应还中英药款一千余元,

三、该朱医生经手欠中英四百余元,

四、院方逐月津贴,三月至年底平均每月约估八百元,共八千元,

共计一万二千元。而院方如有修理填补等之特别支出尚未在内,所以一万一千元之收入抵过,尚欠少约计一二千元,且此为假定之预算耳。

检讨过去本院之经济状况,因处于战时动摇局面,故院方之经济可说经过极度窘困,然已经董事诸公尽最大努力,而本院现状亦复如是。如二月份之院方俸金尚未发给,后经由泰康垫汇七百元。现接院方来信,七百元虽经收到,再促续汇七百元。观于此种经济荒之局面,若不加以补救,足以动摇办事人员之不安,所以鉴于过去缺点,不得不绸缪未雨,故希望百寿捐之集成早日完成,而且事实需要定一限期。今拟主张百寿捐至迟限四月份以前完成,如能提前尤所欢迎。

议决,本案对百寿捐款缴款日期半数限四月底以前缴清,半数限六月底以前缴清,如有逾越限期者由董事自己垫缴之。

（三）报告,叶仲芳妨害本院医务殴伤楼医生案。

事实经过详载院方书面存案从略,本案二十日接院方来电,报告叶案已经和解,同时本会已接张县长复书,云已和解,以后如敢再犯,当饬拘严办也云。本会认为该案即如此适可而止。

（四）报告,朱春沂医师已实行辞职。

朱医生于一月间来函，声称为实践去年与本会所约之诺言，故提出实行辞职，本会认为未便过示强留，乃准其辞职，朱君已于二月间离院宣告脱离。

（五）决定汤院长信约与责任问题。

本院现下楼医生既去，现由许仁浩医师暂代，其代理之期只限一二月。

本院护士长傅静宜女士，乃汤院长任用者，讵傅女士于上月间向楼医生辞职，惟适值种痘时期决难短少人手，但楼医生无法控制傅女士，卒至辞职而去。所以观察本院现态，医务方面令人殊难乐观。探求此种不健全之原素，完全在于院长问题。

查汤院长自与本院合约成立后，久经延期，迄未履行合约之义务，但本院不能任其长期下去。如此，叶仲芳案之发生，护士生不受楼医生之命令，及护士长之中途辞职，楼医生无法控制之，且此次战事延长，履任问题更成渺茫。

现拟提出主张，应请汤院长立即切实表明事实态度，如的能赴任者当然欢迎，否则应立即解除契约，俾另聘院长以利院务。

议决，本会准详函汤君促其赴任，限其答复，如未能赴院，准即提出解约，以便另聘院长。

（六）讨论傅良弼先生去留问题。

傅君原在泰康任职，为接手院中会计，承乐董事调往本院代理。查傅君办事干练，本院偎重甚多，但本院事务方面正需要如傅君之人才，且自朱君辞职后，事务方面当然乏人负责，而傅君本人亦为本院事故所羁，留院进退两难。今拟请再在本院留任事务之职，特此提出讨论。

议决，准请傅良弼先生任本院事务之职，月俸国币三十元。

（七）调整院方节流案，董志章先生提议。

一、院方定章门诊挂号五分，而实际只有铜元十枚，成为习惯，目下遍行法定铜元，嗣后以拟定的实收大洋五分。

二、本院虽为慈善性质，但病人决非全为贫困，嗣后本院凡遇温饱病人，凡药品等不妨由医师随机酌照院方成本待遇。

此二点虽问题甚小，而涓滴可成江河，全盘计算不无小补，特请讨论之。

议决，本案准责院方实行之。

日期：民国二十七年七月二十二日

时间：下午五时

会址：假座上海法租界公馆马路泰康公司

出席董事：董杏生　俞佐廷　方稼孙　刘敏斋　乐汝成

列席：叶雨庵先生

开会如仪：主席董董事长杏生

报告事项：

（一）今年份办事处七月十六日止账略报告（附账）从略。

（二）报告去年份医院及办事处全年账略（附账）从略。

去年份院方账略系七月份起至十二月底止，七月以前系归前局，上海办事处账系四月份起至十二月底止。

（三）百寿捐款已收入报告，七月十六日止共计国币六千〇九十五元止。

（四）时疫医院报告：

本年时疫医院已设备完就，约定夏历七月初开幕，拟聘任医生一人、护士二人，期约二月，已着许医生办理，余从略。

（五）本会已接汤医生来函声称辞职，本会当将所存合同上汤医生签字剪下，函送方董事稼孙先生，声称合约连带失效在案。

上述各报告无异议。

议决案：

（一）百寿捐未足额之再展期案。

事由,查百寿捐款虽经逾期,而已缴额已达三分之二,此非常环境中有此成绩实属难能可贵,现对未缴之数是否需要一定限期。

议决,请各董事继续努力,竟此一篑之功。

(二)本院聘任院长问题案。

事由,本院自经楼医生去职、汤医生解约后,承许仁浩医师暂代,迄今为时已久,故对于院长一席不能任其虚悬,致碍院务,故实有迫切聘任之必要。但院长人选关系本院前途至巨,尤于病人之安危维系甚大,是以应请慎重出之。

议决,业经本会议决拟聘任天生医院院长吴莲艇先生兼任本院长,每月规定到院几次,年致车马费若干。本会现请叶雨庵先生挽友转向吴医生证其同意,如吴君能可担任,则聘任许仁浩医师为医务主任,另添任内科医生一人,以期医务上之健全。

(三)事由,日前方椒伯君来函介绍任莘耕医师为本院长事。

议决,本院拟聘吴莲艇先生为院长,准函复方君婉为谢却。

(四)事由,本院前局在朱医生经办时期内该有上海中英药款四百余元,嗣朱君脱离本院时此款未曾如何解决。然据朱医生声称,当前后局时期交替时对药库一项未曾作如何交割手续,彼时当然尚有药品之留存,估值亦不下四五百元,故要求本会此药款归本院承认。

议决,朱君经手时期所欠中英药款四百余元准由本院承认之。

日期:民国廿七年十月卅一日

时间:下午二时

会址:假座同孚路方公馆

出席董事:董杏生 俞佐廷 刘敏斋 方稼孙 乐汝成

列席:叶雨庵先生

开会如仪:主席董杏生先生

报告事项:

（一）吴莲艇院长自九月一日起已开始办公，上次并接其来函，每星期到院办公一二次并宿院中擘划一切。

（二）吴院长每月支给车马费一百元，九月一日起任期三年，聘书已经各董事签阅,恕不报告。

（三）本院已由吴院长聘任内科主任徐医生。查徐医生前为保黎医院内科主任，富有经验,已于九月一日开始办公,对于俸给问题尚未接院报告。

（四）接本院报告，在九月份间乡间时疫甚炽，但本院邻近尚较平宁，因为预打防疫针之功效，近日乡间疟疾甚炽，现本院曾办去疟疾药一批。

（五）前经乐董事汝成先生意见，认为本院地处乡村，空气清鲜，而且本院房屋宽敞，对肺疾及一切慢性病之疗养最为适宜。后经与吴院长函洽，因肺病最需要 X 光机，而该机价值非万金莫办，不适合现时环境之经济，现已函商吴院长，如病者需 X 光时，向天生医院照之，苟可合作，诚属大佳，否则且容后议。

（六）报告办事处十月卅日止收支账略。

甲　收泰康借垫四百八十三元五角,

乙　收百寿捐七千六百三十元,

丙　收百寿捐救国公债五十元,

共计收入八千一百六十三元五角。

甲　支出各项六千八百廿元〇八角二分,

乙　支还泰康旧欠一千二百九十二元六角八分,

丙　支存救国公债五十元,

共计支出八千一百六十三元五角。

提议事项:

调整本院经济案，查办事处方面在十月底止，欠康泰款洋四百八十余元，今日将借泰康介中英购药款七百余元，院方来信催急汇款一千元，以支付十月份俸金及各款介账，是以目前急性需款二千余元。次之本年份十一月十二月两月院方经费预算约需二千元,总核年内约计需款四千元。议决,查年内预算百寿捐款未缴足可以抵数外,尚差一千元之数。此差数准由各董事摊派,每人或募或自认二百元,所有百寿捐未捐足之数由各董事照额从速缴足。

议决:本会准出给叶雨庵先生公子桐年兄之证明书一件。

日期:民国廿七年十二月廿六日

时间:下午五时起

会址:假座上海同孚路方公馆

出席董事:董杏生　俞佐廷　乐汝成　方稼孙　刘敏斋

列席:叶雨庵先生

开会如仪:董董事长杏生主席

报告事项:

(一)本院拟开辟疗养院,所有 X 光问题已与吴院长商妥,病人得向天生医院验照,其费该院定价照码九折以示优惠。

(二)本会为体恤本院各职员生活起见,自十一月起取消减薪制度,现得吴院长来信,已照实行,代各职员示谢忱。

(三)吴院长来函,院方饮水含有细菌,不合卫生,惟本院对饮水问题前曾淘井而耗资无功,现已函托吴院长另设补救办法。

(四)本乡成立镇海县长河乡生产建设委员会河工办事处,将进行浚河工作,因经费支绌,拟向本院征借泥费,多则二百余元,少则一百余元。经本院交涉请免,该会要求本会劝募,一方面免去本院之泥费为互惠。今接该会公函,托本会募捐。本会董董事长认为本院亦属慈善机关,经费来源以经募为挹注,故对该会证费或捐募似未尽善,今为免除本院负担计,准由董董事长个人捐助二百元以资应付。

(五)上月份院方来函报告,本院逐日门诊约有六七十号,住院十六七人,医务似较往年鼎盛。

（六）叶雨庵先生报告：

本院前局旧欠慎康庄款项一案，查该项欠款为一万二千五百元，当时前执监会协定除二千五百元由乡间执监会委员筹还外，其余一万元当时由董杏生先生筹还七千元，尚欠三千，当时商恳慎康庄周封山先生昆仲鼎力经募，荏苒迄今，此三千之数息利叠加，总计结欠七千七百余元。今该庄迭来催索，兹据雨庵先生意见，对于利息要求免除，然则所欠三千除去去年庄云房捐款五百元已拨归该庄外，又最近该庄表示愿捐助一千元，则所欠只剩一千五百元，拟设法筹还之。此事且俟明春雨庵先生返里时亲行交涉结束之。

议决案：

（一）事由，年内经济案。

百寿捐未足额数，向各董事领取垫款数：

董杏记，一百元；董杏记，二百元。

乐汝记，一百七十元；乐汝记，二百元。

刘敏记，一百元；刘敏记，二百元（已缴来）。

方稼记，二千元；方稼记，二百元。

俞佐廷，一千二百元。

上下两共可收入四千三百七十元。

年内应解未解款：

应解泰康暂借款，二千二百十八元五角八分。

应汇本院经费，一千元。

应还中英药款，六百余元。

议决，年内向各董事领取百寿捐款未足额数及垫款，以应未解急需。

（二）事由，董杏生先生报告自己已经募百寿捐款共计廿二组，计捐款二万二千元，尚未缴足者只差二千九百廿元。

现拟将该项百寿捐项下，依照前议拨还联记旧欠，先还二万元，在年内转账。

议决,本案准照行通过。

(三)事由,旧借联记欠款以前系一分起息,所有廿七年利息联记方面主张酌减为五厘。

议决,托董董事长向前途转商,事关本院经费困难,希望酌免,否则亦请董先生裁决定之。

(四)事由,董杏生先生提议设计廿八年份经费筹集办法:

每董事除自捐或自募一千元外,再向外界经募一千元。募集方法向各方劝募担认常捐并预备认捐书。劝募时请认捐人填写每年担认经募或自捐若干,限某月份缴付,以便到时收取。

本会须拟定(认捐书)(收款据)(捐册),格式着秘书处拟就后,由各董事审定之。

本案准通过照行,但各董事如不采取认捐书方式,而用普通捐册经募亦可,盖主题在筹足二千元之数而已。

(五)事由,兹有叶桐年先生热心本院事业,允于最短期间自动捐募基金五千元缴付办事处。

议决,本会对叶君热忱非常钦佩,本会应敦聘叶桐年君为专募基金干事。

(六)事由,董杏生先生提议:

本院对外债务几将偿清,嗣后唯一要务厥为基金募集问题。

拟在廿八九卅年三年内募足基金五万元,接洽捐募基金事宜,均请叶桐年先生担任,捐簿及缘起格式由秘书处拟就,请各董事审定之。

各董事对基金捐额,虽无限定,尚希鼎力进行,庶几众擎易举。

惟该项基金永不动用,遇有添置器械或其他建设房屋时,由各董事会议另行捐募。

议决,本案通过准照行。

(七)事由,本院章程已历有年所,与现时环境已不适合,前曾委托汤院长修改未果,应请吴院长修正之。

议决,本会函咨吴院长,请渠从速修正,以便印入本年份报告册。

(八)事由,本院肇造迄今已历廿载,此二十年之历史兴革颇足昭示后者,故应编刊纪念册,以赠各善士,以资纪念。

(九)事由,乐汝成先生提议关于廿八年度各董事捐募常年经费,希望在一月份内缴足一千元,以资院方应用。

议决,请各董事在廿八年一月份以内先缴常年经费一千元。

医务概况

廿七年春期值施种牛痘,顾儿童为人间之小天使,国家之主人翁,故本院对于儿童之体育尤之注意。为防天花流行罹于非命,爰预储大批痘苗及时播种,统计三四五月之间受种人数达二千八百余人,天花敛迹,成效颇著。

自淞沪沦陷,难民之来自战区者踵接于途,沪甬仅隔带水,疫疠滋生,蔓延可虑,未雨绸缪,端资防疫,故复购疫苗广为注射。举凡学校团体地方人民之受注射者计九千三百九十七人。其未注射者,更防一经传染无法容纳,爰再附设时疫医院,以收患者,藉资救治,计六十五人,中不救而死者成年凡三人,幼童凡二人,余庆更生。查其不救之故,厥在病者命在垂危,方始求治,致遭曲死,为可悲耳。

传染病如天花、猩红热、脑脊髓膜炎等一年之中尚未发现,仅有患白喉数人,中有一人因求治过迟不救身死,余均化险为夷,获痊以去。其他如患此样突炎、肠绞塞、肾脏炎者设法施治,幸得霍然,此可引自慰者也。

今年之患皮肤病来院求治者,视往年特多者,其致此之由一为身体积垢,不加勤沐,再为肠胃不良,不亟求治,揆厥原因,殆由“不洁”产生之结果。

乡村人民智识浅薄,伤风咳嗽,辄视症恙,抑知肺结核之起都基于是,及至酿成,又复不知隔绝,迨夫病根深入,呼吸困难,始称注意,比及求治,已属无及,往往而死者不可胜计,良可嗟也。

疟疾症今年特早,中多恶性尤可致死,而患者轻听庸医之言,以瘟热伤寒治之,误投药剂,遂致不起,就目击所及,已属数见不鲜,心窃伤之。

本院僻处庄市,距城较远,且风气尚未大开,产妇临蓐往往以生命委诸不学无术之稳婆,危孰甚焉。本院自与贫产救济团合作以来,赤贫之产妇咸得手术上之改良,获生命之救济,经兹设施,则死亡率之减少当可赖以实现。顾无知村妪溺于积习,此尤不能不望于先觉妇女力为倡导,冀收事半功倍之效。

自本院成立迄今日,适届廿周,细查过去年度门诊总数,惟十二年度为最高,计一一四六八人,而本年度尤突破上述最高记录,计一四二六〇人,成绩居是,殊出意料之外,此固社会人士信仰之深,而亦诸大善士匡济之功者也。

病例分诊表(二十七年份)

科别	注射防疫苗	种痘	五官科	小儿科	妇产科	花柳皮肤科	外科	内科	共计
人数	9397	2800	2141	431	194	4525	4570	2399	26457

求诊人数表(二十七年份)

月份	种痘防疫针人数	门诊人数	出诊人数
一月		612	16
二月		801	8
三月	666	828	10
四月	2050	865	15
五月	84	887	13
六月	6163	729	10
七月	1586	1105	22
八月	406	1789	19
九月	1242	1799	26
十月		1676	19
十一月		1848	24

续表

月份	种痘防疫针人数	门诊人数	出诊人数
十二月		1134	6
总计	12197	14072	188

住院求诊人数表（二十七年份）

月份	前月留医人数	进院人数	出院人数	逐日计数	死亡人数
一月	3	23	17	221	
二月	9	18	15	250	
三月	12	12	10	367	1
四月	13	16	19	271	
五月	10	29	20	359	2
六月	17	23	27	363	
七月	13	41	39	536	1
八月	14	47	40	617	2
九月	19	54	51	628	2
十月	20	71	74	528	
十一月	17	64	54	613	3
十二月	24	52	56	590	
合计	171	450	422	5354	11

镇海同义医院民国二十七年每月门诊人数比较表（此表纯系诊病号数，略）

镇海同义医院民国二十七年每月门诊人数比较表（此表系种痘及防疫人数计算在内，略）

镇海同义医院民国二十七年每月住院人数比较表（略）

时疫部工作报告二十七年十月　日（略）

院务规则

(一)门诊及出诊

第一条　门诊之时间及号金如左

一、每日上午九时起十二时止,初诊收号金法币四分,复诊收号金法币三分。

二、每日下午二时起至四时止,收号金法币三角。

三、因上列时间来诊者,均须依号筹顺序诊治,若欲提先诊治或者上列规定时间之外,特号法币五角。

四、每星期日、节日及纪念日停诊,特例收特号法币五角。

第二条　出诊时间每日下午一时后诊费依距离计算如左表:

距离	五里内	十里内	十五里内	二十里内	二十五里内
诊费	二元	三元	四元	五元	六元

第三条　延请出诊先向挂号处挂号,并详述病人姓名、住址及病状,挂号时间以上午十二时为限,拔号或逾规定挂号时间者诊费及舆金倍收之。

第四条　延请出诊挂号时未详述病状致医师在病家不能施其职务者,病家应予原谅。

第五条　医师已离院赴病家,如病家忽有变更,毋庸诊治,其诊费舆金照收。

第六条　凡同居亲属请求带诊,收诊费法币一元、舆金法币四角。

第七条　每停诊日亦可延请出诊,惟诊费及舆金倍收。

(二)住院留院规则

第一条　住院留医经允许由护士陪至会计处完成左列手续:

一、依病房号级预缴十日住院费,以后每十日结算一次,住头二等者并须酌缴药资及注射等费。

二、缮具保证人保证书。

第二条　病房男女分住,其等级及膳宿费如左。

一、头等每室住一人,每日收法币一元六角。

二、二等每室住二人,每日各收法币六角。

三、男子二等另有甲种,每日收法币一元。

四、三等每日每人收法币二角五分。

携带陪伴每人每日收膳费法币二角五分,三等病房除妇女生产及幼孩须经亲属看护外,毋庸携带陪伴。

第三条　头二等病房药资、注射及化验照价收取,三等病房如用贵重品酌收。

第四条　住院生产三等收助产费二元,二等四元,头等十元,难产均倍收。

第五条　留医病人每日上下午由医师诊视各一次,病重者随时诊视。

第六条　病人入病房应恪守左列各项:

一、遵守医师治疗方法及护士之指导,不得私延他医,或私服他药及食在禁忌食品。

二、不欲长卧之病人必俟测热后方可起床,经医师许可后方可出外散步,但不得擅入其他病房及厨房。

三、起床后不得和衣横卧,亦应脱衣安睡。

四、非医师诊治时不得入诊治室。

第七条　住院留医者应注意一切公众秩序及公众卫生。

第八条　探病每日上午十时起至下午四时止,须静养者得谢绝之。

第九条　出院以上午十时为限,逾期作一日算。

第十条　在院病故者即时移入成殓所,应由其关系人或保证人于二十四小时料理出院。

贫产救济团芳名录

方丛桂轩一组,李寿山君一组,俞佐廷君一组,施骏烈君一组,陈兰荪君一组,吴永记君一组由许浩仁君加入半组,方桢发君半组,叶增寿君半组,叶德政君半组,张善述君半组,庄莘甫君半组,周安如君半组,周墨卿君半组。查本年度救济工作计出诊三十三次,住院二十八人,共需费国币五百八十三元九角三分,作十组均摊。

民国二十七年份百寿捐款计数

董杏生君七组

徐刘兰芳女士捐一百元;车植庭君经募一百元,元泰五金号五十元,车懋章君五十元;陈鲁孙君捐一百元;钱中卿君经募二百元,周静斋君十元,李樵卿君十元,陈锡麟君十元,钱中卿君七十五元,岑子厚君二十元,朱鸿源君十元,殷和卿君五元,陈美鹤君五元,和丰纱厂五十元,无名氏君五元;杨筱堂君捐一百元;陈楚湘君捐一百元;汤国年君经募一百元,汤国年君五十元,永利肥皂厂五十元;沈光衍君经募一百元,王锡祺君捐一百元;姚书敏君经募一百元,民新轮船公司一百元;胡筠秋君经募一百元,胡世德堂一百元;戴畊莘君捐一百元;沈九成君捐五百元;穆子湘君捐一百元;曹庆华君捐一百元;张有福捐一百元;杨秋孙捐一百元;陈楚藩(泉)君捐一百元;奚福泉君经募二百元,久泰锦记一百元,李顺季君五十元,李雅谷君五十元;姚德馨君捐一百元;慎德堂董捐三百元;慎德堂董经募三百零三元,蔡恒庆君五元,童佳才君二元,徐扶九君一元,徐志良君五元,陈文澜君二元,章仁奎君三元,鸿盛沈克武君十元,徐仁房十元,徐志渔君五元,印连贵君五元,鑫泰五元,沈莱舟君五元,义成永行五元,孙贤淑君五元,杨树本君五元,李珉君五元,协丰行五元,施宏础君五元,同兴茂五元,石德康君五元,王继林君五元,同源行二元,忠义二元,天津振丰号二元,邹镜澄君二元,恒和隆二元,董纯学君二元,胡宽培君三元,徐志湘君五元,盛沛堂十元,冯玉卿君五元,恒源祥十元,源和厂十元,周政夫君五元,义源德五元,施义耀君五元,周子文君五元,大丰行五元,潘源盛二元,福成益二元,周有发君六元,成记二元,协源行二元,唐恒泰二元,永丰二元,陈芳荪君二元,曾兴记十元,陈君十元,陈秉祥君五元,郑德林君二元,欧阳维君五元,邵吉甫君五元,仁元堂傅三十元,翟瑞记三元,陈廷章君十元,萧永祺君五元,曹生润君五元,欧阳拾君五元,赵子嘉君二元;汪静山君捐一百元;盛安孙君捐五十元;陈寿芝君捐五百元;陈元达君捐一千元;戴玉麟君经募八百元,周文林君遗命八百元;庄祖苓君经募一百元,庄祖苓君八十五元,张友生君十元,张子权君五元;关炯之君经募一百五十五元九角,三和楼老店同人五十元,三和楼新店同人五十元,金志宝君一元,杨进喜君一元,三和楼本主人、徐福云君三十元,单文玉君五元,郭文斌君一元,王道兴君一元,陈永亭君一元,同增福寿三元,众姓九元九角,陶元金君一元,陈永德君二元;张石川君经募一百元,张巨川君五十元,张石川君五十元;陈羡荪君经募一百元,恒友会一百元;王凤岐君经募一百元,王凤岐君五十元,王鹤皋五十元;曾次骞君经募一百元。以上合计六千四百零八元九角。

裴云卿君五组

陈玉堂君经募五十元,敏慎堂五十元;罗炳铣君经募一百元,敦谊堂五十元,罗炳铣五十元;金观贤君捐一百元;祝佩瑜君经募一百元,瑞记二十五元,甡记二十五元,祝桂记二十五元,祝佩瑜君二十五元;张文波君捐五十元;张逸民君经募一百元,春元木号二十五元,张逸民君五十元,兴隆台记木行二十五元;王瀛生君经募一百元,悦康号五十元,丰裕号十元,陆康华君五元,王瀛生君十元,丰康号十元,周时宣君五元,大兴协记棉布号十元;陈笠珊君经募五十元,谢蒋氏三十元,陈叶氏二十元;俞五云君经募一百元,黄有仪君十元,李仲枋君十元,郑德秋君十元,陶林记三十元,郭华枝君十元,李铨益君十元,胡森甫君二十元;胡涤生君经募五十元,敦厚堂君五十元;戚子泉君经募四十五元,兆泰号十元,永丰银号五元,明泰号十元,华成号十元,元亨庄五元,永安厂五元;顾文朝君经募一百元,顾文朝君九十元,龚当耕君五元,孙海龙君五元;张济川君经募五十元,源生煤号五十元;陈友锜君经募一百元,朱策记十元,陈渭滨君十元,俞均孚君五元,徐贵生君二十元,汪少鹤君十元,李耀庭君十元,吴龙泉君五元,李元夫君五元,四小姐五元,张章奎君十元,陈志恒君五元,陈友纶君五元;田我醒君经募一百元,许顺大君二十元,裕祥隆同记五十元,永兴祥五元,继善堂二十五元;刘祝三君经募一百元,孔庆宁君十元,张颂遽君十元,大昌新榨油厂同人节约六十元,刘祝三君十元,吴蓉卿君十元;王鞠如君经募一百元,资善堂一百元;陈鸿卿君经募一百元,泰和兴银公司十元,广诚兴十元,永盛兴二十元,泰生行股份有限公司十元,陈鸿卿君五十元;陈光照君经募五十元,协和兴申庄三十元,福康棉纱号二十元;严大有君经募七十元,大鹏丝织厂二十元,叶鸿春君十元,亚文五元,倪谦吉君二十元,陈光卿君五元,明德轩十元;何晋元君捐五十元;朱松茂君捐五十元;赵炽昌君经募一百二十元,邵志君五十元,仁泰兴二十元,永大银行五十元;董仲生君经募四十元,庆盛花号二十元,滋仁堂二十元;罗桂祥君经募一百元,复盛庄一百元;魏善甫君捐一百元;朱联丞君经募一百元,朱联丞君五十元,益大号五十元;邵瑞生君经募一百元,邵瑞生君五十元,益大号五十元;魏晋三君经募一百元,永新布厂二十元,汇记八十元;沈晋镛君经募五十元,春元吉记庄三十元,沈晋镛君二十元;沈景梁君经募一百元,沈浩生君一百元;朱殿荣君经募九十元,张文均君二十元,郑继荣君三十元,沈元来君二十元,杨保奉君二十元;裴德尧君经募一百元,叶序馨君十元,鸿兴十元,朱景棋君十元,浦东银行五十元,永丰泰十元,裴德尧君十元;裴振镛君经募一百元,杨伟钦君十元,王天仇君十元,张志行君十元,恒泰祥十元,大来号十元,大生五金号十元,余泰号十元,培丰公司十元,福泰十元,裴振镛君十元;刘鸿源君捐一百元;杨渔笙君经募一百元,沈贤麟君三十元,赵玉如君十元，杨渔笙君六十元；钱植林君经募一百元，协泰申庄朱士元君十五元，戴文宝君十元，郭显臣君二元，陈榴芳君二元，老元森二元，瑞泰号十元，贾成玉君二元，田吉甫君二元，同兴合记航业公司五元，席祖荫君二元，李国祥君五元，宝甡庄五元，陈文楚君三元，孙华庵君五元，汪玉振君四元，元丰二元，张洲勋一元，钮学文君一元，董汝霖君二元，钱柏林君二十五元；吕葆元君经募一百二十元，协兴绸庄十元，劳豫吉安君十元，大康宣琴荪君二十元，嘉记绸庄陈嘉芝君十元，怡昶绸庄十元，裕纶厂五元，同福绸庄二十元，大丰绸厂五元，老九纶绸缎局三十；李镛堂君经募一百五十元，陈子香君二十元，夏子秀君二十元，郎伯春君三十元，永成箔庄、李镛堂君五十元，陈一挺君二十元，鲁焕文君十元；龚少庚君经募一百元，劳振南君十元，胡涉园君十元，毛柏成君十元，钟张氏十元，龚少庚君十元，竺晓钟君十元，劳国铨君十元，钟彭年君十元，杨廷纶君十元，纬昌绸庄十元；翁清澄君经募一百元，嵇国樑二十元，威德记二十元，无名氏十元，何叔明君九元，申东生君二十元，无名氏十元，无名氏二元，朱华芬太太九元；袁汉良君经募一百元，王仲玉君十元，洽成永号二十元，夏东晋君十元，袁时彰君二十元，吴云章君二十元，朱安甫君十元，富渭元君十元；贾玉田君捐一百元；姜椿荣君捐一百元；张梦周君捐五十元；裴云卿君经募一千零四十一元，裴云卿君一百元，章铭奎君二十元，裴老太太一百元，高荫嘉君五十元，德润堂一百元，李老太太一百元，至中银行二十元，席焕承君五元，夏乃训君五元，倪宝珊君十五元，夏质均君三十元，徐榕记五元，补过子二元，胡芷记二元，张绥记二元，胡静记二元，杭明台一元，申屠哲生君二十元，中一信托公司一百元，杨薪天君五十元，夏遐龄君十元，厚德堂一百元，日新纱厂五十元，年和大号五元，益记五元，选青记四十元，仁兴隆西烟号十元，反省氏二元，一经堂一元，瑞丰木号五元，胡景记二元，张楚记二元，怡丰木号五元，李警味君五元，最乐子五元，骏昌二元，保大二元，宏昶四元，聚康祥二元，庚丰二元，惠丰二元，新亚二元，顺大昌二元，钜新二元，张荣生君五元，新新旅馆六百廿五号同人十元，庚源庆二元，胡渠澄君二元，莘成二元，聚昌祥二元，大中华二元，胡锦选君二元，美丰二元，丽和二元，久丰绸缎局四元；田同春君捐一百元。以上合计五千零七十六元。

叶善定君一组

王荣坤君经募一百元，尹福全君三元，徐昆山君二元，柴品翔君二元，马培生君二元，王云川君二元，庄菊生君二元，姚秋生君二元，李颂芳君二元，陈建廷君二元，余豫庆君二元，张仁忠君二元，金馥棠二元，柴问经君二元，王仲贤君十元，王本道君十元，王杏珍君五元，王云珍君五元，王洪元君一元，费春寿君二元，王何氏君二十元，王淑珍君十元，王月珍君五元，王士明君五元；徐翔荪君捐一百元；孙春年君经募一百元，席与禄君三十元，大丰昌洪炳泉君十元，正元十元，惠丰十元，恒泰昌号十元，裕新泰俞介堂君十元，孙春年君二十元；姚志扬君经募一百元，叶太太三十元，姚老太太七十元；方国瑾君经募一百元，方桢发君一百元；叶仁荣君经募一百元，叶老太爷二十五元，叶善定君二十五元，叶善性君二十五元，叶善政君二十五元；徐汉钦君经募一百元，裕丰享报关行二十五元，大东、大隆、大新二十五元，徐钦记二十五元，转运报关业、同业公会二十五元；郑良言君经募一百元，裴诗房二十元，沈洪凤女士捐十元，裴甫蘅夫人十元，应贤记二十元，和丰厂二十元，郑公记十元；王德全君经募一百元，周洪明君五元，王馀生君五元，五洲贸易公司五元，陈周岐君五元，张明徽君五元，王德全君十元，王耀祖君十元，曹育定君二元，顾德生二元，孙乾清君二元，史心范君十元，王育康君三元，王庆莱君十元，贺庆元君五元，王耀祖君十元，王月琴君五元，曹筱吉君一元；谢维左君经募六十五元，应石玉文君五元，中国联合总公司十元，谢士达君二元，谢维左君五元，应孝水君一元，王应宝弟君五元，香港联合分公司十元，庄兆桢五元，陈文记君二元，周昆勋君一元，柳永记君一元，李紫峰君二元，方道华君一元，周甲泉君一元，葛文勋君一元，谢克君二元，蔡如潘君二元，董韵成君一元，冯少庭君一元，庄子川君一元，周翰臣君二元，杨汉良君四元；潘嘉兴君经募一百元，弘兴号五元，郑长初五元，劳工二元，李贤堂君五元，裘天宝德五元，赵联云君二元，大集成五元，云裳公司五元，信大生五元，信大祥五元，王九如君二元，裘松奎君五元，潘一峰君八元，源盛五元，同发祥五元，恒润泰五元，钱善昌君二元，裘澄涛君二元，金太太一元，毛逢知君五元，张汝堂君五元，王国君二元，冯桂庵君二元，陈华卿君二元，庆和祥五元。以上合计一千零六十五元。

叶善政君一组

叶德勋君捐五百元；叶达人君经募一百元，邵达人君十元，曹凤偕君十元，陆海容君十元，张志庆君十元，顾辑人君十元，薛成章君十元，朱锡祺君十元，程永林君十元，瞿谷声君十元，冯汉澄君十元；朱瑞臣君经募一百元，中英药房五十元，何子康君十元，朱瑞臣君二十元，叶善定君二十元；余华龙君经募一百元，余华龙太太二十元，乐辅成君五元，何平龙君五元，周毓孚君五元，亨达利五元，蒋梦谷君十元，程方裕君十元，亨得利十元，陈思裕君五元，陶松汉君五元，王辅庆君五元，中华皮鞋公司五元，万雪舫君十元；丙午同庚康健会经募一百元，史致富君八元，陶黎斋君八元，戎善圣君八元，李承久君八元，陈福恩君八元，朱永祥君八元，郑梦麟君八元，张一鸣君八元，屠基宏君八元，蔡秉章君八元，钱六正君八元，叶善定君十二元；叶连陞君经募一百元，徐颂亮君三十元，叶连陞君七十元。以上合计一千元。

叶善性君一组

叶德政君经募一百元，华丰号十元，叶德政君八十五元，汪世卿君五元；陈明沧君经募一百元，王湘荣君五元，王湘琦君一角，叶惠情君四十元，王湘萍君一元，李长荣君一元，陈明沧君五十二元九角；孙松山君经募一百元，王国桢君二十元，杨立模君十元，吴牟如君二元，史元寿君二元，孙松山君十元，杜玉书君二元，金氏二元，无名氏二元，张氏二元，许氏二元，孙安生君十元，周氏二元，刘孙氏十元，刘有皋君二十元；钱继华君经募一百元，鸿成号二十元，程贞赉君二十元，王启福君二十元，如生发行所同人二十元,钱岳松君十元;钱养然君经募一百元,应品棠君十元,张绍良君二十元,华鸿森君、杨全康君十元,钱养然君十元,如生发行所二十元,陈渭滨君二十元,成源棉布号二十元;叶震昌君经募一百元,叶震昌君四十元,丽卿史女士六十元;洪静芳经募一百元,费纶章君二十元,同兴泰十五元,叶宝根君三元,韩金奎君五元,叶桂芳君十元,洪静芳十元,闻人震君十元,杜随堂君十元,薛岳怀君二元,叶国芳君五元,林兴蜀君十元;童伦元君经募一百元,童老太太一百元;俞礼坤君捐一百元;叶国樑君经募一百元,安利号十元,吴访贤君五元,宝丰号五元,洪永江君二元,徐志鹏君二元,叶国樑君二元,顾筱嘉君二元,陈燮文君五元,江克勤君五元,协丰号五元,徐志鸿君二元,徐麟祥君十元,孙中节君二元,钱济民君五元,褚耕涛君五元,潘汉卿君五元,张锦梅君二元,徐振华君五元,陈季庭君二元,叶善定君十七元。以上合计一千元。

顾道生、张佩珍君合一组

方成峰君捐一百元;张嘉芳君捐一百元;徐聚良君捐二百元;何五良君捐一百元;馀庆堂捐一百元;杨楚翘君经募一百元,张裕泰君五十元,杨润玉君五十元;顾道生君经募三百元,朱菊芳君十元,沙市纱厂五十元,樊競美君五十元,严光第君二十元,奚祝昇君二十元,光华染织公司三十元,顾道生君一百元,周乾康君二十元。以上合计一千元。

方椒伯君一组

竺梅先君经募五百元,宁绍轮船公司五百元;陈庆兆捐一百元;周静斋君捐一百元;王伯元君捐一百元;石芝坤君经募一百元,石芝坤君九十元,张贤坤君五元,裕丰享五元;方椒伯君经募一百元,何绍裕君五十元,李丽水君五十元。以上合计一千元。

陆以铭一组

金芝轩君经募一百元,福海轮船公司一百元;陈容全君经募一百元,陈安全君二十元,陈秀琴女士五元,方焕如君五元,薛和生君二元,无名氏三元,鸿记一元,潘明佩女士十元,王翰成君二元,无名氏君五元,宏记五元,林葆琦女士五元,杨翰琴君十元,张原我君五元,余世郊君五元,徐云荪君五元,黄惠仁君五元,蔡文奎君二元,何厚昌号五元;颜连庆君经募一百元,张月亭君二十元,卞根林君二十元,秦玉泉君十元,徐兰荪君十元,陈礼文君二十元,汤秀山君二十元;陆以铭君捐一百元;陆以骏君捐一百元;陆伯歧君经募二百元,上海市蛋同业公会二百元;郑耀南君经募一百元,珮华君一百元;姚君伟君经募一百元,伟记一百元;俞祖麟君经募一百元,家鹿君一元,虞彬相君五元,吴唯文君二元,秦记十元,虞瑞庭君一元,朱人杰君一元,方炯君二元,谈承先君一元,徐志城君一元,曹连捷君一元,李星五君一元,邱爱诚君一元,叶恒斋君一元,赵琴南君一元,徐茂先君一元,先记十元,罗厚元君一元,唐偶孙君十元,姜祖农君一元,孟锦帆君一元,瞿振鹄君一元,刘惠铭君一元,汪映君一元,席如南君一元,叶祖志君一元,夏帛飏君一元,徐光裕君一元,吴仲礼君一元,赵季扬君一元,包肖蝶君一元,高觉君一元,无名氏君一元,清记君一元,徐桃桃君一元,冯鹤龄君一元,俞福绥君一元,张慕陶君二元,王庠诚君一元,培记君三元,廖炳康君一元,赵麟翔君一元,林振记君一元,贺纯之君一元,周老太太十元。以上合计一千元。

刘荇荪君一组

周汝环女士捐一百元;毛纯卿君捐一百元;周梦怀君捐一百元;秦锡青君经募一百元,李金林君二十元,宋沛道君二十元,唐和衷君二十元,秦经畲君四十元;傅德生君捐一百元;李文翰君捐一百元;刘显棠君经募一百元,众姓一百元;李明耀君经募一百元,协盛昌同人一百元;刘荇荪君经募一百元,刘荇荪君一百五十元,盛朗亭君五十元。以上合计一千元。

董显程君一组

董显成君经募一百元,董门李氏老太太一百元;罗欣荣君经募一百元,罗杨氏五十元,程倬荪五十元,倪永泰五十元,茅生源君五元,徐尧臣君十五元,徐鹤龄君十元;钱仲让君经募一百元,钱冯氏老太太一百元;

茅生源君经募一百元，施竞成君十元，速成丝厂五元，董显程君三十三元，义泰兴三十元，张东升君二元，朱节香君二十元；唐聚煒君经募一百五十元，唐聚煒君一百元，川盐银行五十元；程馨荪君经募一百元，冯正祥君十元，何纶章君二十元，朱静庵君十元，程馨荪君二十元，凌炯明君五元，程季文君二元，程季良君一元，徐洪涛君二元，沈祖培君二元，裘仲静君五元，程庚年君五元，江承伯君二元，黄祖荫君五元，高叔均君五元，柴季骅君二元，吴华昌君二元，何成渊一元，严椿林君一元；唐志澄君经募五十元，萧绥记君五十元；郑伯壬君经募一百元，大众殡仪馆十元，郑道明君四十元，郑味秋君五十元；秦羡馥君经募一百元，秦大太太一百元；娄惠仁君经募一百元，娄甘氏一百元。以上合计一千元。

乌崖琴君一组

乌崖琴君经募一千元，周宗良君二百元，无名氏君一百元，徐贵生君一百元，金宗城君一百元，乌崖琴君五十元，钟鼎臣君五十元，神洲旅社二十元，华洋公司十五元，瑞记十五元，王准臣五十元，海宜公司十元，庄凤鸣五十元，汪少鹤十元，董云君十元，同利公十元，同益十元，勉力子五元，周秀廷君五元，陈彭年君五元，李桂生君五元，李振甫君五元，黄象列君三元，冠生园二元，严承忠五二元，马品奇五二元，杨渔笙君五十元，朱静庵君四十元，徐太太二十元，甡记十五元，祝桂记十五元，甬和长行十元，朱翔荣君十元，张康荣君十元，李耀庭君十元，朱贵良君十元，同兴十元，张厚甫君十元，龙腾芝君五元，康文熙君五元，亨达利五元，祝佩瑜君五元，黄振三君五元，王大可君三元，陈国才君二元，集成药房二元，陈鸿櫂二元，黄继南君二元。以上合计一千元。

袁履登君一组

张兆昌君捐一百元；蔡福棠君捐一百元；王建航君捐一百元；俞叶封君捐一百元；樊良伯君经募一百元，樊良伯君二十元，樊伟麟君十元，吴云甫君十元，樊嘉春君十元，樊慧英君六元，樊嘉培君五元，李贤渭君二元，何之硕君二元，沈基邃君二元，沈遂畔君二元，袁萃农君二元，徐桂发君二元,王蘅荪君二元,袁士兴君二元,查瑞龙君二元,姚一本君二元,徐瑞良君二元,廖定洲君二元,朱全鑫君二元,宓长华君二元,黄一峰君二元,李铭君二元,施恬然君二元,樊嘉基君二元;张少卿君经募一百元,浦镜清君五十元,张少卿君五十元;李丽明君经募一百元,彭树棠君十五元,苏薪芝君十五元,刘中豪君十五元,阮名赓君十元,李丽明君四十五元;陈福康君经募一百元,黄金荣君二十元,张善琨君二十元,叶安香君十元,陈福康君二十元,陆秋林君十元,无名氏君二十元。以上合计八百元。

张绍栋君一组

戴玉麟君经募一百元,支伯骏君五十元,戴玉麟君五十元;朱敬友君经募一百元,蔡农笙君十元,朱敬友君九十元;吴永廉君捐一百元;王恂卿女士捐一百元;郑辅卿君经募一百元,正大五十元,无名氏五十元;刘萃耕君经募一百元,林益先君二十元,人和烟厂十元,张友梅君十元,刘莘畊君十元,刘准生君十元,姚维熊君二十元,屠纯根君十元,张月亭君十元;刘松林君经募一百元,无名氏五十元,无名氏五十元;张绍栋君捐一百元;刘聘三君捐一百元。以上合计一千元。

赵晋卿君捐救国公债五十元。

俞佐廷君二组

春记捐二百元,俞佐廷君经募另户一千八百元,以上合计二千元。

刘敏斋君二组

张芝泉先生捐一百元;王国桢先生捐五十元;刘筱康君经募一百五十元,刘筱康君二十五元,刘彤彪君五元,汇丰号十元,唐寅记五元,大庆号五元,刘盛氏一百元;刘敏斋君捐四百元;邬文记捐一百元;盛莲舟君捐一百元;徐正贤君捐一百元;卓念慈君捐一百元;张渭鸣君捐一百元;魏炳荣君捐三百元;李景和君捐一百元;刘静娟女士捐一百元;刘伯华君捐一百元;刘仲华君捐一百元;翁宝庆君经募一百元,天方切纸厂五元,詹沛霖君十元,濮祖廷君五元,翁辅卿君二十元,唐寅生君五元,胜大纸号十元,虞梅笙君五元,程荫生君十元,正和纸号十元,姚福周君五元,封贻生君五元,翁宝庆君十元。以上合计二千元。

乐汝成君二组

乐汝成君经募五百六十四元,泰康公司一百元,王乾庚君一百元,黄鼎臣君一百元,亚洲印务局十元,唐良书君十元,成茂公司五十元,友谊同善会三十五元,林馥卿君五元,史斯才君五元,经乾麟君五元,毛金鳞君五元,陆耀初君三元,益大版纸制品厂十元,懋成印刷所二元,胡云泉君四元,蔡贵富君二元,葛万兴君二元,周顺记一元,合兴隆十元,叶鸿运君五元,万康号一百元;乐宝成君经募二百九十六元,乐宝成君一百元,穆彰华君二十元,无名氏一元,无名氏一元,上海纸袋厂十元,郭永庆君五元,吕逸民君十元,贺香莲君十元,沈子铨君十元,陈籁怡君五元,董瑞震君十元,李源康君十元,夏炽祥君五元,刘尤奋君五元,陈志贤君五元,傅组菁君二元,周顺丰记号十元,恒兴发行所十元,倪庚年君五元,汤震辅君五元,陈祥安君二元,张礼铨君五元,余德骏君五元,协丰号闻鸣皋君十元,刘耀庆君五元,延生厂五元,唐和衷君五元,黄培馥君十元;乐辅成君经募二百十元,和源糖行二十元,张祖望君十元,戴振华君五元,盈丰号十元,邱维贵君五元,徐正茂君五元,山松涛君十元,张万来君五元,邹有镛君十元,振昌号五元,王润兴二元,沈君一元,芳来申庄十五元,吴夏轩君五元,恒昌蛋行二十元,乐辅成君五十元,杨根深君二十元,野孛斋兴记十元,思源堂三十元,戚周圣戒女士二十元,李傅太太二十元,陈李圣通女士十元,朱祥生君十元,李吴圣扬女士十元,梁武襄君二十元,任伯膺君十元,李怀珍君十元,公善四十元,经记五十元;余伯韦君经募五十元,徐观澜君五元,罗钟韶君五元,何维藩君二元,张连科夫人一元,徐爱美君一元,徐志鹏君五元,徐邵雅韵女士五元,陈家鼎君二元,张兆昌君五元,史蔼堂君五元,周鑫三君二元,李瑞年君五元,殷立城君五元,忻宁汤君二元;杨盈生君经募一百元,义记五金号二十元,朱倍良君五元,杨盈生君十元,驻渝泰康公司二十元,李文彬君十元,周生才君五元,杨卿云君十元,夏馥新君五元,太和号十元;郭声洲君经募一百元,刘鸿年君十元,四还记十元,无名氏十五元,吴光汉君五元,郭声洲君五十元,郭履昌君十元;吕企庭君经募六十元,吕企庭君五十元,董贤康君十元;陈继茂君经募一百元,承裕五十元,震丰号五十元;杨庆邦君经募一百二十元,李耀庭君十元,杨庆邦君十元,曹启明君十元,杨犹龙君五元,徐贵生君十元,汪少鹤君五元,俞钧孚君五元,张趾麟君五元,戴文治君十元,江翔寅君、朱佐廷君二十元,华洋航业公司十元,易英甫君五元,无名氏五元,谢仁赓君十元;振记捐五十元;唐记、乐记捐五十元;庄宝记捐五十元;郭履祥君捐二十元。以上合计二千元。

方稼孙君二组

刘瑞卿君经募一百元,费文元裕记银楼一百元;方稼孙君经募一百二十二元,方稼孙君一百元,王理如君二十元,王子元君二元;方苏盒君经募一百元,荣芝堂一百元;王仲书君经募二百五十元,严文记君五十元,孙启记五十元,天发祥二十元,协盛公二十元,复成号二十元,元亨利二十元,承裕庄七十元;王鞠如君经募一百元,王鞠如君五十元,刘召棠君五十元;柴庆安君经募一百元,崇修堂方一百元,王仲玉君一百元;袁友三君经募一百五十元,德和一百元,德丰三十元,云记二十元;周馥泉君经募一百元,乌利文洋行一百元;庄宝镛君经募一百元,及时慎昌庄宝镛君一百元,方哲民君捐一百元;陆震选君经募一百零二元,汤省三君十元,盛宇清君五元,姚舒卿君一元,吴熊祥君五元,养怡轩五元,金声百君一元,杨孟昂君五元,存厚堂二十元,李祖范君十元,翁经海君五元,中国国货公司二十元,杨梦澄君五元,苕溪寄芦十元;盛筱珊君经募一百五十元,涵虚斋盛一百元,敏慎轩五十元;刘召棠君经募一百元,资善堂一百元;徐子京君经募一百元,瑞康庄五十元,怡记庄五十元;应信森先生经募一百五十元,敏慎堂八十元,汤庄氏五十元,应鲍氏二十元;刘祖卿君经募一百元。以上合计二千零二十四元。

叶雨庵君一组

叶雨庵君经募一千元，五和织造厂三十元，罗庆蕃君十元，瞿卢君十元，李祖模君十元，大东袜厂南号十元，邵生荣君二十元，叶瑞廷君六元，刘德玉二元，凌彦弢君二元，叶盛名君五十元，应渭汉君一百元，庄智华君十元，华孚泰君十元，春和永君十元，久丰五元，丰馀五元，叶庄和芬女士十元，陈永琅君二十元，裴惠棠君十元，林鹏飞君二十元，邓馥苞君五十元，倪佑贤辅德房一百元，同孚号一百元，志大号五十元，同德号五十元，义兴号二十元，顺丰号三十元，应良才君二十元，永大裕君三十元，陈声穆君二十元，沈逢时君十元，叶惠康君五十元，陈永琅君十元，赵显吉君十元，汉口顺泰五金号五十元，曹老太太五十元。以上合计一千元。

以上百寿捐共计法币三万一千五百七十三元五角，救国公债五十元。

民国二十七年份常捐款计数

董杏生先生经募，徐聚良君捐助救国公债券三百元，四明电话公司捐助二十四元。

物质捐助

补二十六年八月份，因二十六年报告书上失记，乐汝成先生捐助病人铁床一百双。

民国二十七年度总收支报告表

收入科目	银额							支出科目	银额						
	万	千	百	十	元	角	分		万	千	百	十	元	角	分
百寿捐	3	1	6	2	3	6	0	医药费另列细表		6	9	1	5	4	1
常捐			3	0	0	0	0	经常费另列细表	1	3	9	1	3	0	5
月捐				2	4	0	0	建筑临时医院太平间				7	2	7	5
医药收入细账另列		8	9	3	3	9	7	器械家具				6	4	6	9
房田租			1	2	8	1	5	本届余账	2	2	1	1	1	5	8
赔偿收入					1	0	5								
杂项收益				4	7	1	4								
库存药品		2	0	1	9	2	7								
合计	4	3	0	7	7	4	8	合计	4	3	0	7	7	4	8

民国二十七年度资产负债报告表

资产项目	银额							负债项目	银额						
	万	千	百	十	元	角	分		万	千	百	十	元	角	分
廿五年股票			1	0	0	0	0	收回历届亏数				2	3	1	8	2
廿五年电气押柜				2	5	0	0	泰康公司			7	1	1	8	8
廿五年驻沪办事处				1	0	9	7	方稼记		1	0	0	0	0	0
廿五年暂记及库存				9	5	8	5	刘敏记		1	2	0	0	0	0
历届旧亏	3	0	8	0	7	1	5	俞廷记		1	0	0	0	0	0
上届亏数		4	7	3	2	4	5	乐汝记		1	0	0	0	0	0

续表

资产项目	银额							负债项目	银额						
	万	千	百	十	元	角	分		万	千	百	十	元	角	分
资产未收			5	8	3	9	3	联记		3	1	5	9	9	1
救国公债				5	0	0	0	董杏记			2	0	0	0	0
中国银行				8	1	0		慎康记		7	7	4	3	9	5
现库				1	6	5	4	押租			2	0	0	0	0
药品		2	0	1	9	2	7	暂记			1	6	6	4	0
临时医院电表押柜				1	7	0	0	应付未付			4	1	0	5	0
百寿捐应收未收		2	2	9	4	0	0	未解货款		1	4	3	4	9	7
暂联记救国公债			3	0	0	0	0	中英药房			6	6	0	2	5
								本届余账	2	2	1	1	1	5	8
合计	4	1	0	6	0	2	6	合计	4	1	0	6	0	2	6

二十六年度贷借对照表

贷方科目	银额							借方科目	银额						
	万	千	百	十	元	角	分		万	千	百	十	元	角	分
泰康公司		1	2	9	2	6	8	贫产未收			1	3	3	0	3
方稼记		1	0	0	0	0	0	中国银行				8	1	0	
刘敏记		1	0	0	0	0	0	暂记				1	1	8	
乐汝记		1	0	0	0	0	0	现库				7	8	6	5
中英			9	6	9	2	5	历届旧亏	3	0	8	0	7	1	5
该旧亏慎康		7	7	0	0	8	0	本届差额		4	7	3	2	4	5
该旧亏联记	2	2	7	3	7	8	3								
合计	3	5	7	6	0	5	6	合计	3	5	7	6	0	5	6

民国二十七年医药收入表

科目	银额						
	万	千	百	十	元	角	分
号金			7	8	6	6	1
药资		2	2	9	3	1	7
注射		2	6	2	0	1	6
手术			5	1	2	2	8
出诊			2	2	2	2	2
住院		2	4	9	5	0	5
电疗					4	5	0
合计		8	9	3	3	9	7

二十七年份医药材料费支出表

科目	银额						
	万	千	百	十	元	角	分
药料		5	7	1	6	2	4
绷布材料			5	1	1	0	5
玻瓶药罐			1	3	9	7	8
消毒材料			4	3	8	2	4
治疗用品				9	7	3	0
化验用品				1	2	8	0
合计		6	9	1	5	4	1

民国二十七年份经常费支出报告表

科目	银额						
	万	千	百	十	元	角	分
薪水		5	5	4	3	5	4
膳费		3	6	7	7	9	4
燃料			3	5	5	0	6
杂项			3	2	4	1	3
文具			1	0	8	0	5
电灯			4	3	5	9	3
电话			1	2	0	0	0
邮电印花				3	8	9	0
花圃			3	0	6	1	1
修理（另列细表）			2	4	2	5	7
川资				7	1	8	5
洗衣			2	6	0	0	0
制服费				2	7	2	0
印刷费（廿六年报告书百寿捐册收据及院方用件）			1	1	2	4	3
田地税				4	6	9	9
交际费			1	2	9	5	0
汇费贴水			2	5	3	6	9
特别费（百寿捐纪念品立轴书图等）			2	8	4	9	0
慎康利息			1	3	7	3	7
联记利息		1	1	3	6	8	9
合计	1	3	9	1	3	0	5

民国二十七年修理细账

修理小厨房（麦粉八角、白银一元四角四分、工资一元五角）：洋三元七角四分；

修理灶：洋十八元九角九分；

修理大门外篱笆：洋二元五角；

修理铁丝布门窗（元泰和）：洋廿四元；

修理轿四顶：洋八元；

修理新洋房门窗铜件（任万泰去）：洋三十元；

修理临时医院钉子、螺丝（应源泰）：洋二元二角一分；

油漆门诊室、器械、家具、工资（钟文玉去）：洋七元六角；

漆轿子二顶、验眼器盖头一只（钟文玉去）：洋二元四角；

银粉、铅粉、白漆、豆油（应源泰去）：洋十一元四角七分；

修理打汽炉十只（天生医院去）：洋十元另九角八分；

修理灶地板、铁丝纱门窗木料及工资（陈三记去）：洋十二元五角；

修理临时医院（陈三记去）：洋十九元；

修理新洋房凉台折手铜心十只：洋七角；

修理厨房窗门、新洋房玻璃阳台、铜器另件（任万泰去）：洋七元另八分；

修理烧水灶（石灰两桶）：洋一元；

修理茅亭（洋钉一元三角、稻草九元、毛竹三元一角五分、簸箕三元、工资十元另四角）：洋廿六元八角五分；

修理花棚（桐油三元、玻璃二元、石灰大门铁板一元一角二分）：洋五元一角二分；

修理大号轿子一顶（料九角七分、漆一角六分、工四元六角）：洋五元七角三分；

修理花棚（地□廿二元二角、竹子五元八角陈三记去）：洋廿八元；

修理新洋房地板：洋十二元一角五分；

修理花棚石灰□粉：洋八角；

修理厨房：洋一元九角五分。

共计洋二百四十二元五角七分。

应付未付表

	万	千	百	十	元	角	分
吴莲艇薪水			1	0	0	0	0
许浩仁薪水			1	0	0	0	0
许浩仁出诊费					9	5	0
许浩仁贫产出诊费					7	0	0
徐尧德薪水				8	0	0	0
徐尧德出诊费					1	0	0
刘美锡薪水				8	0	0	0
刘美锡出诊费					2	0	0
刘美锡贫产出诊费				2	8	0	0
许浩仁、刘美锡合去贫产出诊费					1	5	0
庄漪兰贫产出诊费					1	5	0
合计			4	1	0	5	0

未解货款表

	万	千	百	十	元	角	分
四明药房			4	2	6	6	4
五洲药房					1	8	0
中英药房			6	6	9	2	5
嘉泰纸号				4	0	3	2
倪生顺米号			1	8	2	8	0
新元润酱园				4	2	6	6
同源煤号				7	1	5	0
合计		1	4	3	4	9	7

暂记收付表

	万	千	百	十	元	角	分
收保证金			2	0	0	0	0
收洗衣包氏				2	1	0	0
付阿四					1	4	0
付阿豆					2	0	0
付倪生顺					4	4	0
付护士用书				4	6	8	0
结收			1	6	6	4	0

地产表（依民国二十五年镇海县政府所给图照为准）

坐落处所	都图号次	地目
第一区长河乡横河堰	一都十一图第二三三七号	宅
同前	一都十一图第二三三七号	宅
同上医院东	一都十一图第二三三四号	田
同前	一都十一图第二三三四号	田
同前	一都十一图第二三三八号	田
第一区联甲乡曹家	一都八图第四一三〇号	田
第一区万嘉桥乡王逍桥	一都十二图第四二五〇号	田
第二区庄市镇油车桥	二都五图第一五〇四号	宅
第二区庄市镇高家	二都五图第一一九六号	田
同前	二都五图第一一九六号	农
第二区团桥镇泰胡村	二都六图第一九一四号	田
同前	二都六图第一九〇四号	田
同前	二都六图第一九二二号	田
同前	二都六图第一八九八号	荡
第二区压赛乡郭公	二都八图第五七〇四号	田
同前	二都八图第五七一三号	田
同前	二都八图第一三六三号	田

续表

面积	应用	备考
三·八七八亩	同前	
四·四八五亩	同前	
○·八三六亩	同前	
一·二六一亩	同前	
一·五○四亩	同前	
一·八六四亩	同前	
○·八八五亩	同前	
○·八三三亩	同前	
一·○二八亩	租种	
二·九八九亩	一部分为隔离病室余出租	本圩有荡一口与叶氏义庄共有
四·三六五亩	同前	
八·五二三亩	同前	
○·三六八亩	同前	
二·四○七亩	同前	
○·六九八亩	租种	
○·三三八亩	殡殓所	
三○·八○六亩	院基	

10. 历年题名录

民国八年

理事长：赵友笙君；

理事：庄鸿来君，陈理臣君、包大孝君、董天览君，候补理事：陈兰荪君；

查账：林兰书君，候补查账：汤怀琛君；

院长：冯季图君；

干事长：叶雨庵君；干事：庄云五君、钱芳洲君、刘世伟君、陈邠禾君、庄鲁卿君、叶祥兴君、沈俊卿君、陈明篆君。

民国九年

理事长：赵友笙君；

理事：陈理臣君、庄鸿来君、董天览君、包大孝君；

查账：林兰书君、陈兰荪君；

院长：冯季图君；医士：周景韩君；

干事长：叶雨庵君；干事：庄云五君、陈邠禾君、庄鲁卿君、钱芳洲君、叶祥兴君、沈俊卿君、刘世伟君、陈明篆君。

民国十年

理事长：赵友笙君；

理事：陈理臣君、庄鸿来君、董天览君、包大孝君；

查账：林兰书君、陈兰荪君；

院长：冯季图君；医士：钱规一君，

干事长：叶雨庵君；干事：庄云五君、陈邠禾君、庄鲁卿君、钱芳洲君、叶祥兴君、沈俊卿君、刘世伟君、陈明篆君。

民国十一年

特别名誉董事：叶子衡君、董杏生君、包凤笙君；

名誉董事：叶雨庵君、方式如君、周星北君、庄保衡君、吴志芬君、周封山君、方稼孙君、楼其樑君、方新吾君、钱芳洲君、傅丕烈君、庄云五君、汪炳生君、林仁剑君、虞洽卿君、陈文鉴君、宋渭润君、庄镜蓉君、谢衡愢君、张佩珍君、史晋生君、钱中卿君、叶韵卿君、陈兰荪君、曹庆生君、叶寿臣君、胡君期君、冯季图君、叶葆青君；

董事长：庄云五君；

董事：赵友笙君、庄鸿来君、胡沅卿君、周封山君、包大孝君、陈理臣君、董天览君；监察：陈兰荪君、林兰书君；

院长：冯季卿君；医士：钱规一君；

干事长：叶雨庵君；

干事：陈邵禾君、钱芳洲君、叶祥兴君、庄鲁卿君、沈俊卿君、倪敦甫君、刘世伟君、陈明篆君。

民国十二年

特别名誉董事：叶子衡君、董杏生君、包凤笙君；

名誉董事：叶雨庵君、方式如君、庄保衡君、吴志芬君、周星北君、周封山君、方稼孙君、楼其樑君、钱芳洲君、庄云五君、林仁剑君、庄镜蓉君、张佩珍君、钱中卿君、叶韵卿君、陈兰荪君、曹庆生君、叶寿臣君、胡君期君、冯季图君、叶葆青君、虞洽卿君、宋渭润君、谢衡愢君、史晋生君；

董事长：庄云五君；

董事：赵友笙君、董天览君、胡沅卿君、陈理臣君、包大孝君（正月故世）、周封山君、蔡仰青君；

监察：陈兰荪君、包大昌君；

院长：冯季图君（二月离院）、钱规一君；

医士：贺君沃君；女医士：张湘汶女士；

干事长：叶雨庵君；

干事：钱芳洲君、叶祥兴君、庄鲁卿君、沈俊卿君、倪敦甫君、刘世伟君、陈明篆君、陈邠禾君。

民国十三年

特别名誉董事：叶子衡君、董杏生君、包凤笙君；

名誉董事：叶雨庵君、方式如君、庄保衡君、吴志芬君、周星北君、周封山君、方稼孙君、楼其樑君、钱芳洲君、林仁剑君、庄镜蓉君、张佩珍君、钱中卿君、叶韵卿君、陈兰荪君、曹庆生君、叶寿臣君、胡君期君、桂兰荪君、叶葆青君、方新吾君、傅丕烈君、汪炳生君、虞洽卿君、宋渭润君、谢衡牕君、史晋生君；

董事长：庄云五君（五月故世）、胡沅卿君（六月票推）；

董事：赵友笙君、董天览君、陈理臣君、刘岳峻君、周封山君、蔡仰青君；

监察：陈兰荪君、包大昌君；

院长：钱规一君；医士：贺君沃君（五月辞职）、陶纪铨君（六月接任）；女医士：张湘汶女士；

干事长：叶雨庵君；

干事：钱芳洲君、叶祥兴君、庄鲁卿君、沈俊卿君、倪敦甫君、刘世伟君、陈明篆君、陈邠禾君。

民国十四年

特别名誉董事：叶子衡君、董杏生君、包凤笙君；

名誉董事：叶雨庵君、方式如君、吴志芬君、楼其樑君、周星北君、周封山君、方稼孙君、张佩珍君、钱芳洲君、林仁剑君、庄镜蓉君、曹庆生君、钱中卿君、叶韵卿君、陈兰荪君、叶葆青君、叶寿臣君、胡君期君、史晋生君、谢衡牕君、方新吾君、虞洽卿君、宋渭润君、傅丕烈君、桂兰荪君；

董事长：胡沅卿君；

董事：赵友笙君、董天览君、陈理臣君、刘岳峻君、周封山君、蔡仰青君；

监察：陈兰荪君、包大昌君；

院长：钱规一君；医士：陶纪铨君；女医士：张湘汶女士；

干事长：叶雨庵君（正月辞职）、董杏生君（正月推补）；

干事：吴志芬君（正月推补）、钱芳洲君、叶祥兴君、庄鲁卿君、沈俊卿君、倪敦甫君、刘世伟君（正月辞职）、陈明篆君、陈邠禾君。

民国十五年

特别名誉董事：叶子衡君、董杏生君、包凤笙君；

名誉董事：叶雨庵君、方式如君、吴志芬君、周星北君、周封山君、方稼孙君、楼其樑君、钱芳洲君、林仁剑君、庄镜蓉君、张佩珍君、钱中卿君、陈兰荪君、曹庆生君、叶寿臣君、胡君期君、叶葆青君、方新吾君、傅丕烈君、虞洽卿君、谢衡熜君、史晋生君、孙康宏君、邵声涛君、陈楚湘君、顾馨一君、刘聘三君、桂兰荪君；

董事长：胡沅卿君；

董事：赵友笙君、董天览君、陈理臣君、刘岳峻君、周封山君、蔡仰青君；

监察：陈兰荪君、包大昌君；

院长：李炳先君；副院长：董志章君、朱传圻君；女医士：张湘汶女士；

干事长：董杏生君；

干事：叶雨庵君、吴志芬君、钱芳洲君、叶祥兴君、庄鲁卿君、沈俊卿君、倪敦甫君、陈明篆君、陈邠禾君。

民国十六年

特别名誉董事：叶子衡君、董杏生君、包凤笙君；

名誉董事：方式如君、叶雨庵君、吴志芬君、周星北君、周封山君、方稼孙君、楼其樑君、钱芳洲君、林仁剑君、庄镜蓉君、张佩珍君、钱中卿君、陈兰荪君、曹庆生君、叶寿臣君、胡君期君、叶葆青君、方新吾君、傅丕烈君、虞洽卿君、谢衡牎君、史晋生君、孙康宏君、邵声涛君、陈楚湘君、顾馨一君、刘聘三君、桂兰荪君、黄瑞生君、赵友笙君、汤文卿君；

董事长：赵友笙君；

董事：董天览君、庄可法君、陈理臣君、蔡仰青君、周封山君、包大昌君；

监察：陈兰荪君、林兰书君；

院长：李炳先君；副院长：董志章君、朱传圻君；女医士：张湘汶君；

干事长：董杏生君；

干事：叶雨庵君、吴志芬君、钱芳洲君、叶祥兴君、庄鲁卿君、沈俊卿君、倪敦甫君、陈明篆君、陈邠禾君；

贫产救济团：陈兰荪君、钱芳洲君、施骏烈君、俞佐廷君、王云章君、李寿山君、周道益君、杜仲甫君、周沐清君、李祖英君、张善述君、赵恩琯君、周子材君、周封山君、刘利房君。

民国十七年

特别名誉董事：叶子衡君、董杏生君；

名誉董事：包凤笙君、黄瑞生君、赵友笙君、汤文卿君、吴志芬君、周星北君、周封山君、方稼孙君、楼其樑君、钱芳洲君、林仁剑君、庄镜蓉君、张佩珍君、钱中卿君、陈兰荪君、曹庆生君、叶寿臣君、胡君期君、叶葆青君、方新吾君、傅丕烈君、虞洽卿君、谢衡牎君、史晋生君、孙康宏君、邵声涛君、陈楚湘君、顾馨一君、刘聘三君、桂兰荪君；

　　董事长：赵友笙君；

　　董事：董天览君、庄可法君、陈理臣君、蔡仰青君、周封山君、包大昌君；

　　监察：陈兰荪君、林兰书君；

　　院长：李炳先君；

　　副院长：董志章君、朱传圻君；女医士：张湘汶女士；

　　干事长：董杏生君；

　　干事：叶雨庵君、吴志芬君、钱芳洲君、叶祥兴君、庄鲁卿君、陈邠禾君、陈明篆君；

　　贫产救济团：陈兰荪君、钱芳洲君、施骏烈君、俞佐廷君、王云章君、李寿山君、周道益君、杜仲甫君、周沐清君、李祖英君、张善述君、赵恩琯君、周子材君、周封山君、刘利房。

民国十八年

　　特别名誉董事：叶子衡君、董杏生君；

　　名誉董事：包凤笙君、黄瑞生君、赵友笙君、方式如君、叶雨庵君、吴志芬君、周星北君、周封山君、方稼孙君、楼其樑君、钱芳洲君、林仁剑君、张佩珍君、钱中卿君、陈兰荪君、曹庆生君、叶寿臣君、胡君期君、叶葆青君、方新吾君、傅丕烈君、史晋生君、孙康宏君、邵声涛君、刘聘三君、桂兰荪君；

　　常务委员：赵友笙君；

　　执行委员：周安如君、张白山君、包大昌君、刘占坤君、朱础立君、邵金生君；

　　监察委员：薛钦文君、汤宬林君；

　　院长：李炳先君；副院长：董志章君、朱传圻君；女医士：张湘汶女士、洪凤娟女士、樊琴珠女士；

　　干事长：董杏生君；

　　干事：叶雨庵君、吴志芬君、钱芳洲君、叶祥兴君、庄鲁卿君、沈俊卿君、陈明篆君；

　　贫产救济团：陈兰荪君、钱芳洲君、施骏烈君、俞佐廷君、王云章君、李寿山君、周道益君、杜仲甫君、周沐清君、李祖英君、张善述君、赵恩琯君、周子材君、周封山君、朱春沂君。

民国十九年

　　永久维持董事：叶琢堂君、徐圣禅君、叶子衡君、叶增寿君、董杏生君；

　　名誉董事：楼恂如君、钟惠山君、张运济君、倪挺枝君、陈兰荪君、曹庆生君、叶寿臣君、胡君期君、张肇元君、倪显庭君、包凤笙君、黄瑞生君、叶葆青君、方新吾君、傅丕烈君、史晋生君、赵友笙君、方式如君、叶雨庵君、吴志芬君、邵声涛君、刘聘三君、桂兰荪君、王皋荪君、周星北君、周封山君、方稼孙君、楼其樑君、杨秋荪君、钱芳洲君、林仁剑君、张佩珍君、钱中卿君；

　　基金保管委员：董杏生君、钱芳洲君、叶雨庵君、沈俊卿君、傅丕烈君、吴志芬君；

　　常务委员：周安如君、张白山君、刘占坤君、包大昌君、朱础立君、邵金笙君；

　　监察委员：薛钦文君、汤宸林君；

　　院长：董杏生君；

　　院监：叶雨庵君；

　　医务主任：李炳先君；医士：董志章君、朱传圻君；女医士：洪凤娟女士、樊琴珠女士；

贫产救济团：陈兰荪君、钱芳洲君、施骏烈君、俞佐廷君、王云章君、李寿山君、周道益君、杜仲甫君、周沐清君、李祖英君、张善述君、赵恩琯君、周子材君、周封山君、朱春沂君。

民国二十年

永久维持董事：叶琢堂君、徐圣禅君、叶子衡君、叶增寿君、董杏生君；

名誉董事：楼恂如君、钟惠山君、张运济君、倪挺枝君、陈兰荪君、曹庆生君、叶寿臣君、胡君期君、张肇元君、倪显庭君、包凤笙君、黄瑞生君、叶葆青君、方新吾君、傅丕烈君、史晋生君、赵友笙君、方式如君、叶雨庵君、吴志芬君、邵声涛君、刘聘三君、桂兰荪君、王皋荪君、周星北君、周封山君、方稼孙君、楼其樑君、杨秋荪君、戴耕莘君、高永清君、顾道生君、钱芳洲君、林仁剑君、张佩珍君、钱中卿君、金润泉君；

基金保管委员：董杏生君、叶雨庵君、傅丕烈君、钱芳洲君、沈俊卿君、吴志芬君；

常务委员：赵友笙君；

执行委员：周安如君、张白山君、刘占坤君、朱础立君、包大昌君、邵金笙君；

监察委员：薛钦文君、汤宸林君；

院长：董杏生君；

院监兼会计主任：叶雨庵君；

医务主任：李炳先君（十一月辞职）；

事务主任兼医士：朱传圻君；医士：董志章君、钱采章女士（二十一年一月就职）；助产士：洪凤娟女士、樊琴珠女士；

贫产救济团：陈兰荪君、钱芳洲君、施骏烈君、俞佐廷君、王云章君、李寿山君、周道益君、杜仲甫君、周墨卿君、李祖英君、张善述君、赵恩琯君、周子材君、周封山君、朱春沂君。

民国二十一年

基金保管委员：董杏生君、钱芳洲君、沈俊卿君、吴志芬君、叶祥兴君；

常务委员：傅丕烈君；

执行委员：赵友笙君、叶雨庵君、周安如君、林兰书君、庄可法君、包大昌君；

监察委员：陈兰荪君、薛钦文君；

院长：董杏生君；

院监兼会计主任：叶雨庵君；

医务主任：费昆年博士；医士：董志章君、朱传圻君、钱采章女士；助产士：洪凤娟女士、樊琴珠女士；

经常费维护委员：张佩珍君、刘敏斋君、徐聚良君、倪显庭君、钱中卿君、叶善性君、叶善定君、叶雨庵君、董杏生君、庄祖苓君；

贫产救济团：陈兰荪君、钱芳洲君、施骏烈君、俞佐廷君、王云章君、李寿山君、周道益君、杜仲甫君、周墨卿君、李祖英君、张善述君、赵恩琯君、周子材君、周封山君、朱春沂君。

民国二十二年

常务委员：傅丕烈君；

执行委员：赵友笙君、叶雨庵君、包大昌君、周安如君、林兰书君、庄可法君；

监察委员：陈兰荪君、薛钦文君；

经济总监：董杏生君；

院长：董杏生君（七月辞职）、刘棨敬君（八月就职）；

院监兼会计主任：叶雨庵君；

医务主任：费昆年博士（七月辞职）；医士：董志章君、朱传圻君（七月辞职）、蔡贤沐（八月到院）；助产士：洪凤娟女士、樊琴珠女士；

经常费维护委员：张佩珍君、刘敏斋君、徐聚良君、倪显庭君、钱中卿君、叶善性君、叶善定君、董杏生君、庄祖苓君、徐大统君；

贫产救济团：陈兰荪君、钱芳洲君、施骏烈君、俞佐廷君、王云章君、李寿山君、周道益君、杜仲甫君、周墨卿君、李祖英君、张善述君、赵恩琯君、周子材君、周封山君、朱春沂君。

民国二十三年

常务委员：傅丕烈君；

执行委员：赵友笙君、叶雨庵君、包大昌君、周安如君、庄可法君、林兰书君；

监察委员：陈兰荪君、薛钦文君；

经济总监：董杏生君；

院长：董志章君；

院主任：朱春沂君；医士：徐明哲君、史得民君；助产士：高彤华女士、洪凤娟女士、樊琴珠女士；

经常费维护委员：张佩珍君、刘敏斋君、徐聚良君、倪显庭君、钱中卿君、叶善性君、叶善定君、董杏生君、庄祖苓君、徐大统君；

贫产救济团：陈兰荪君、施骏烈君、徐霭堂君、俞佐廷君、李寿山君、王云章君、周道益君、周沐清君、周封山君、朱春沂君、周安如君、杜仲甫君、赵恩琯君、张善述君、李祖英君。

民国二十四年

常务委员：傅丕烈君；

执行委员：赵友笙君、叶雨庵君、周安如君、庄可法君、包大昌君、林兰书君；监察委员：陈兰荪君、薛钦文君；

经济总监：董杏生君；

院长：董志章君；

院主任代理院长：朱春沂君；医士：史得民君；助产士：洪凤娟女士；

贫产救济团：方丛桂轩、陈兰荪君、李寿山君、俞佐廷君、施骏烈君、徐霭堂君、李祖英君、赵恩琯君、张善述君、杜仲甫君、周安如君、周墨卿君、颜茂生君、王云章君。

民国二十五年

常务委员：傅丕烈君；

执行委员：庄可法君、叶雨庵君、赵友笙君、周安如君、林兰书君、包大昌君；

监察委员：陈兰荪君、薛钦文君；

经济总监：董杏生君；

院主任：朱春沂君；医士：史得民君、张光华君、韩宝玖君；助产士：王淑贞女士；

贫产救济团：方丛桂轩、李寿山君、俞佐廷君、施骏烈君、陈兰荪君、胡景庭君、方桢发君、叶德政君、张善述君、庄莘甫君、周安如君、周墨卿君。

<h2 style="text-align:center">民国二十六年</h2>

董事长：董杏生君；

董事：俞佐廷君、刘敏斋君；

常务董事：方稼荪君、乐汝成君；

董事会驻院代表：叶雨庵君；

干事：陈仲久君、董志章君；

院长：汤铭新君；医士：楼侠初君、朱春沂君、韩宝玖君；助产士：刘美锡女士；

贫产救济团：方丛桂轩、李寿山君、俞佐廷君、施骏烈君、陈兰荪君、胡景庭君、方桢发君、叶增寿君、叶德政君、张善述君、庄莘甫君、周安如君、周墨卿君。

11. 跋

本院溯自民国八年开诊以来，岁月推移，至二十七年已届二十周年。其历史不可不谓悠久，而其间院务之兴革，人事之变迁，经费之收支，诊治之状况，惟历年具有表册，要皆独自成篇，又无系统可言，故欲窥二十年演进之程序，则不可得也。是以为便于检讨此过去二十年之光荣历史及为将来发展进行之稽考根据，乃有修纂二十年汇志之举。同人等谬膺斯职，事繁责重，深感陨越之虞，且际此外侮侵凌，沪甬交通阻梗，势不能广采博访。而赖以编纂成志者，仅历年之报告册而已，以此资料简陋，不能令人满意者一也。物价高涨，印刷方面难求美备，以是形式未臻精良，不能令人满意者二也。同人等各有职业，不能专心致力，因而疏漏舛误在所不免，不能令人满意者三也。历年赞助本院诸君或以地址不明，或因时间不及，不克尽将其玉照制图表彰，不能令人满意者四也。凡此种种，均为同人等深所负疚，应向维护本院诸君及读者告罪，而期诸后此之修志者有以纠正之也。至于同负编辑之责者，为陈谱眉、陈明篆、叶善定、杨青莼、陈声远、庄祖苓诸君。志既成，爰缀数语，以附篇末，用志歉忱。

沈俊卿谨识

（二）《镇海同义医院报告三十七年份》[1]

1. 资产负债表

民国三十七年十二月三十一日

资产项目	金额								负债项目	金额							
	十	万	千	百	十	元	角	分		十	万	千	百	十	元	角	分
现金			1	5	2	8	9	4	基金								6
泰康公司（基金户）								1	保证金				4	5	8	0	0
交通银行往来								3	泰康公司来				7	0	7	9	8
地方银行往来							1	4	暂付款								3
慎康钱庄往来							1	2	本年盈余			7	5	0	4	5	7

[1]　该文献保存于宁波市档案馆。

续表

资产项目	金额								负债项目	金额							
	十	万	千	百	十	元	角	分		十	万	千	百	十	元	角	分
垫款(董杏生先生)						6	0	0									
库存药品			7	1	6	7	0	0									
上年亏损						6	8	4	0								
合计			8	6	7	0	6	4	合计			8	6	7	0	6	4

2. 损益计算表

民国三十七年十二月三十一日

利益项目	金额								损失项目	金额							
	十	万	千	百	十	元	角	分		十	万	千	百	十	元	角	分
医药收入	3	5	0	5	4	1	5		医药费用			3	3	2	7	1	7
常捐收入	2	5	0	5	3	1	5		上年库存药品						3	8	2
什项收益				1	2	8	4		经常费		5	6	3	5	1	7	8
房田租收益						2	0		本年盈余		7	5	0	4	5	7	
库存药品	.	7	0	6	7	0	0										
合计	6	7	1	8	7	3	4		合计	6	7	1	8	7	3	4

3. 民国三十七年份常捐收入及 X 光捐助报告

董杏生先生募(共计法币五亿八千万元,金圆券二万一千三百元)。

李邓夫人纪念助法币五百万元,大华新记助法币五百万元(以上李祖夔先生经募)。

达亨号助法币三百万元,慎余号助法币三百万元,阜源号助法币三百万元,华廷梁君助法币一百万元,同盛号助法币五百万元,严萍经君助法币三百万元,徐培懋君助法币二百万元(以上系刘景煜先生经募)。

朱经彰君助法币五千万元,华成烟公司助法币一亿五千万元,董杏生君助法币三亿五千万元,董杏生君助金圆券三百元,刘孟房助金圆券五百元,萱寿室助金圆券五百元,民生铁厂助金圆券壹万元,兴中铁厂助金圆券一万元(以上系董杏生先生经募)。

乐汝成先生募(共计法币四亿三千万元,金圆券三百元,挂钟两只)

詹沛霖君助法币一千万元,陈继茂君助法币二千万元,成茂公司助法币一千万元,泰康公司助法币一亿八千万元,乐汝成君助法币一亿八千万元,戚盛芳君助法币一千万元,隐名氏助法币二千万元,乐汝成君助金圆券三百元,大光明钟表行助挂钟二只。

刘显棠先生募(共计法币四亿元,金圆券三百元),敦裕堂刘助法币四亿元,又助金圆券三百元。

刘荐荪先生募(共计法币四亿元,金圆券三百五十元),刘荐荪君助法币四亿元,又助金圆券三百元,翁馥棠君助金圆券五元,林聚康君助金圆券五元,刘伯钦君助金圆券五元,姚怀相君助金圆券五元,洪宝芝君助金圆券五元,张明煜君助金圆券五元,孙章华君助金圆券五元,王富宝君助金圆券五元,马礼炳君助金圆券五元,张信之君助金圆券五元。

徐大统先生募(共计法币四亿元,金圆券三百元),徐大统君助法币四亿元,又助金圆券三百元。

徐正贤先生募（共计法币四亿元，金圆券三百元），徐正贤君助法币四亿元，又助金圆券三百元。

庄子屏先生募（共计法币四亿元，金圆券三百元），庄子屏君助法币四亿元，又助金圆券三百元。

朱健行先生募（共计法币三亿四千五百万元），朱耕莘君助法币一千万元，刘同嘉君助法币三千五百万元，李鹿水君助法币一亿元，朱健行君助法币二亿元。

张佩珍先生募（共计法币四亿一千万，又西药一批），张佩珍君助法币一千万元，又助西药一批，张明为君助法币一亿元，张雨文君助法币三亿元。

李景和先生募（共计法币四亿元），李景和君助法币四亿元。

董和甫先生募（共计法币二亿三千万元），董和甫君助法币二亿三千万元。

倪宪章先生募（共计法币二千万元），孙泉记助法币一千万元，吉安号助法币一千万元。

俞佐廷先生募（共计法币五百万元），俞佐廷君助法币五百万元。

郑双钰先生募（共计法币一千万元），陈志廉君助法币一千万元。

总共常捐收入：法币四十亿三千万元，又实物挂钟二只、西药一批，金圆券二万三千一百五十元。

X光机全部捐助人及捐款

董杏生先生捐助美金	129563@197500	结计法币二亿五千五百八十八万六千九百廿五元
徐正贤先生捐助美金	129563@197500	结计法币二亿五千五百八十八万六千九百廿五元
刘虎臣先生捐助美金	129563@197500	结计法币二亿五千五百八十八万六千九百廿五元

戴畊莘先生 捐助美金	129563@197500	结计法币二亿五千五百八十八万六千九百廿五元
庄子屏先生 捐助美金	129563@197500	结计法币二亿五千五百八十八万六千九百廿五元
△以上共计美金结法币十二亿七千九百四十三万四千六百廿五元△		

（三）其　他

1. 同义医院开幕记

镇海庄市同义医院开办以来成绩卓著，院长冯宜鹏君学识高明，远近信仰。兹闻昨日为其补行开幕礼之期，于上午十时举行，来宾到者甚众，约百许人，就地官长如盛知事，许朵峰、王绍荣二警佐均到。院内布置陈设甚为整齐，首由盛知事施勉词，略谓地方上发兴一种公益，即地方人民可得一层幸福，鄙人得恭逢今日开幕之间，实不甚荣幸。来宾演说者为谢松劳君，略谓中国之医学高明已数千百年，然得西学输入以来，遂有后来居上之势，于是西医之功用，乃遂大胜于中医。今日本院行开幕礼，地方人士到者踊跃，将来此院必能为地方上造无量幸福，惟鄙人却有一种希望，愿本院开幕以后，永无问津之人，一乡人民，举康强而无疾病，本院虽开有同虚设，则岂非更为地方幸福中幸福矣。散会时钟鸣十二下，下午又开同志会，讨论进行方法云。

——《时事公报》1922 年 4 月 8 日

2. 同义医院分设治疫所

镇海庄市同义医院以现届夏秋之交,天气酷暑,恐有时疫发生,不得不先事预防。爰由院长冯季图君召集董事会,公同议决,准分设临时治疫所,以便病者就近医治,并闻其办法如左:一、所址暂借庄市汤三和油坊旧址;二、日期夏历六月十六日起八月三十日止;三、手术药资膳宿费一概免收,但住宿者须有保人云。

——《时事公报》1922 年 8 月 7 日

3. 同义医院董事会纪事

镇海庄市同义医院于本月一日照章召集董事会议,到者为董事长庄君暨董事赵友笙、胡阮青、周封山、包大孝诸君,除原董事俾臣因事不到外,已足法定人数,遂于下午一时振铃开会。由庄董事长主席报告开会宗旨毕,提出议案数件:(一)追认与院长冯季图续约,金谓自本年九月一日起,续订一年,以资主持院务,已就旧约批准,双方署名盖印在案,追认通过;(二)购买公债券,照上海干事部来函,拟定一万元,金以查埠存银四五千元,余俟有款续购,通过;(三)临时治疫所共用去银二百九十四元四角九分五厘,原有方叶董捐款五百元,除用过外,尚余银二百〇五元五角〇五厘,存储院中,以备下年开办之用,通过;(四)拟订员役办事规则案,公推董天览起草,经会议决后,补入院务章程,以资遵守,通过。议毕散会,已钟鸣五下矣。

——《时事公报》1922 年 12 月 5 日

4. 同义医院为院长谋住宅

镇海庄市同义医院院长钱规一,自任事以来,热心擘画,成效昭彰。

惟籍隶慈溪,距离较远,因事回里,往返多劳,兼之慈水风云,忧生内顾,更宜为院长谋住宅,以便携室偕行。该院董事有鉴于斯,乃于冬季当会时,提出议案,经众议决,并函请上海干事部核准函复。兹已租定苏姓楼屋多幢,以作钱院长家眷住宅,每年租金由院中支出,一以完成该院之规模(本拟为院长建筑住宅,因经费尚未过分充裕故暂从缓),一以便利院长之往复(因星期日、节假日亦不停诊,院长不得告假回里故),意至美,法至良也。

——《时事公报》1925 年 1 月 30 日

5. 同义医院联席会议纪

镇海庄市同义医院,日昨开干事董监联席会议,到者除董天览、刘岳峻因有要公不及出席外,有上海干事长叶雨庵、干事陈明篆、董事长胡阮卿、董事赵友笙、周封山、陈理臣、蔡仰青以及监察包燕卿。首由董事长胡阮卿报告开会宗旨毕,即提议各案,经众讨论,均已通过。兹录其议决案如下:(一)议医院基本金,视为命脉攸关,只能提用息金,不得动用毫厘基金,若遇不得已时,宁使另行设法筹募弥补,亦以不动用基金,守本院对外募捐宣言时之信用,众无异议,遂通过;(二)议院长住宅,嘱本院代谋一节,虽经前届常会通过,然本院只能承认租金,若贴堂费,为节外名目,应归院长自行担任,且现在所租定之屋,租价过昂,一俟租契期满,另行择租,以节公费,众赞成;(三)议院长出申旅费,照第五十四次常会时议决,年支五十元。兹以院务情形与前不同,准以如关院务,必须院长出外进行者,须先向医务董事声明事由,方可开支,每次以二十元为限,俟常会时再行追认,众以为然;(四)议干事部参与联席会代表,其来往川资,准由医院开支,众赞成;(五)议院中添办物件,超出预算,以及特别费用满十元者,均须经会计董事允准,方可开支,待常会时再行提议追认,众赞成;(六)议临时动议与追认,本为一时济急之计,院中不宜时常援用,以后凡事应先有提案,俟全体董事通过,方可照行,以符手续,经众表决。其余议案尚多,不及备述。迨散会,已万家灯火矣。

——《时事公报》1925 年 2 月 22 日

6. 同义医院开常会议纪

镇海庄市同义医院照章于旧历二月初七日,开春季董监常会,到者有董事长胡阮卿,董事赵友笙、周封山、陈理臣、董天览,监察包燕卿,除刘岳峻、蔡仲青、陈兰孙因事不到外,已足法定人数,下午一时振铃开议。兹录其议决案如下:(一)议院长住宅,本由前届干事董监联席会议决,每年由医院出租金四十元,兹为节省经费起见,决议嗣后租金,每年准以二十四元为限,其屋归院长自行寻觅,但须距医院较近之处,众无异议,遂通过;(二)议同志大会开会日期,准定于旧历三月十五日,所有应行修正章程等手续,公推董天览君起草,提付大会核议定之,众赞成,遂表决。其余议案正多,因无甚紧要,不及备述。惟上海干事部长一致赞成,当由会函致董君,敦请就职,以表欢迎。迨散会已四时余矣。

——《时事公报》1925 年 3 月 3 日

7. 同义医院临时会纪

镇海庄市同义医院自院长钱规一、医士陶纪先接办以来,成效卓著,遐迩悦服,洵为乡间医院中之翘楚。不谓钱院长及陶医士各有高就,遽萌退志,各董事爰于昨日召集董监开临时会。到者有董事长胡源卿,董事陈理臣、赵友笙、蔡仲青、董天览诸君,议决一致挽留,无如钱院长决计辞退,准于阳历年底离院,惟陶医士稍有允意,或可兼理院长职务,一俟新院长视事后,再定去留云。

——《时事公报》1925 年 11 月 15 日

8. 同义医院购置显微镜

镇海庄市同义医院自新院长等到院后，对于一切院务，无不竭力整顿，以期完善。现新院长等以该院旧有之显微镜不适于用，特向上海礼相洋行购置最优等新式蔡司显微镜一架。闻前星期已运院备用，此后一切疑难等症，可得确实之诊断，将来造福病家，殊非浅也。

——《时事公报》1926 年 3 月 21 日

9. 同义医院开常会纪事

镇海庄市同义医院于前月廿八日开春季董监常会，到者有董事长胡元钦，董事董天览、刘岳峻、周封山、蔡仲青、赵友笙、陈理臣，监察包燕卿等。午刻由副院长朱春沂备馔聚餐，觥筹交错，颇称尽欢。午后一时，振铃开会，首由胡董事长宣告开会宗旨毕，次即提议各案。（一）筹备同志大会案。金谓该会日期，定于旧历三月初九日，先期应请院长李炳先，编制预决算，以便提付大会公决，并预备开大会时之手续，公推董天览办理，众皆赞成。（二）董杏记通讯津贴案。金谓准将前通讯处倪敦甫每月六元津贴费，移作董杏记通讯处津贴，通过。（三）本会议决案。应印发各董事，以资接洽而免隔膜案，无众异议，通过。（四）病房加瓦并休息内容案、添置病房案、临时治疫所改建案。金谓均俟开同志大会时提议，众无异议，通过。议毕，公推董天览缮录议案，并缮发上海旅沪干事部及本院院长函件数封。迨散会，已万家灯火矣。

——《时事公报》1927 年 3 月 3 日

10. 庄市同义医院扩建院舍并设隔离病室

（镇海讯）庄市同义医院，规模宏大，环境幽美，现任该院长曾主持上海工部局隔离医院院务。兹该院为充实病房,增多收容乡村病民,正加工扩建院舍,并设隔离病室,及肺病疗养设备等,贫病并予施诊云。

——《宁波日报》1947 年 3 月 30 日

后 记

近代以来，称雄中国工商界的宁波帮素有热心公益、造福桑梓的传统，慈善医院的创办就是其中的一个重要方面。进入 20 世纪后，在宁波帮商人的大力支持下，以保黎医院、鄞奉公益医院和镇海同义医院为代表的一批慈善医院先后在宁波创办，不仅有力地改善了近代宁波人的医疗卫生条件，而且对推动近代宁波人对西方文明的认知与认同也发挥了极其重要的作用。改革开放以后，李惠利医院、镇海龙赛医院以及北仑宗瑞医院的创办，特别是遍布海内外的逸夫医院，让我们从中看到了宁波帮商人对这一传统的坚守与传承。如何加强医院的公益性以及如何发展慈善医院以提高人民群众的医疗卫生条件，是当下人们十分关注的话题。为此，市政协文史委员会决定编纂《甬商办医 —— 宁波帮与近代宁波慈善医院史料集》一书，或许能够提供一些有益的启示。

本书在编纂过程中，得到了上海市图书馆、宁波市档案馆、宁波市图书馆、奉化市文物管理委员会办公室等单位以及张介人、谢振声等先生的大力支持与帮助。本书执编、宁波大学孙善根教授不辞辛劳，致力于相关文献的挖掘与整理。在此谨表谢忱。

需要说明的是，由于岁月变迁，许多相关文献已难以寻觅，使本书的覆盖面、完整性受到一定影响；同时由于我们水平的局限，本书在不少方面还存在不尽如人意的地方，敬请读者批评指正。

本书编委会
2014 年 5 月

图书在版编目（CIP）数据

甬商办医：宁波帮与近代宁波慈善医院史料集/宁波
市政协文史委员会编. — 宁波：宁波出版社，2014.11
ISBN 978-7-5526-1657-6

Ⅰ.①甬… Ⅱ.①宁… Ⅲ.①医院—史料—宁波市
Ⅳ.① R199.2

中国版本图书馆 CIP 数据核字（2014）第 149848 号

甬商办医

宁波帮与近代宁波慈善医院史料集

编　　者	宁波市政协文史委员会
出版发行	宁波出版社（宁波市甬江大道 1 号宁波书城 8 号楼 6 楼　315040）
印　　刷	浙江新华数码印务有限公司
责任编辑	徐　飞
封面设计	金字斋
开　　本	710mm×1000mm　1/16
印　　张	24.25
插　　页	6
字　　数	326 千
版　　次	2014 年 11 月第 1 版　2014 年 11 月第 1 次印刷
标准书号	ISBN 978-7-5526-1657-6
定　　价	70.00 元